江苏省高校哲学社会科学重点研究基地"中医文化研究中心"基金资助出版

历史认识论与现代中医的建构

Historical Epistemology and the Making of Modern Chinese Medicine

［加］姜学豪（Howard Chiang） 编

田 静 蔡 仲 译

苏州大学出版社

图书在版编目(CIP)数据

历史认识论与现代中医的建构 /（加）姜学豪编；
田静,蔡仲译. —苏州:苏州大学出版社,2021.10
ISBN 978-7-5672-3100-9

Ⅰ. ①历… Ⅱ. ①姜… ②田… ③蔡… Ⅲ. ①中医学
—医学哲学—研究 Ⅳ. ①R2-05

中国版本图书馆 CIP 数据核字(2020)第 003246 号

著作合同登记号　图字：10-2020-457 号

书　　　名	**历史认识论与现代中医的建构**
编　　　者	［加］姜学豪(Howard Chiang)
译　　　者	田　静，蔡　仲
责 任 编 辑	李寿春
助 理 编 辑	牛涵波
出 版 发 行	苏州大学出版社
	（地址：苏州市十梓街 1 号　215006）
印　　　刷	苏州市深广印刷有限公司
网　　　址	www. sudapress. com
邮 购 热 线	0512-67480030
销 售 热 线	0512-67481020
开　　　本	700 mm×1 000 mm　1/16
字　　　数	313 千
印　　　张	18.5
版　　　次	2021 年 10 月第 1 版
	2021 年 10 月第 1 次印刷
书　　　号	ISBN 978-7-5672-3100-9
定　　　价	68.00 元

凡购本社图书发现印装错误,请与本社联系调换。服务热线：0512-67481020
苏州大学出版社网址　http://www. sudapress. com
苏州大学出版社邮箱　sdcbs@suda. edu. cn

献给本杰明·埃尔曼和安吉拉·克里格

目　录
Contents

图片说明／1

作者简介／1

感谢／1

Ⅰ　导论／1

历史认识论与现代中医的建构　姜学豪／3

Ⅱ　对象／39

在肺、胃和心灵中：在银杏科的医学史和自然史中的共识和
　分歧　洪广翼／41

中华帝国晚期的身体知识和西学：以王士雄为例（1808—1868）
　吴一立／81

现代中医史中的血　布蕾迪·安德鲁斯／115

Ⅲ　权威／137

唯一的选择？在 20 世纪早期，中国有关法医学知识和专长中
　"经验"和"学理"之争　丹尼尔·森／139

国家权力、治理术以及中医的（错误）记忆　鲁大伟／161

见效慢的医学：中医是如何变成只对慢性病有效的？
　艾理克／189

Ⅳ　存在 / 215

临床的形而上学　冯珠娣 / 217

"针灸辅助技术下的婴儿"是如何诞生的？　乐怀璧 / 235

索　引 / 270

图片说明

2.1 银杏的"乳房"。Okada Kei（冈田启），Owari meisho zue：kan 7（尾张名所图会：卷 7），in Dai Nihon meisho zue：Dai 1 shū dai 9 hen（大日本名所图会：第 1 辑第 9 编），ed. Dai Nihon meisho zue kankōkai（大日本名所图会刊行会）（Tokyo：DaiNihon meisho zue kankōkai，1919），183.

2.2 19 世纪中期中国艺术家所画的银杏。Albert C. Seward and J. Gowan，"The maidenhair tree（*Ginkgo biloba*，L.）"，*Annals of Botany* 14.1（1900），Plate VIII. 图像由牛津大学出版社提供。

2.3 1914 年威尔逊去日本探险时与银杏的合照。图像由《东亚历史摄影集》提供。

2.4 红杉和心脏。Willmar Schwabe，*Crataegutt Fibel*：*Crataegus in Klinik und Praxis*（Karlsruhe：Willmar Schwabe，1960），25. Image courtesy of Dr. Willmar Schwabe GmbH & Co. KG.　Dr. Willmar Schwabe.

3.1 王清任所修订的胃的结构图（这是基于他对于尸体的观察）。Wang Qingren，*Yilin gaicuo*（*Correcting the Errors of Doctors*），1st edn.（1830）. 图片复制于书业德记刊本（1847），由李约瑟研究所图书馆提供。

4.1 唐宗海利用西医的解剖图为抵御外邪的卫外部分提供了结构，它相当于皮肤层（包括汗腺、神经末梢和毛细血管三部分）。Tang Zonghai，Zhongxi huitong yijing jing yi（1892）. 图像由哈佛大学图书馆提供。

4.2 由一家法国公司定制的一条补血药的广告。*China Medical Journal*（1921）.

4.3 威廉博士为"适用于脸色苍白人群的粉色药丸"所做的公告。Guanghua yiyao zazhi（1937）. 图像由北京中医药大学图书馆提供。

4.4 人造自来血包括了造血的原材料。Zhongxi yixue bao 3 (1919).

4.5 "人造自来血"的另一则广告，刊登在《良友》上。Liang you (November 1939).

6.1 "不准确"的中国身体观与"准确"的西方身体观的对比。National Medical Journal 1.1 (1915)：52. 图像由纽约医学院图书馆提供。

作者简介

布蕾迪·安德鲁斯（Bridie Andrews）在剑桥获得了博士学位，目前是马萨诸塞州波士顿本特利大学历史学副教授。她的书《现代中医的制造1850—1960》于近期在英属哥伦比亚大学出版社出版。她是研究现代医学在非西方世界中作用的两卷书的编者之一。同时，她又与玛丽·布朗·布洛克（Mary Brown Bullock）合编了一本关于 20 世纪中国医学转型的书。

丹尼尔·森（Daniel Asen）获得了哥伦比亚大学当代历史专业的博士学位，目前是纽瓦克市罗格斯大学历史学副教授。他的研究领域包括中华帝国晚期和中华民国时期法律、科学和医学的关系，文化和社会的政治学，死亡和身体的历史。他的研究成果包括论文《至关重要的线索、致命的伤口和法医实践：在 19 世纪的中国找死因》，发表在《东亚科学、技术和社会》，2009，3（4）：453-474，以及《满族解剖学：在 17 世纪和 18 世纪中国的解剖学知识和耶稣》，发表在《医学社会史》，2009，22（1）：23-24。

姜学豪（Howard Chiang）是英国华威大学现代中国史副教授。他获得南加利福尼亚大学生物化学理学学士学位、心理学文学学士学位及哥伦比亚大学社会科学计量方法硕士学位后，又在普林斯顿大学获得了科学史硕士学位和博士学位。他出版和即将出版的书籍有《中国的变形》（Trans-gender China，2012）、《奇怪的中国语系文化》（Queer Sinophone Cultures，2013，合著者韩依薇 Ari Larissa Heinrich）、《精神病学和中国历史》（Psy-chiatry and Chinese History，2014）和《一意孤行的中国台湾》（Perverse Taiwan，即将出版，合著者王寅），他即将出版的专著探究了 20 世纪中国性的历史认识论的转换。

冯珠娣（Judith Farquhar）是芝加哥大学人类学和社会科学系的教授。她的研究集中于传统中医现代化实践中的认识论问题以及日常生活中的具身性问题。她的著作有《认识实践：遭遇中医临床》（1994）、《饕餮之欲：当代中国的食与色》（2002）与《超越肉体：物质生活的人类学读本》（合著者玛格丽特·洛克 Margaret Lock，2007）。之后她与张其成教授合著了《万物·生命：当代北京的养生》（2012）一书。她目前也承担与赖立里（Lili Lai）的合作研究项目"发掘整理中国少数民族医药"。

洪广翼（Kuang-chi Hung）是中国台湾大学地理学系的助理教授，曾就读于中国台湾大学林学和森林科学专业，2013 年，他获得了哈佛大学科学史博士学位，专攻生物学史、东亚科学史和知识地理学。洪广翼发表的文章包括日本对达尔文的接受、林业史和"19 世纪生物地理学思想史评论"（Intellectual History Review）、"哈佛植物学论文"（Harvard Papers in Botany）及日本环境史的已编卷。他目前正在把他的博士论文《寻找自然界的模式：阿萨·格雷的植物地理学和收集网络（1830—1860 年)》整理成一本书稿。同时完成史密森（Smithsonian）学会在 20 世纪 20 年代和 30 年代在中国的考古考察。后一个项目是基于他在史密森学会档案馆作为史密森学会博士后研究员和在李约瑟研究所作为金博士（D. Kim）基金会的博士会研究员的研究。

艾理克（Eric I. Karchmer）是阿巴拉契亚州立大学人类学系助理教授。他是一位医学人类学家（2005 年在南加利福尼亚大学获得博士学位）和中医的实践者。他的研究领域包括当代中国社会、科学研究，知识政治学，殖民社会、后殖民社会和医学史，作为他博士论文研究领域的一部分。他在北京中医药大学完成了标准的 5 年制医学学位课程，在 2000 年获得了中医学学士学位。他撰写了《当代中国传统治疗实践的杂合》，目前有一本书——《双重真相：中医的后殖民转化》正在宾夕法尼亚大学出版社审稿中。从 2001 年起，他一直在南加利福尼亚州从事职业针灸师的工作。

鲁大伟（David Luesink）是匹兹堡大学历史学系的一名访问助理教授。他是"中美学术合集"的首席编辑，这本合集即将被命名为《中国与生物医学的全球化》，并且他正在修订《中国的身体政治和身体解剖学》一稿，此书基于他 2002 年在英属哥伦比亚大学的博士论文。

乐怀璧（Leon Antonio Rocha）是利物浦大学的一名讲师，专攻中国研究。

吴一立（Yi-Li Wu）是东亚科学技术与医学（EAST medicine）中心、中草药及东亚药物部、生命科学学系、威斯敏斯特大学科学技术系的一名研究员，密歇根大学李伯塔尔-罗格尔中国研究中心副主任。她的研究成果包括《重塑女人：在中华帝国晚期的医学、隐喻和生育》，这本书荣获了2011 年玛格丽特·W. 罗西特科学史图书奖。她获得了耶鲁大学历史学博士学位，且已经在阿尔比恩学院历史学系任教 30 余年。她目前的研究项目是考察中国的创伤医学史。

感　谢

这一文集的灵感来自本杰明·埃尔曼和安吉拉·克里格，当时我正在普林斯顿大学读研究生。事实证明，本和安吉拉在理论和思想史方面的学识远远超过了我。他们的指导使我深深地沉迷于对历史认识论的相关著作的研究，去思考历史认识论与东亚科学、医学史的关系。这不仅反映在我为他们的研讨会所写的多篇论文中，而且也反映在他们的共同指导下所最终完成的博士论文中。鉴于他们对我思想形成的影响，我将这本书献给他们。

为了复制封面图像（也出现在第六章），我要非常感谢"威康信托战略奖"（Wellcome Trust Strategic Award）题为"情景医学：医学史新的方向"项目的帮助，这是由华威大学医学史中心实施的项目。

萌生撰写这本文集的想法是在 2010 年，在我和卡拉·纳皮（Carla Nappi）、蒋熙德（Volker Scheid）共同组织的一场国际会议上，会议的名字叫作"传统知识后续的生命：文化政治学与东亚医学的历史认识论"，由生命科学学院东亚医学科学和传统研究中心举办，地点在伦敦威斯敏斯特大学，时间是 2010 年 8 月 1 日到 20 日。感谢蒋经国国际学术交流基金会提供的欧洲区域会议基金（CS-007-U-09），以及艺术与人文研究理事会提供的传统东亚药物研究网络基金，使会议得以举行。感谢我的共同组织者卡拉和蒋熙德，感谢他们见证了这个项目的不同阶段，感谢所有在 2010 年夏天分享了他们开创性研究成果的演讲者。由于卡拉和蒋熙德的专长，我们可以一起投入这个项目中，这个项目无论是在时间跨度上还是在地域范围上，涉及范围都远远超过这本书。虽然我在本文集中只收集了某些现代中医方面的论文，但绝不应该低估那些被遗漏的会议论文。这个选择仅仅是出自一个考虑，即产生一本简洁、内容集中和范围可控的文集。我希望这本书所引发的对话和辩论可以进一步推动我们对整个东亚乃至全球医学史的思考。

Ⅰ 导 论

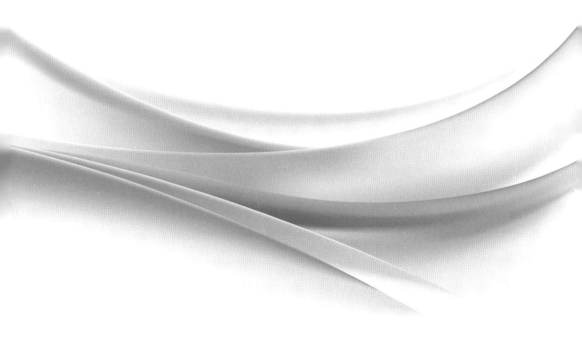

历史认识论与现代中医的建构

姜学豪

简 介

中医史正在经历一场巨大的转变。一些学者以个人或集体的方式参与了这一学科的重塑，在知识的转译、传播和全球化流通这种更宏观的语境下，他们以一种前所未有的方式对中医进行语境化研究。[1] 在许多方面，这是一个新的、令人兴奋的领域，其中充满着各种各样的问题，这些问题意味着在全球范围内，人们开始以一种新的认知方式来理解中医，而非固守在理所应当的"传统"之中。[2] 尽管很多具有开创性意义的工作源自这

〔1〕 Ruth Rogaski，*Hygienic Modernity：Meanings of Health and Disease in Treaty-Port China*（Berkeley：University of California Press，2004）；Joseph Alter，ed.，*Asian Medicine and Globalization*（Philadelphia：University of Pennsylvania Press，2005）；Elisabeth Hsu，ed.，"The globalization of Chinese medicine and meditation practices"，*East Asian Science*，*Technology and Society*，*special issue*，2.4（2008）：461－583；Angela Leung，*Leprosy in China：A History*（New York：Columbia University Press，2009）；Mei Zhan，*Other-Worldly：Making Chinese Medicine through Transnational Frames*（Durham，NC：Duke University Press，2009）；T. J. Hinrichs and Linda L. Barnes，eds.，*Chinese Medicine and Healing：An Illustrated History*（Cambridge，MA：Harvard University Press，2013）.

〔2〕 Shigehisa Kuriyama，*The Expressiveness of the Body and the Divergence of Greek and Chinese Medicine*（New York：Zone Books，1999）；Volker Scheid，*Chinese Medicine in Contemporary China：Plurality and Synthesis*（Durham，NC：Duke University Press，2002）；Volker Scheid，*Currents of Tradition in Chinese Medicine：1626—2006*（Seattle：Eastland Press，2007）；Volker Scheid and Hugh MacPherson，

一领域所发生的转变，但是至今还没有一本著作去汇集、深化、呈现这段新的历史给更多非专业的读者。《历史认识论与现代中医的建构》这本书展现了一项国际性和各种学科交叉的工作，这项工作是由从事新的中医最前沿研究的学者共同完成的，它构建了一个存在于科学史家和科学哲学家之间更深层次的团体对话。本书通过提出中医知识在历史中的持续性和断裂性、在认知中的异质性和混杂性，以及其全球性和地区性转变的问题，将认识论所关注的哲学问题和跨地区医学形态的文化政治因素结合在了一起。这本书所呈现的观点是：在当代，中医的历史研究必须在哲学的认识论范围内和国际的大语境中进行。[1]

西方科学史家和医学史家已经围绕这一观点（历史性是建构知识的最基本元素）取得了丰富的学术成果。这些观点是在"历史认识论""历史本体论""认识论的历史"以及"应用形而上学"等大标题下进行论述的，开拓这一研究路径的学者有洛林·达斯顿（Larraine Daston）、阿诺德·戴维森（Arnold Davidson）、尹恩·哈金（Ian Hacking）和莱恩伯格（Rhein-berger）等人，他们认为，许多我们用以理解世界的思想看似永恒，事实上却充满偶然性，其起源和获得都植根于历史的语境中。[2] 达斯顿提供了关

---

eds., *Integrating East Asian Medicine into Contemporary Healthcare* (London: Churchill Livingstone Elsevier, 2011); David Luesink, "Dissecting modernity: Anatomy and power in the language of science in China" (Ph. D. dissertation, University of British Columbia, 2012); Bridie Andrews, *The Making of Modern Chinese Medicine: 1850—1960* (Vancouver: University of British Columbia Press, 2014); and Sean Hsiang-Lin Lei, *Neither Donkey nor Horse: Medicine in the Struggle over China's Modernity* (Chicago: University of Chicago Press, 2014).

〔1〕 这本书没有涵盖所有的内容，没有一个重要的话题涉及中国的赤脚医生，也没有涉及中医与西方生物医学明显的相互作用。参见 Fang Xiaoping, *Barefoot Doctors and Western Medicine in China* (Rochester, NY: University of Rochester Press, 2012).

〔2〕 Lorraine Daston, "*Historical epistemology*" in *Questions of Evidence: Proof, Practice, and Persuasion across the Disciplines*, ed. James Chandler, Arnold Davidson, and Harry Harootunian (Chicago: University of Chicago Press, 1991), 282-289; Arnold I. Davidson, *The Emergence of Sexuality: Historical Epistemology and the Formation of Concepts* (Cambridge, MA: Harvard University Press, 2001); Ian Hacking, *Historical Ontology* (Cambridge, MA: Harvard University Press, 2002); Patrick

于历史认识论最明确的定义："历史的分类构建了我们的所思，论文集给我们的论证和证据以模式，规定了我们的解释标准。"[1] 这些研究者在证据、科学的客观性及个性（personhood）概念上的构建和调整，从根本上重新定位了历史、科学哲学和医学领域的研究方向，对于新一代的学者来说，这确实是一个不可或缺的灵感源泉。然而，尽管这样，东亚科学和医学研究领域的学者并没有机会聚在一起，讨论一个发人深省的问题：重新认识他们自身知识学科（intellectual discipline）的基础。基于上述学者的研究，本书相应的章节以一种新颖的方式推进历史认识论的研究，这种方式解构了科学史与医学史中所预设的欧美的普遍性的教条。

本论文集诞生的原因是人们意识到越来越多当代中医学者开始独立地提出核心概念的问题，这些概念在他们的研究领域有其特殊的作用，但是他们并没有机会在一个合作的环境中去分享他们的工作。在卡拉·纳皮（Carla Nappi）、蒋熙德（Volker Scheid）以及我的共同努力下，一场富有成效的国际会议于 2010 年 8 月在伦敦威斯敏斯特大学举办，这场会议邀请了东亚医学学术前沿的历史学家参与到认识论的哲学问题讨论中，批判性地分析了深描等文化研究的工具。所选的会议论文都关注于当代语境下的中医，并在随后几年内对论文进行了认真修订，形成了本书的基础。本书各章都提出了与中医知识的基础和发展相关的问题，并进行了讨论，如通过批判性重审其最基本的元素——"对象""文本""传统""疾病""地方性""功效""叙事"及"身体"——反对把"中医"看作一种既定的（given）和连贯的范畴，从而探索这个领域新的问题和方向。[2]

Singy，"Experiencing medicine：An epistemological history of medical practice and sex in French-speaking Europe"（Ph. D. dissertation，University of Chicago，2004）；Lorraine Daston，ed.，*Biographies of Scientific Objects*（Chicago：University of Chicago Press，2000）；Hans-Jörg Rheinberger，*An Epistemology of the Concrete：Twentieth Century Histories of Life*（Durham，NC：Duke University Press，2010）.

〔1〕 Daston，"Historical epistemology"，282.

〔2〕 编辑这一章时，我打算把本书的重点放在中医的研究上，这并不是打算把参与本书批判性辩论和对话的外部学者排除在外。相反，做出这一决定的战略性意义是：使得在这一文集中，在理论和历史编史学干预下形成的经验基础变得牢固而具有说服力，同时尽可能地去涉及工作在不同领域的学者，如从科学哲学到东亚科学技术论。

本论文集由三部分组成。第一部分探究了对象在中医知识的现代化转型和全球化传播中的作用。在这里对象的概念既包括物质的客体，也包括知识的对象，两者都被理解为在现代科学和医学所列举的"客观性"中相互联系的元素。[1] 第二部分考察了民国时期（1911—1949 年），存在于中国法医学和医学科学发展中的各种文化权力的斗争。最后一个部分在一种全球化框架中重审了形而上学和本体论的问题。各章以一种松散的时间顺序展开，有相互重叠的主题，这些主题在相关章节的标题中很容易被识别出来，但是这些主题是以这种方式得以组织和呈现的，即就类似的主题而言，后面文章是对前面文章的补充与总结。

历史认识论中里程碑式的研究几乎都是关于西方科学和医学知识的，所以本书的目的是通过探究中医丰富的文化，拓展科学研究理论的方法论，从而为知识制造的历史和实践研究增加一个新的维度。同时，近几十年来，越来越多来自东亚科学技术论（EASTS）研究领域的基金（scholarship）提供了机会，让科学史和科学哲学这两者可以在亚洲内部区域甚至超越亚洲区域内更紧密地联系在一起。[2] 这一论文集关注于后殖民时代东亚科学技术论研究的丰富理论，并在这种跨国框架下，通过客体、权力、存在的主题，以一种创新的、坚定的和批判的视角去解读历史认识论。[3] 但是在进一步展现本书的主要论题之前，必须首先考虑历史认识论

---

[1] 参见 Angela Creager，Elizabeth Lunbeck，M. Norton Wise，eds.，*Science without Laws：Model Systems，Cases，and Exemplary Narratives*（Durham，NC：Duke University Press，2007）；Lorraine Daston and Peter Galison，*Objectivity*（New York：Zone Books，2007）.

[2] Fa-ti Fan，"The global turn in the history of science"，*East Asian Science，Technology and Society*，6.2（2012）：249-258；Warwick Anderson，"Asia as method in science and technology studies"，*East AsianScience，Technology and Society*，6.4（2012）：445-451；Volker Scheid and Sean Hsiang-Lin Lei，eds.，"Asian medicine and STS"，*East Asian Science，Technology and Society*，special issue，8.1（2014）：1-157.

[3] Warwick Anderson，"Where is the postcolonial history of medicine?" *Bulletin of the History of Medicine*，72.3（1998）：522-530；Warwick Anderson，"From subjugated knowledge to conjugated subjects：Science and globalisation，or postcolonial studies of science?" *Postcolonial Studies*，12.4（2009）：389-400；Warwick Anderson，"*Making global health history：The postcolonial worldliness of biomedicine*"，*Social History of Medicine*，27.2（2014）：372-384.

本身的意义和历史语境。

语境中的历史认识论

历史认识论这一概念大约出现在 20 年前，作为一个独特的学术研究领域，它是欧陆哲学、分析哲学、历史学、人类学和科学（包括医学）的社会研究的交叉领域。在 20 世纪 90 年代，早期的历史认识论探究的问题是区分科学与非科学学科的证据，从文学批评到历史，再到生物学。例如，经典的参考资料是《证据的问题：跨学科的证据，实践和说服力》（1991），它是由詹姆斯·钱德勒（James Chandler）、阿诺德·戴维森（Arnold Davidson）和哈里·哈路图尼恩（Harry Harootunian）共同编著的。在科学论（science studies）中的历史认识论的倡导者相应地把他们的注意力转移到了关键性的概念，如断裂、机遇、范式、语言、认知、系谱学、客观性、风格和概念本身。[1] 这些关键性的概念是历史认识论发展成为一个领域和

[1] 关于"断裂"和"机遇"，参见 Gaston Bachelard, *The Formation of the Scientific Mind*, trans. Mary McAllester Jones (Manchester: Clinamen, 2001 [1938]); Karl Popper, *The Logic of Scientific Discovery*, 2nd edn. (London: Routledge, 2002 [1959]); Paul Feyerabend, *Against Method: Outline of an Anarchistic Theory of Knowledge*, 4th edn. (London: Verso, 2010 [1975]). 关于"范式"，参见 Thomas Kuhn, *The Structure of Scientific Revolutions*, 4th edn. (Chicago: University of Chicago Press, 2012 [1962]); Gary Gutting, ed., *Paradigms and Revolutions: Applications and Appraisals of Thomas Kuhn's Philosophy of Science* (Notre Dame: University of Notre Dame Press, 1980); Daniel Cedarbaum, "*Paradigms*", *Studies in History and Philosophy of Science*, 14 (1983): 173–213. 关于"语言"，参见 Ludwig Wittgenstein, *Philosophical Investigations*, ed. G. E. M. Anscombe (New York: Macmillan, 1953 [1945]); Michael Lynch, "Extending Wittgenstein: The pivotal move from epistemology to sociology of science" in *Science as Practice and Culture*, ed. Andrew Pickering (Chicago: University of Chicago Press, 1992), 215–265. 关于"知识"，参见 Georges Canguilhem, *The Normal and the Pathological*, trans. Carolyn R. Fawcett (New York: Zone Books, 1989 [1943/1966]); Michel Foucault, *The Birth of the Clinic: An Archaeology of Medical Perception*, trans. A. M. Sheridan Smith (New York: Vintage Books, 1994 [1963]). 关于"系谱学"，参见 Michel Foucault, *The Order of Things: An Archaeology of the Human Sciences* (New York: Vintage Books, 1994 [1966]); Michel Foucault, *The Archaeology of Knowledge*, trans. A. M. Sheridan Smith (New York:

一种方法的关键性基石。这就是说,在将历史和哲学的研究方法延伸到科学和医学领域时,以某些形式所呈现的这些概念总是起着关键性的作用。然而,仅仅是在过去的 20 年,学者们已经开始把它们挑选出来,贴上了"历史认识论"的标签,作为新的、连贯的分析模型。

有许多历史认识论的版本,这些版本围绕着存在(历史本体论)问题、知识生产的经济(道德认识论)问题、图像的使用(视觉认识论)问题、物的角色(物质认识论)问题及显著的性别(女性主义认识论)问题展开。主要的历史认识论学者,包括阿诺德·戴维森(Arnold Davidson)、伊恩·哈金(Ian Hacking)、洛林·达斯顿(Lorraine Daston)、皮特·哈里森(Peter Galison)、玛丽·普维(Mary Poovey)、布鲁诺·拉图尔(Bruno Latour)、莱恩伯格(Hans-Jörg Rheinberger),我们甚至要加上唐娜·哈拉维(Donna Haraway),他们的工作有助于找到历史认识论的研究路径和形成方法论的总概。[1] 当这群学者首次使用"历史认识论"一词进行表述时,他们打算用宏观的或者有组织性的概念去传递一个普遍受关注的问题,这些概

Pantheon Books,1972 [1969]);Michel Foucault, *The History of Sexuality*, Vol.1: *Introduction*, trans. Robert Hurley (New York:Vintage Books,1990 [1978]). 关于"客观性",参见 Daston and Galison, *Objectivity*. 关于"风格"和"概念",参见 Ludwik Fleck, *Genesis and Development of a Scientific Fact*, trans. Fred Bradley and Thaddeus J. Trenn (Chicago:University of Chicago Press,1981);Reinhart Koselleck, *The Practice of Conceptual History: Timing History*, *Spacing Concepts* (Stanford:Stanford University Press,2002);Davidson, *The Emergence of Sexuality*.

[1] 关于"历史本体论",参见 Ian Hacking, *The Social Construction of What*? (Cambridge,MA:Harvard University Press, 1999);Hacking, *Historical Ontology*;Ian Hacking, *Scientific Reason* (Taipei:National Taiwan University Press, 2009);Lorraine Daston and Elizabeth Lunbeck,eds., *Histories of Scientific Observation* (Chicago:University of Chicago Press,2011). 关于"道德认识论",参见 Robert Merton, *The Sociology of Science: Theoretical and Empirical Investigations* (Chicago:University of Chicago Press, 1979);Lorraine Daston,"The moral economy of science", *Isis*, 10 (1995):3–24;Robert Kohler,"Moral economy,material culture,and community in *Drosophila* genetics" in *The Science Studies Reader*, ed. Mario Biagioli (London:Routledge,1999),243–257;Lorraine Daston and Fernando Vidal,eds., *The Moral Authority of Nature* (Chicago:University of Chicago Press, 2004);Richard C. Keller, *Colonial Madness: Psychiatry in French North Africa* (Chicago:University of Chicago Press,2007);Bruno Strasser,

念与知识、理性、论据、客观性、合理性、证据甚至事实和真理相关。这些概念听起来是如此的基本、宏大和"自然",就像是没有历史的自然存在的客体,然而,事实上,他们认为这些概念的产生是极具有机遇性的——这些概念的意义的形成和发展仅仅是基于特定的历史语境。历史认识论学者从基本但关键的科学思想和实践似乎被认为是恒定的和永恒的这一角度发起挑战,他们强调偶然性和情境性——时空性和空间性——而非历史上的恒定性。[1]

因此,历史认识论一个关键性的特点(尤其是通过达斯顿和他的合作者

"The experimenter's museum:GenBank,natural history,and the moral economies of-biomedicine", *Isis*, 102（2011）:60-96. 关于"视觉认识论",参见 Rudolph Arnheim, *Visual Thinking*（Berkeley:University of California Press,1969）;Bruno Latour, "Drawing things together" in *Representation in Scientific Practice*,ed. Michael Lynch and Steve Woolgar（Cambridge:MIT Press,1990）,19-67;Brian S. Baigrie,ed. , *Picturing Knowledge:Historical and Philosophical Problems Concerning the Use of Art in Science*（Toronto:University of Toronto Press,1996）;Peter Galison, *Image and Logic:A Material Culture of Microphysics*（Chicago:University of Chicago Press,1997）; Bernd H ppauf and Peter Weingart,eds. , *Science Images and Popular Images of the Sciences*（London:Routledge,2008）. 关于"物的认识论",参见 Andrew Pickering, *The Mangle of Practice:Time,Agency,and Science*（Chicago:University of Chicago Press,1995）; Davis Baird, *Thing Knowledge:A Philosophy of Scientific Instruments*（Berkeley:University of California Press,2004）;Hans Radder,ed. , *The Philosophy of Scientific Instrumentation*（Pittsburgh:University of Pittsburgh Press,2004）;Howard Chiang, "The laboratory technology of discrete molecular separation:The historical development of gel electrophoresis and the material epistemology of biomolecular science", *Journal of the History of Biology*, 42.3（2009）:495-527. 关于"女性主义认识论",参见 Sandra Harding, *The Science Question in Feminism*（Ithaca,NY:Cornell University Press,1986）;Donna J. Haraway, *Primate Visions:Gender,Race,and Nature in the World of Modern Science*（London:Routledge,1989）;Donna J. Haraway, *Simians,Cyborgs,and Women:The Reinvention of Nature*（London:Routledge,1991）;Sandra Harding, *Whose Science? Whose Knowledge? Thinking from Women's Lives*（Ithaca,NY:Cornell University Press,1991）;Sandra Harding, *Sciences from Below:Feminisms,Postcolonialities,and Modernities*（Durham,NC:Duke University Press,2008）.

〔1〕 关于"从女性主义视角去看情境性知识",参见 Donna Haraway,"Situated knowledge:The science question in feminism and the privilege of partialperspective", *Feminist Studies*,14.3（1988）:575-599.

所从事的许多研究项目得出）是认真地思考科学研究对象的生成和消失，事实上，他们已经证明了，随着时间推移，这些对象会产生重大改变。[1] 许多和达斯顿同时代的人，从戴维斯到哈拉维，都已经从福柯的著作中得到了灵感。在其他法国哲学家中，福柯深受乔治·康吉莱姆（Georges Canguilhem）与加斯东·巴什拉（Gaston Bachelard）的影响。但是当我们把目光转向 20 世纪 60 年代，在这关键的 10 年中，法国理论在世界范围内逐渐形成，这有助于建立我们所谓的"历史认识论"的概念基础。让我们及时地去进一步回顾作为标志性转折点的 20 世纪 60 年代，20 世纪 60 年代早期的科学史和科学哲学的发展被理解为这种转折点的认知基础。[2] 在这里，我的目标是整合各种各样的历史认识论的系谱学基础。在总结出历史认识论产生的知识背景之后，我将继续讨论"医学化"（medicalization）的社会学框架，以及把历史认识论作为研究去历史化中医的对象、权力和存在的涌现和转变的最恰当的方法。

从更深层的历史角度看，历史认识论的起源可以追溯到 19 世纪末，当时科学中的实证主义遭受了大量的批评。有趣的是，这种早期"转向"历史化的认识论或者认知方式，就源于科学家对自己工作的批判性反思。柏林的物理学家埃米尔·杜布瓦·雷蒙（Emil du Bois-Reymond）率先对 19 世纪科学知识的机械主义范式所使用的基本概念的基础提出质疑。[3] 奥地利物理学家恩斯特·马赫（Ernst Mach）同样认为："力学科学并不包括这种基础，甚至也不能作为世界的一个部分，相反，它仅仅是力学的一个方面。"[4] 在 19 世纪末和 20 世纪初，法国的科学哲学家埃米尔·布特鲁

---

[1] Daston, *Biographies of Scientific Objects*; Lorraine Daston, ed., *Things that Talk: Object Lessonsfrom Art and Science* (New York: Zone Books, 2004); Daston and Galison, *Objectivity*; Daston and Lunbeck, *Histories of Scientific Observation*.

[2] 关于"批判性理论的全球性纠缠"，参见 Françoise Lionnet and Shu-mei Shih, eds., *The Creolization of Theory* (Durham, NC: Duke University Press, 2011).

[3] 关于埃米尔·杜布瓦·雷蒙，参见 Hans-Jörg Rheinberger, *On Historicizing Epistemology: An Essay*, trans. David Fernbach (Stanford: Stanford University Press, 2010), 5-7. 关于历史认识论，我的概述要感谢莱恩伯格的论文。

[4] Ernst Mach, *The Science of Mechanics: A Critical and Historical Account of Its Development*, 4th edn., trans. Thomas J. McCormack (Chicago: Open Court, 1919 [1893]), 507.

（émile Boutroux）拓展了关于机遇的观念，打破了经典的机械论的决定论；[1] 数学、物理学工程师亨利·庞加莱（Henri Poincaré），布特鲁的妹夫，提出一个约定主义的温和概念，把它作为了科学的自我反思的一个新的模型，挑战了无所不包的形而上学体系；[2] 维也纳的社会学家奥特·纽拉特（Otto Neurath）谈论了"理论的（科学的）逻辑结构"以及科学史可以有助于理解"这些逻辑结构可能是如何发展的"。[3]

考虑到19世纪末20世纪初这些学者主要的科学背景，必须指出的是：历史认识论的发展依赖于纯理论哲学和科学之间的相互影响，即历史认识论的成熟并不仅仅依靠于哲学学科的思辨性。在20世纪，历史认识论最新的兴趣是，从找出指导客观性科学（更为具体地说是实验）最适当的方法，转向认真地考察科学家到底在做什么，以及他们的知识和实践对象是如何被塑造的，这不再被认为是一种超越历史或预设的先天规范。正如莱恩伯格所指出的："现在的问题不再是认知主体如何无偏见地去认知对象，而是转变为为对象创造什么条件，才能使之在各种历史条件下都能成为经验知识的对象。"[4] 在已经过去的20世纪，"历史认识论"一词已经被新一代的科学史家和科学哲学家所普及；量子理论早已将自然科学从支配着经典物理学本体论的实证主义中解放了出来；科学家们普遍开始承认和迅速接受一种新的科学的多元文化主义——多元形式必然的共存以及硬科学和软科学学科的结合。[5] 的确，这是几代学者对实现一种科学统一性可行性目标

---

[1]　Émile Boutroux，*The Contingency of the Laws of Nature*，trans. Fred Roth-well（Chicago：Open Court，1916［1874］）.

[2]　Henri Poincaré，*Science and Hypothesis*，trans. William John Greenstreet（New York：Dover，1952［1902］）；Henri Poincaré，*The Value of Science*，trans. G. B. Halsted（New York：Dover，1958）.

[3]　Otto Neurath，"Prinzipielles zur Geschichte der Optik"，*Archiv für die Geschichte der Naturwissenschaften und der Technik*，5（1915）：371-389，translated and reprinted as "On the foundations of the history of optics" in *Empiricism and Sociology*，trans. Paul Foulkes and Marie Neurath（Dordrecht：D. Reidel，1973），101-112（101）.

[4]　Rheinberger，*On Historicizing Epistemology*，3.

[5]　Sandra Harding，"Is science multicultural？Challenges，resources，opportunities，uncertainties"，*Configurations*，2.2（1994）：301-330.

争论的结果，这一结果在整个 20 世纪引起了强烈的反响。[1]

尽管在科学知识的生产中，可以说关于主客体之间的关系力量的调整开始于 20 世纪末，但是在第一次世界大战所带来的全球化的冲击之下，它的确发生了根本性的转变。人们对于科学进步的普遍态度，对于科学发展到底是建设还是破坏社会的一种手段的普遍矛盾心理，以及科学与技术、工业、人文主义之间相互交缠的关系，这些问题都重新引起了激烈的讨论，并且在 1918 年之后愈演愈烈。在 20 世纪 20 年代和 30 年代，这些大规模的重审不仅仅是再次让信奉 "外部主义" （externalist）的科学史家去挖掘科学知识生产中更深的社会、政治、技术条件 ［代表著作是鲍里斯·黑森（Boris Hessen）和亨利克·格罗斯曼（Henryk Grossmann）的著作］[2]，第一次世界大战的深远影响就是强化了 "内部主义者" 的研究途径，让人们认识到科学发展不仅是事实和知识的积累，而且从根本上来说，最重要的方面是革命性断裂。

在两次世界大战期间，对这种 "内部主义" 观点转变做出关键性贡献的有法国的科学哲学家加斯东·巴什拉，波兰免疫学家、科学家兼社会学家卢德维·弗莱克（Luudwik Fleck）。在巴什拉的书《新的科学精神》（1934）中，他赞同在专业的科学知识和日常常识之间存在一种 "认识论断裂"，在这种区分中起着关键性作用的就是他所谓的 "认识论障碍"。[3] 他把科学的发展描述为一种 "现实化" （realization）的过程。根据巴什拉的观点，对于观察和经验知识来说，最重要的并不是科学的实在性（或者科学

---

〔1〕 这是一个早期的例子：在 20 世纪生物医学中为统一所做出的努力，这一努力是现代进化的综合，也被称为 "新达尔文主义的综合"。参见 Julian Huxley, *Evolution：The Modern Synthesis*（London：Allen and Unwin, 1942）。到目前为止，对这个话题最好的第二种处理方法是 Vassiliki Betty Smocovitis, *Unifying Biology：The Evolutionary Synthesis and Evolutionary Biology*（Princeton：Princeton University Press, 1996）。关于在现代科学中的不统一，参见 Peter Galison and David Stump, eds.，*The Disunity of Science：Boundaries，Contexts，and Power*（Stanford：Stanford University Press, 1996）。

〔2〕 Gideon Freudenthal and Peter McLaughlin, eds.，*The Social and Economic Roots of the Scientific Revolution：Texts by Boris Hessen and Henryk Grossmann*（New York：Springer, 2009）。

〔3〕 Gaston Bachelard, *The New Scientific Spirit*, trans. Arthur Goldhammer（Boston, MA：Beacon, 1984[1934]）。

是什么），而是科学可能是什么。他也从早期学者所持有的历史机遇性观点中受到启发，强调科学发现的"周期性"特点：昨天的真理总能变成今天的谬误。随着时间的流逝，真理的科学地位的出现和消失转化成了一种不断发生的现象，而这种周期性变化通常嵌入在科学自身的历史性之中。[1]

"科学的历史性"也是弗莱克著作的基础，"思想风格"（thought style）和"思想共同体"（thought collective）的概念构成了现代科学实践的核心。所谓"思想风格"，弗莱克指的是一种思维方式，这种思维方式使同一个思维共同体做好准备，朝着对科学事实的统一认知方向前进。由于"思维共同体"中观念的相互影响或者知识的相互作用，科学事实不再是以观察为起点，而是通过一种拥有相同认知和理解方式的共同体共享的认知习性历史性地产生。弗莱克在他的开创性的论文《一种科学事实的起源和发展》（1935）中详细地阐述了这种观点。[2] "思维风格"的概念，暗示了一个认知会聚合（convergence）的关键点，后来被托马斯·库恩（Thomas Samnel Kuhn）在他的"常规科学"的假说中所采用。库恩把"思想风格"彻底重塑为外部反常信号的逐渐的内化。[3]

巴什拉和弗莱克两人在量子理论取代经典物理学的科学革命的余波后形成了自己的观点。在第一次世界大战之后，根据尼尔森·玻尔（Niels Bohr）的电子轨道理论，一系列关于测不准原理的新的发现使科学家对原子现象认知中观察者和被观察者之间的关系产生怀疑，这是前所未有的。甚至研究量子论的物理学家沃纳·海森堡（Werner Heisenberg）自己也承认："分析、解释和分类的科学方法已经认识到了它自身的局限，这源于一个事实，即通过干预科学改变和再次重塑了研究对象。"[4] 由于这种对于经典物理学的挑战，即使是在硬科学当中，人们也不能避免理论上替代选择的存在。在他们各自历史化认识论的努力下，巴什拉和弗莱克详细阐述了

---

〔1〕 Bachelard，*The Formation of the Scientific Mind*.

〔2〕 Ludwik Fleck，*The Genesis and Development of a Scientific Fact*，trans. Fred Bradley and Thaddeus J. Trenn（Chicago：University of Chicago Press，1979〔1935〕）.

〔3〕 笔者将在下文中回顾库恩对历史认识论所做出的贡献。

〔4〕 Werner Heisenberg，*The Physicist*'s Conception of Nature（London：Hutchinson，1958），28−29. 也可参见 Werner Heisenberg，*Physics and Philosophy：The Revolution in Modern Science*（New York：Harper and Brothers，1958）.

一个"知识-形成"的理论,这个理论认为既成的"科学事实"永远处于一种暂时的和不断开放的状态之中。

继巴什拉和弗莱克的创新性工作之后,历史认识论随着库恩《科学革命的结构》(1962)一书的出版发生了史诗般的转折。[1] 尽管这个里程碑式的研究被认为是科学史和科学哲学中的标志性转折,然而,库恩这位美国的物理学家,在写这本书的时候,大西洋彼岸的其他科学家和有影响力的哲学家都已经接触到这些问题,这些问题也成为他们思考的中心问题。[2] 例如,我们不可能忽视卡尔·波普的批判理性主义哲学(这一哲学思想尤其展现在他1935年《科学发现的逻辑》一书中),埃德蒙德·胡塞尔注重给作品赋予新颖意义的作用(这个主题后来重新出现在了雅克·德里达解构主义的理论中);或者恩斯特·卡西尔所谓的"文化客体",其出现和消失赋予了物质本身新的功能和意义;[3] 同样地,你可能会在这里了解到马丁·海德格尔所描述的在科学的客体和更宏观的纲领之间的联系,通过这种联系,这样的一个客体被限制在了一个特定的程序化的关系中,这种关系决定了可接受性,引申开来,就是去理解某些对象如何和为何会变成科学推理的对象。[4]

几乎与库恩同一时代的斯蒂芬·图尔敏(Stephen Toulmin)把来自进化

---

〔1〕 Thomas Kuhn, *The Structure of Scientific Revolutions* (Chicago: University of Chicago Press, 1962).

〔2〕 一项博学的研究把库恩对人文科学的贡献放在了战后的"哈佛复合体"的语境下,参见 Joel Isaac, *Working Knowledge: Making the Human Sciences from Parsonsto Kuhn* (Cambridge, MA: Harvard University Press, 2012).

〔3〕 Karl Popper, *The Logic of Scientific Discovery* (London: Hutchinson, 1968 [1935]); Edmund Husserl, *The Crisis of European Sciences and Transcendental Phenomenology*, trans. David Carr (Evanston, IL: North western University Press, 1970 [1936]); *Ernst Cassirer, The Logic of the Humanities*, trans. Clarence Smith Howe (New Haven: Yale University Press, 1961 [1942]). 也可参见 Ernst Cassirer, *The Problem of Knowledge: Philosophy, Science, and History since Hegel*, trans. William H. Woglom and Charles W. Hendel (New Haven: Yale University Press, 1950); Ernst Cassirer, *The Philosophy of Symbolic Forms*, Vol. 3: *The Phenomenology of Knowledge*, trans. Ralph Manheim (Oxford: Oxford University Press, 1957 [1929]).

〔4〕 Martin Heidegger, "The age of the world picture" in *The Question Concerning Technology and Other Essays*, trans. William Lovitt (New York: Harper and Row, 1977), 115-154. 海德格尔的论文第一次发表是在 1938 年。

生物学的变异和选择的概念应用到了他对于科学的理解中，根据不断变化的目标和关注点，他把科学理解为一种观念和技能的结合物。[1] 图尔敏所提出的这种历史的科学哲学，结合了历史学家的编年史习性和哲学家的形式化理论工作特点。甚至在激进的相对主义者保罗·费耶阿本德（Paul Feyerabend）的思想中，科学的逻辑分析所许诺的方法也失败了，因为它决不可能显示出跨越所有科学标准阶段的一种根本的直觉方法——"不合理的、无意义的、无方法论预设的……结果证明了清晰的前提和成功的经验是不可避免的先决条件。"[2] 综上所述，库恩的工作不能脱离法国科学史家亚历山大·柯瓦雷（Alexander Koyré）具有革命性突破的观点来孤立地理解。对于柯瓦雷来说，关于伽利略和笛卡尔的成就是无法不证自明的，因为在古代或中世纪，他们的成果被看作是完全错误的、荒谬的。尽管他们的革命性突破跨越了两个世纪，但柯瓦雷关注的是这种具有历史意义的断裂，其特点是大量的发现在科学革命中达到了巅峰，这预示着科学的编史学逐渐地转向关注于现代早期所留存的各种各样的条件，在这些条件下，现代自然科学形成了。[3]

在现有的关于文化对象的循环形成和革命性突破的启发下，库恩根据所谓的范式，定义了科学突破的历史时期，他认为，从历史的角度看，范式之间具有连续性但是不可通约的。以哥白尼革命这个经典的例子为例，库恩认为哥白尼的同时代人反对以太阳为中心的宇宙学说是十分正确的，因为该学说在当时缺乏可信性。只有当伽利略依据新的天文学观察，提出了他关于行星运动的新颖的观点，随后，开普勒建立了关于轨道运动扫过同等区域面积相等的法则时，依据托勒密或者地球中心说模型（地球在中心）的"常规科学"才能逐渐被取代。最后，牛顿运动三大定律的提出极大地支持了哥白尼、伽利略与开普勒所开创的范式间的转换。[4] 简单地说，20

---

[1] Stephen Toulmin, *Foresight and Understanding：An Enquiry into the Aims of Science*（Bloomington：Indiana University Press，1961）.

[2] Paul Feyerabend, *Against Method：Outline of an Anarchistic Theory of Knowledge*（London：New Left，1975），26.

[3] 关于科瓦雷，参见 Rheinberger, *On Historicizing Epistemology*，51-53.

[4] 在出版《科学革命的结构》一书之前，托马斯·库恩在《哥白尼革命：西方思想发展中的行星天文学》（Cambridge，MA：Harvard University Press，1957）一书中提出了这些观点。在一篇名为《科学革命是什么》的文章中（1987），库恩解释了从托勒密到哥白尼观点的转变，这种转变不仅在被感知的自然法则中发生，

世纪上半叶科学哲学中的某些主题，如科学事实和条件永远是开放的，这是为了知识对象而被确立的，以巩固其科学地位，现在，它们在库恩对于科学进步的传统认识的重新构建中占据中心地位，库恩从来没有完全否定这些主题，而是通过不同历史时代的进化论模型不断地去审视这些主题。

正如库恩所说，围绕着结构主义和后结构主义的争论在 20 世纪 60 年代被激化，这种争论从巴黎开始，并最终深入到了关键性研究的各个角落，一种历史认识论的传统出现在了跨越大西洋两岸的文化环境中。法国在其中占据特殊的位置，这是考虑到巴什拉研究的影响力（追溯到内战时期），同时也是因为他的后继者（乔治·康吉莱姆）在巴黎大学处于领袖的地位，相应地，这也对诸如米歇尔·福柯、邪克·德里达、路易·阿尔都塞等产生深远的影响。巴什拉最初研究的是关于物理学、化学和数学的科学史，而康吉莱姆则不同，他关注的是医学史及生命科学。引述莱恩伯格的话，康吉莱姆与早期科学史家和科学哲学家的不同之处在于他的工作"代表了一种概念史"，这也可以被理解为一种问题的历史取代，即这些问题的历史必须在历史情境中才能被再次建构，这里把科学史本身看作是"认知的实验室"。[1] 康吉莱姆对医学中的病理学和常规性的概念的历史化处理，使他区别于与他同时代的人，因为他的方法能够把科学的"对象"与科学史的"对象"区分开来。[2] 外部主义和内部主义都无法反映它们对象的特质性：坚定的外部主义无法提供一种空间，能够把科学视为一种有自身生命的对象；内在主义常常无法在他们自身的对象与他们研究的科学的对象之间划分出清晰的分界线。

因此，当福柯在《知识考古学》中描述知识话语形成的四个阶段时，

如波义耳气体定律的发展，而且在法则中联系着自然的一些术语的标准以及这些标准所基于的包含那些术语的理都在发生变化。参见 Thomas Kuhn，"What are scientific revolutions?" in *The Probabilistic Revolution*，*Vol. 1*：*Ideas in History*，ed. Lorenz Krüger, Lorraine Daston, Michael Heidelberger（Cambridge, MA：MIT Press，1987），7-22，reprinted in Thomas Kuhn，*The Road since Structure*：*Philosophical Essays*，*1970—1993*，*with an Autobiographical Interview*，ed. James Conant and John Haugeland （Chicago：University of Chicago Press，2000），13-32.

[1] Rheinberger，*On Historicizing Epistemology*，66.

[2] Canguilhem，*The Normal and the Pathological*.

能清晰地看见康吉莱姆的印记：

> 在这个时刻，一种话语的实践获得了独立性和自主性，因此
> 在这个时刻，形成陈述的单一的体系被付诸实践，或在这个时刻，
> 这个体系被转换了，我们将这个时刻称为"实证性的界限"
> （threshold of positivity）。在形成话语的活动中，人们详细地论述
> 了一组陈述，宣称确定（甚至是不成功的证实）了可验证性和一
> 致性的标准，此时这种活动执行着一个占支配地位的职责（作为
> 一个模型、一种批判或者一种证实），这种职责支配了知识时，我
> 们可能会说它已经跨越了一种认知化的界限。

> 因此，当被纳入的认知主体遵从于许多正式的标准，当它的
> 陈述不仅遵守形成话语的考古学规则，而且遵守对于建构命题的
> 某些规则时，我们会说它已经跨越了科学性的界限。反过来，当
> 这种科学的话语能够定义其必要的公理、使用的元素、合理化的
> 假说结构以及它所接受的转变，当它因此能够把自己作为起点，
> 去展示它所建构的正式的架构时，我们会说，它已经跨越了话语
> 形成活动的限制。[1]

尽管这是知识形成的清晰框架（虽然对于一些批评者来说缺乏定义上
的准确性），但是福柯允许自己用一个关注于某种界限的视角，把特殊的早
期方法与科学史结合起来。传统的科学史倾向于数学和物理科学的研究，
常常以狭隘的目光只关注这种特定话语类型的标准化维度，在形式化（for-
malization）的界限之中进行研究。巴什拉和康吉莱姆的历史认识论在科学
性所定义的界限中进行研究。对于福柯来说，巴什拉"认识论断裂"的概
念区分了科学知识和常识知识，这可能是展现这种类型科学史的最好例子，
因为它所指的正是这种界限。因此，福柯对于考古学的分析，或者他所描
述的"认知型的分析"（analysis of episteme）[2]，意在把注意力转到实证性
和过程化的认识论之中，后者也是库恩的范式方法所强调的，这也给出了
形式化的局限性的问题。

---

[1] Foucault, *The Archaeology of Knowledge*, 205-206.
[2] 同[1], 191.

超越医疗化的社会转向

自从康吉莱姆以来，法国认识论的传统把科学与医学置于历史研究的中心，这不仅突出了认识论的内在逻辑，重新关注了医学和人文科学，而且也具有丰富的层次化和以历史化为基础的分析特点，而这种分析在"医疗化"的社会学研究中是缺乏的，在 20 世纪 70 年代，这种社会学分析框架推进了科学研究中的社会转向。[1] 在 1966 年，在《临床医学的诞生》一书中，福柯首先评论了社会的医疗化：

> 两种梦想（国有化医疗行业和疾病的消失）是同构的。首先，以一种积极的方式，通过一种准宗教皈依和治疗的神职人员的制度，表达出严格的、好斗的、教条化的社会的医疗化；其次，同样表达医疗化，但是以一种征服式的、消极的方式，也就是说，在一种修正的、有组织性和无缝监控的环境里，医学自身连同它的对象和存在的理由，都将最终消失。[2]

福柯似乎暗示了医疗化自身存在着一种自我置换的逻辑——为了渗透社会的经验，医学本身连同它的对象和"存在的理由""都将最终消失"。

这段引述清晰地指出了医疗化过程的一个重要特点：随着时间推移而改变。可能出于这个原因，在福柯对随着欧洲病理解剖学兴起而出现的现代临床医学观念的历史分析中，他把"医疗化"作为一种解释性概念来使用。然而，从那时开始，医学界的社会学家频繁开展医疗化的主题研究，正如权威性著作《社会的医疗化：论人类状况转变成可治疗的疾病》(2007) 的副标题所示。该书由皮特·康拉德（Peter Conrad）所著，他是

---

〔1〕 参见 David Bloor,"The strong programme in the sociology of knowledge" in *Knowledgeand Social Imagery* (Chicago：University of Chicago Press, 1991 [1976]),3-23；Bruno Latour, "One more turn after the social turn：Easing science studies into the non-modern world" in The *Social Dimensions of Science*,ed. Ernan McMullin（Notre Dame：Notre Dame University Press, 1992),272-292；Donna Haraway,"Situated Knowledge".

〔2〕 Foucault, *The Birth of the Clinic*,32.

首先普及这个概念的社会学家之一，他认为"医疗化"是指非医学的问题被界定成医学意义上的疾病问题（illness）或障碍问题（disorders），并对其加以治疗的过程。[1] 对于康拉德来说，学术界应该关注的不是任何特殊的问题是否真的就是一个医学问题，而是"这种医学管辖范围扩张的社会基础和这种发展的社会意义"[2]。

为了达到一些分析的目的，医疗化具有许多鲜明特点，比如医疗化涉及定义。审视一个实体、一个问题或者一种经历是如何用医学术语来定义，用医学语言来描述，用医学框架来理解，或者用一种医学干预来"治疗"的历史和社会意义，你必须忽视它既定的医学地位，并承认它需要被如此定义。因此，对医疗化定义方面的认识也允许了去医疗化和再次医疗化的可能性。换句话说，医学范畴可能扩大、缩小和再扩大。根据康拉德所言，去医疗化需要的前提条件是：并非一定从医学意义上去定义一个问题，医学治疗不再被认为是最适当的干预。手淫和同性恋是这种经验分类典型的例子，已经经历了去医疗化。

同时，医疗化的缺点在康吉莱姆和福柯的各种研究中被阐述得很清楚，这些研究是关于在生物学、医学和人类科学的交叉学科领域中历史化知识话语的形成。这是因为医疗化的社会学研究一直以来忽略了在医学史中认识论的发展。"医疗化"表示一个过程，它几乎不会去质疑所谓的医学的认识论的地位。除了改变医学的社会意义，医学史学家同样有兴趣去改变健康和疾病的定义。比如，康拉德把关于同性恋的讨论看作一个去医疗化的经典例子，美国心理学协会（APA）在 1973 年把同性恋从精神疾病的名单中剔除，康拉德把这个历史性的举措视为去医疗化的一个关键时刻。诸如康拉德、罗纳德·贝耶尔（Ronald Bayer）和约翰·艾米利奥（John D'Emilio）这样的学者认为，这种举措的实现得益于同性恋的社会活动家，这些人在 20 世纪 60 年代后期至 20 世纪 70 年代早期形成了一种集体性的政治意识，对人类性表达的心理学标准进

---

[1] Peter Conrad, *The Medicalization of Society*: *On the Transformation of Human Conditions into Treatable Disorders*（Baltimore: Johns Hopkins University Press, 2007）, 4.

[2] 同[1]。

行施压。[1] 从这方面来说，整个同性恋医疗化和去医疗化过程的联合，或者更为精确地说，所谓的关于同性恋的"医疗化"，是一种官方"认证"的精神病学的状态，是由医学专业人员所定义的。而且，转变的原因主要是源于社会因素。

然而，历史认识论的方法可能会帮助我们认识到：仅仅通过社会的压力让精神卫生行业改变对同性恋的看法，这一理由是不充分的，尤其是一些精神疾病方面的专家，他们通过性学家阿尔弗雷德·金赛（Alfred Kinsey）在中世纪的科学发现，开始改变他们对于同性恋的临床理解。[2] 事实上，仅仅基于单一的"科学"的认识论框架，就让这个时期思想开放的精神分析学家去反抗保守的精神分析学家是不够的。历史学家约翰·弗雷斯特（John Forrester）有说服力地阐明了精神分析学是不同于其他循证医学和人文科学的学科，因为统计学证据并不能构造其论证模式的主导性框架。[3] 同样地，金赛的研究组所倡导的同性恋的标准化的论证是在一种常规的统计指标下建构的，这一指标与正常的临床指标形成了鲜明的对比，后者长期支持着精神分析学家的案例方法论实践。所以，比起心理分析学家本身，进步的精神分析学家未必是"更科学的"，虽然后者挑战了前者，但他们关于性标准的概念化仅仅属于不同的概念体系，这些概念体系拥有一套自己的理论和方法论思考。对于精神分析学家有关同性恋进化的观点，随着时间

---

[1] Ronald Bayer, *Homosexuality and American Psychiatry: The Politics of Diagnosis* (New York: Basic Books, 1981); John D'Emilio, *Sexual Politics, Sexual Communities: The Making of a Homosexual Minority in the United States,1940—1970* (*Chicago: University of Chicago Press*, 1983). 对美国心理学协会 1973 年具有里程碑意义的决定进行更及时、更平衡的重新评估,参见 *Jack Drescher and Joseph P. Merlino, eds.,* American Psychiatry and Homosexuality: An Oral History (*New York: Harrington Park Press*,2007).

[2] Howard Chiang,"Effecting science,affecting medicine: Homosexuality, the Kinsey Reports, and the contested boundaries of psychopathology in the United States, 1948—1965", *Journal of the History of the Behavioral Sciences*, 44. 4 (2008):300-318; Howard Chiang,"Liberating sex, knowing desire: Scientia sexualis and epistemic turning points in the history of sexuality", *History of the Human Sciences*, 23.5(2010):42-69.

[3] John Forrester,"If p, then what? Thinking in cases", *History of the Human Sciences*, 9.3 (1996):1-25.

的推移，我们看到了一种在临床"真理"标准中的历史化转变——从所发现的案例方法已足以去区分病态和正常，发展到逐渐基于正常的统计和社会人口的方法去进行区分。[1] 在这种同性恋的医学化和去医学化中，我们看见了一个变化中的历史认识论的案例。

20 世纪 80 年代以来，许多科学哲学家的著作挑战了欧陆哲学、分析哲学和科学史的明确界限，他们借用了弗莱克的"风格"的概念，把它转换成了"科学思维的风格"（Alistair Crombie）、"推理的风格"（Arnold Davidson）、"科学推理的风格"（Ian Hacking），克隆比提出了数学推理、分类学探究、假设建模、实验探索、统计学推理与历史起源学的思维风格，他认为："我们可以在经典的科学运动中确立六种科学思维的一种分类学，并通过它们的对象和推理的方法来对其进行区分。"[2] 因此，克隆比的历史分析常常支持这种持续性的改变，而哈金和戴维斯都采用了相反的方法。哈金研究的是存在于每一种科学风格"结晶化"（crystallization）历史中的间断性的时刻，而戴维斯的研究比较了按照时间顺序排列的两种相反的推理风格，指出了 19 世纪后期是"性"出现的关键性时刻，一个概念有了它自己独特的认识论阐述和历史化空间，但是也常常被认为是一种跨越时间的普遍经验。[3] 把历史认识论的这些学者归纳在一起，可以看到他们达

---

[1]　关于性科学解放的推动，参见 Henry Minton, *Departing from Deviance：A History of Homosexual Rights and Emancipatory Science in America*（Chicago：University of Chicago Press，2001）. 对于性科学史更具批判性的处理，参见 Jennifer Terry, *An American Obsession：Science，Medicine，and Homosexuality in Modern Society*（Chicago：University of Chicago Press，1999）. Vernon Rosario, ed. , *Science and Homosexualities*（New York：Routledge，1996）；Harry Oosterhuis, *Stepchildren of Nature：Krafft-Ebing，Psychiatry，and the Making of Sexual Identity*（Chicago：University of Chicago Press，2000）；Lisa Duggan, *Sapphic Slashers：Sex，Violence，and American Modernity*（Durham，NC：Duke University Press，2001）.

[2]　Alistair C. Crombie, *Styles of Scientific Thinking in the European Tradition：The History of Argument and Explanation Especially in the Mathematical and Biomedical Sciences and Arts*，3vols. （London：Duckworth，1994），Vol. 1，83.

[3]　Ian Hacking, "'*Style*' for historians and philosophers", *Studies in History and Philosophy of Science*，23（1992）：1-20；*Davidson*, The Emergence of Sexuality；Hacking, *Scientific Reason*. 针对在跨文化的框架下再次评价"风格"，参见 Howard Chiang,

成了一致的观点：每一种科学风格的存在，使我们没有必要再引入新的类型的对象和新的理性的方法；相反，每一种风格构建了方法和它所包括的对象的类型。这些重塑打算划定不同的知识体系并强调在它们中认识的断裂，通过这些方法，我所强调的是：20世纪中期的美国，在性标准化的数据和临床的概念化模式之间存在差异。因此，再重塑这种分析潜在的"风格"联系的不仅是巴什拉的"认识论的断裂"、库恩的"范式"和福柯的"认知型"，我们还增加了杰拉尔德·霍尔顿（Gerald Holton）的各种"基旨"（themata）、保罗·费耶阿本德的"不可通约性"、布尔迪厄的"习性"、人类学家的"文化"、哲学家的"语言"和由年鉴学派（the Annales School）所提出的精神状态（mentalités）的概念。[1]

　　如果我们回到前面福柯的《临床医学的诞生》中的引言，很明显他指出的不是康拉德的社会学词语中所理解的医学化／去医学化过程；相反，他强调的是两种生产力的概念：一种是积极的，另一种是消极的。它们共同促成一种社会的、历史的和上述所说的认识论上医学条件的生成：当然这通过医学机构的正式建立，同时也通过新的社会化主体的巧妙支持，这种主体在认识知识水平的重塑中出现，并非是一种积累的、被定义的和被调整的知识（connaissances）。把这种福柯主义的历史认识论的方法与医学化的社会学研究区分开是重要的，因为现代中医的历史几乎都是这样的例子，它们很容易被误认为是医学化社会进程的证据。本书的中心目标是围绕19世纪和20世纪中医认识论的转变，通过揭示新的知识结构的兴起去修正这种误读。福柯、哈金和戴维森已经提供了历史化知识的出现和再构造的启发式价值，我们将对我们使用的当代历史认识论的方法进行充分的讨论。

"Rethinking ' style ' for historians andphilosophers of science : Converging lessons from sexuality , translation , and East Asian studies", Studies in History and Philosophy of Biological and Biomedical Sciences , 40. 2 (2009) : 109-118.

　　[1] Bachelard, *The Formation of the Scientific Mind* ; Kuhn, *The Structure of Scientific Revolutions* ; Foucault, *The Order of Things* ; Foucault, *The Archaeology of Knowledge* ; Gerald Holton, *The matic Origins of Scientific Thought : Kepler to Einstein* , rev. edn. (Cambridge, MA : Harvard University Press, 1988 [1973]) ; Feyerabend, *Against Method* ; Paul Feyerabend, *Farewell to Reason* (New York : Verso, 1988) ; Pierre Bourdieu, *The Logic of Practice* (Stanford : Stanford University Press, 1980).

现代中医的对象

本书的一个核心前提是现代中医的历史包含了许多领域的知识，不能概念性地将其纳入一个同质性的领域中。正如徐小丽（Elisabeth Hsu）、泰勒（Kim Taylor）等人所指出的，"传统中医（TCM）"的概念已经在新中国早期（1949—1976 年）就得以形成和官方化。正如其他医学的理论和实践体系一样，传统中医的概念是在国家的教科书中被界定的，它主要是针对 20 世纪 50 年代到 60 年代特殊的社会、政治和经济语境所做出的一种回应，这有助于决定从经典资源中选择政治上合适的机构，创造和标准化一种医学体系，这种医学体系普遍被看作是内在的领域——传统中医。[1] 20 世纪 90 年代是传统中医发展的另一个转折点，反映了中国政治经济在后社会主义中寻求新自由主义全球一体化的更广泛的趋势。[2]

然而，即使被认为是根本性的历史断裂，在现代时期中医历史的重塑仍然依赖于早期既成的理论根基，在这些理论的基础上再去建立新的发现与传统概念的联系。[3] 本书旨在研究现代中医的历史，详细阐述 19 世纪和 20 世纪发生的大规模的转变，包括中医与西方生物医学的相互作用，在这种相互作用下创新了传统中医（TCM），以及造就了中医的全球化历史。这

〔1〕 Kim Taylor, *Chinese Medicine in Early Communist China*, *1945—1963* (London: Routledge Curzon, 2005); Judith Farquhar, "Re-writing traditional medicine in post-Maoist China", in *Knowledge and Scholarly Medical Traditions*, ed. Don Bates (Cambridge: Cambridge University Press, 1995), 251-276; Andrews, *The Making of Modern Chinese Medicine*.

〔2〕 Elisabeth Hsu, "The history of Chinese medicine in the People's Republic of China and its globalization", *East Asian Science*, *Technology and Society*, 2. 4 (2008): 465-484.

〔3〕 参见 Bridie Andrews, "Tuberculosis and the assimilation of germ theory in China, 1895—1937", *Journal of the History of Medicine and Allied Sciences*, 52. 1 (1997): 114-157; Bridie Andrews, "From case records to case histories: The modernisation of a Chinese medical genre, 1912—1949" in *Innovation in Chinese Medicine*, ed. Elisabeth Hsu (Cambridge: Cambridge University Press, 2001), 324-336; Sean Hsiang-Lin Lei, "How did Chinese medicine become experiential? The political epistemology of *Jingyan*", *positions: east asia cultures critique*, 10. 2 (2002): 333-364.

些转变具有决定性认识论断裂的特点，然而，那些断裂同时通过根本性的连续性而得以巩固，这种连续性构建了断裂前后的转折点。简而言之，在旧的世界上形成的新的世界是与旧的世界不同的。

这一卷的第一部分建立在历史认识论中探究的传统的基础上，并将其延伸，这种传统情境化了科学感兴趣的对象。具体地说，本节考察了某些中医的知识、意义和实践的对象出现了、转变了，但在某些例子中消失了的历史情景。这一节采取了全球性视角，尤其关注了那些跨越了地域民族的界限的移动对象的建构。洪广翼的这一章，考察了在不同的时空中作为医学商品的银杏，建立起了这一节和这一章的整体基调。他讲述了当代将银杏作为一种精神的增强剂的普遍认知，这种认知是几百年来对这种草药思考的一种偶然结果，这些草药在世界各地（从中国的明代到日本的德川时代再到现代欧洲）存在共识和分歧，这些共识和分歧是由植物与农学、园艺学、消费文化、分类学、进化理论、现代科学和药学企业特殊的关系决定的。

你可以观察到，银杏易变的本质反映了动荡不安的社会关系，纵观银杏的历史，银杏易变这一观察结果一直以来都是学者们研究的重要主题。正如洪广翼所展示的，在宋代（960—1279 年），这个主题首先由诗人刘曲阳（1007—1072 年）详细阐明，作为对银杏果价值突然下降的解释——因为它们具有逐渐增加的可利用性。银杏果逐渐脱离了它最初仅作为一种商品的地位，这让诗人刘曲阳确认了一种已有的观点：物质的本性（五行）反映了人际关系的本质（人情）——反复无常和容易改变（mercurial and subjectto change）。通过在明代中国（1368—1644 年）对它的医学化以及在江户日本（1603—1868 年）的去医学化，银杏呈现出一系列新的社会意义。李时珍（1518—1593 年）把银杏纳入中国的药物学当中，详细说明了银杏的果实对于"肺"的治疗潜力（在当下的历史语境中，根据中医的五行理论，"肺"指的是一种脏或腑（organ），而非是西方解剖学中的实体器官（physical organ）。在中华帝国晚期，人们认为吃银杏的果实有助于改善哮喘、咳嗽、尿失禁、眼睛流泪等情况。与之形成对比的是，在江户日本，医生几乎不会把银杏作为一种医学商品。然而，近代早期的日本作家描述去医学化银杏，仅仅强调它作为食物可售卖的地位，认为它是有助于唾液的产生和胃部消化的食物。除了在社会意义上对于银杏所指有所不同之外，近代早期日本和中国作家对于其栽培问题的认识也逐渐不同：日本人在农业上对于银杏的关注是日本文学书中的禁忌，而中国人将银杏与农村生活同步。这有助于解释银杏的性质——作为中国药物学的一部分，因为它吸收了一种人类共有的宇宙法则。洪广翼进一步指出了银杏在中国和日本社会所扮演角色的主要差异，中国和日本社会被灌输了各自不同的关于道德和责任的社会秩序：中国的社会更支持宏观的关于宇宙气循环的解释，而日本社会则倾向于"货币流通"（或者在身体中的气）的解释。

18 世纪中期，银杏走出了东亚，扩散到了欧洲和美国。但是分歧也十分明显。清代（1644—1911 年）的中国医生根据李时珍的分类法，把银杏果实归类为一种水果，他们认为，水果的不良作用反映出人们应该避免过度食用的这条社会规则。在日本，学者担心气可能会凝结在身体中，所以他们想象诸如银杏这样的水果有助于"润滑"人体内部。在欧洲，评论者认为水果是一种有效的泻药，它有助于打消他们的"排泄恐惧"——担心身体被食物的残渣所堵塞。在 20 世纪，威玛舒培博士（Dr. Willmar Schwabe）的公司引入银杏的关键成分，并在 20 世纪选择银杏的功用（function）作为消化剂，现在看来提高了当时人们对于世界的认知能力。西方学者热衷于把银杏想象为"与无限的过去联系在一起"，这已经被中国作家重新利用和计划。在 20 世纪 80 年代晚期，他们强调把银杏视为一种"活化石"，这最终成了把银杏当作可提高记忆的草药医疗化的途径。

传统中医把银杏作为一种治疗肺的方案，日本把银杏描述为一种身体润滑剂，这已经完全脱离了当代全球化对这种植物的想象。通过提供一种在东西方之间徘徊的、复杂的、比较性的视角，洪广翼的历史认识论已经超越了仅仅使用社会学术语去探究医学化/医学化现象的方法，他的叙述关注于在很长一段时间内，银杏作为一种医学商品的社会和知识地位的转变，从而显示了如果没有随着时间变化的历史改变的特异性，那么就无法理解这些认识嬗变的过程。

洪广翼关注于植物的医学化，而吴一立（Yi-Li Wu）探究的核心是身体的物质性。在吴一立的这一章，以及随后布蕾迪·安德鲁斯（Bridie Andrews）所做出的贡献中，分析的"对象"严格地来自概念性参与的实践，所以，这种分析本身在历史化认识论对象的层面上得以推进，而非医学商品本身的有型文化层面推进。吴一立的论文中所研究的医学知识的对象是传统中医中人体的结构和组成成分，这是临床医生和学者上百年来一直在研究的知识，这种知识被认为是落后的或者是有瑕疵的。

仔细阅读 19 世纪之后医生王士雄（一位因对温病学的综合研究而出名的学者医生）的医学著作可以发现，吴一立挑战了许多预设，这些预设基本是忽视解剖学的中国式的流行说法。首先，这种流行观点显然是 17 世纪欧洲基督教信徒遇见中医后的历史性残留。从其他角度来看，解剖学在解读人体的生物学上比其他方法有优势，并把在"结构"和"功用"之间的一种错误的划分方法应用于区分西医和中医之间的差异。这种观点也常常忽略了大量的流动的知识，这些知识跨越了西医和中医之间的假定边界，并把中医看作是一种具有跨时空"同质性"特性的医学。

通过关注在中国建立通商口岸体系之前的这段时期，吴一立注意到王士雄治病的偏好，关注到他身处的社会网络，目的是把中国近代早期的解剖学知识置于一种合理的历史情境中去思考。正如吴一立所说的："如果不理解历史所塑造的本土中国人探究周围世界的认识论的动因，那么我们是不可能准确地理解中国人眼中的西方科学、技术和医学的。"在中国还没有经历外国帝国力量海上侵略时，19 世纪 60 年代以前，王士雄和他的同事们就表达出对西方解剖学知识的浓厚兴趣，事实是他们的确为中国医生从自信的中医传统的立场去评价西医价值的认识论动机提供了一个有价值的窗口（引申开来，思考西医自身训练的潜在局限）。从中西医的资源去描绘人体解剖学和生理学。王士雄把男性医学专家的社会网络和有价值的信息联系在一起，这些有价值的信息不仅仅来自个人的考察，而且包括对许多尸体（动物和被执行死刑的犯人）的考察，为了去系统化一种有关身体的知识模式，并在可能变化的常规参数下去验证它，王士雄在对霍乱的研究中做出了既充分又全面的经验上的联系，最终巩固了被认为是温病的医学学说，它的病原学建构直接联系着地区性的因素。[1]

通过借鉴西医对人体的解释，王士雄医学学术流派强调了一种在中医中长期被关注的形式、位置、地点和器官方位之间的相互联系的问题。但是正如他们对于西方解剖学知识的批判，尤其是这些知识在解释器官的重要功用以及食物和饮品转变为生物体中的气的局限性方面，王士雄和其同事都担心既有的中医著作中关于身体的描述的准确性和可靠性。在这里，身体本身就是作为一个"文本"运转，你可能只能通过核实各代人对于人

---

[1] Marta Hanson, *Speaking of Epidemics in Chinese Medicine：Disease and the Geographical Imagination in Late Imperial China*（London：Routledge，2011）.

体器官和结构的著作来研究其真实性，而不是对身体表象直接观察。

换句话说，这种对文本可靠性的重新思考，与研究考证的活动相呼应，这为王士雄的支持者对这种方法的坚持提供了一个更广阔的背景。[1] 王士雄和他的同事并非代表了一群具有颠覆性的学者，他们只是希望能够参考和反复核查西方的医学知识，真正推动当时既有的中医学术事业的进步。对中医解剖学著作的批判，包括著名医生王清任的著作，王清任因抨击传统中医对人体的理解而出名，他所修订的著作比王士雄团体的纲领早20年，这种批判起源于对中医违背了可证实性认知规范的思考。吴一立的历史编史学的修正主义适时地强调了一个在中医史中似乎与众不同的时期，这段时期是中国学术文化传统历史解释的重要延续。正因如此，它提供了一个有价值且必要的基础，在此基础上，我们可以继续了解20世纪早期中国改革者所做的努力，这些改革者后来把中医划入了解剖学所忽略的范围——在中国历史的这一章中，中医视角下看人的身体更强调其"功用"的认知得以建构，我们可以在鲁大伟（David Luesink）的一章中找到这一点。

因而，吴一立关注的是身体的物质性，以修正一种关于中医史的普遍的错误认知。由于遭遇了19世纪现代西医和20世纪全球化的冲击，安德鲁斯形成了一个特定的谱系来分析身体-血液的组成部分，以期展示这部分在中医中当代地位的认知，这是中医转变的一个历史性产物。在传统中医中，所有血液疾病的案例都指的是血液以一种不正常的方法流到身体之外。医生宁可去找出流血的潜在原因，也不愿意把血液本身视为一种孤立实体进行讨论。在清代以前的中医历史中，巢元方的《诸病源候总论》（*On the Origin sand Symptoms of Ailments*）抓住了大多数血液病理学讨论的基本轮廓。[2] 例如，有血液症状的身体疾病与内部器官（身体内部）的小恙有关，这可以通过血液在身体表面的表现形式来证实，与血液本身的情况无关。在中华帝国史中该理论发生了微小的变化，医学的知识基础与社会关系的规范相比拟：如阴和血液的从属属性（相比较于"气"），在中国传统亲

---

〔1〕 关于中华帝国晚期的证据性研究和自然研究，参见 Benjamin Elman, *On Their Own Terms*: *Science in China*, *1550—1900* （Cambridge, MA: Harvard University Press, 2005）, 225-280.

〔2〕 Ding Guangdi（丁光迪）, ed., *Zhu bing yuanhoulun jiaozhu*（诸病候论校注）（Beijing: Renmin weisheng chubanshe, 2000）.

属关系中有明显体现。

在 19 世纪，中医治疗血液病的典型方法是让血液畅通无阻。正如安德鲁斯所述，这是一个宏大的滴定法的历史产物，包括了本土和国外的医学血液认识论。与血液生理学不同的是，19 世纪表现最为突出的温病学认为：外感（温热）侵袭人体，由表入里，当病邪在血分时，则病位最深且最严重。当（温热）病邪在血分时，"入血就恐耗血动血"，治疗方法则"直须凉血散血"。在非专业的解剖学家王清任的著作中，他指出血液有一种独立的、十分明显的认识论的地位。根据对人体解剖学的观察，他讨论了在身体里面气和血各自的储存方式。正如前面所提到的，王清任的解剖学方法在 19 世纪早期引起了极大的争议，这源于他认知风格的道德意义，因为他支持直接观察身体的内部器官。本杰明·霍布森（Benjamin Hobson）是第一个具备医学资格的来华访问的英国传教士，他在 1851 年出版了《全体新论》（*Outline of Anatomy and Physiology*）一书，书中对于"静态血液"的讨论反映了王清任把血淤视为一种致命病因的生理学理论，血淤的特点是血液呈凝固状，这与在流行病受害者胸部经常见到的情况一样。[1] 但是，霍布森通过介绍来自西方的新化学术语而将其推进了一步：用红色的含氧血去抵抗紫色的、静态的或"坏的"充满了二氧化碳的血液。换句话说，在道德层面上，这种知识生产的特殊形式是建立在解剖医学的现实主义基础之上的，给 19 世纪中叶的中国提供了国外和本土医学可以对话的条件。

同时，19 世纪后期增加了一种新的汇合形式，正如唐宗海在 1888 年所出版的《血证论》（*Treatise on Blood Conditions*）一书中所举出的例子。[2] 作为中国第一本致力于血液小病的专题著作，唐宗海实现了在清朝以前中医文献中发现早期血液抑制概念和被王清任和霍布森所讨论的血淤或血行不畅概念之间的融合。唐宗海治疗这些血液病所使用的处方中参考了《伤寒论》中经典的四物汤（Four Ingredients Decoction）和白虎汤（White Tiger Decoction）。而且，他自然地使用了西方解剖学对于汗腺、神经末梢、毛细血管的描述去传递传统中医关于身体的外在防御层的概念。这意味着

---

〔1〕 Benjamin Hobson, *Quanti xinlun*（全体新论），1st edn.（Canton: Huiai yiguan, 1851）.

〔2〕 Tang Zonghai（唐宗海），*Xie zhenglun*（血证论）（Taipei: Lixing shuju, 2000）.

对于唐宗海来说，在已有的医学知识框架内，仍然有空间去容纳一种新的国外的医学认识论。但是并非只有唐宗海一人在介绍来自西方传教士的血液医学的概念。例如，晚清的改革者谭嗣同于 1989 年在湖南举办了一场公开的演讲，传达了一个现代化的、科学的关于血液的概念：血液是在它流动的每一个主要器官之间的转化物。因此，心脏不再被认为是造血器官——这个论述经常出现在中医典籍中——而是要负责把紫色的、富含二氧化碳的血运输到肺部，把红色的含氧血运输到身体的其他部位的器官。

在这个生物医学全球化的背景下，关于血液的新的科学概念逐渐说服了对这个理论有所了解的人。通过一系列的推进措施，医学研究者如培特瑞科·梅森（Patrick Manson）、查尔斯·拉韦朗（Charles Laveran）和罗纳德·罗斯（Ronald Ross）证实了之前所谓的"热带性发热"（tropical fevers）的真实原因：血液中寄生虫的感染。比起 19 世纪 20 年代新的细菌学知识和疾病传播的细菌学理论，这次医学的发展开始把血液放在了首位，既是为了疾病的研究，也是为了治疗的干预。最后，当 20 世纪早期现代化的精英阶层把社会的达尔文主义引入中国后，血液成了活力的象征、智力的标准，甚至是一个民族／国家健康的指标之一。优生学家和其他当代作家喜欢抓住血液的新文化价值从社会类别角度去区分人与人之间的差异，历史性描述在跨时空的中国的汉族人中同质性的关系，把新阶层的意义加入针对女性的产前建议中，并且传递西方派生的隐喻，如从科学到文学的退化。[1] 同时，围绕着血液医疗补药新兴的消费者市场——定位在医药广告、企业家和药商的一种跨国关系的中心——使血液在认识论上得到证实。通过这一点，血液在大众眼中已经占据了类似大脑和性器官的本体论地位，对于医学治疗来说，它们是重要的身体组成成分。

当时，中国共产党给予了传统中医（TCM）的国有化更加广泛的制度支持，血液医学意义的转换和重构已经开展了超过一个世纪的时间。安德鲁斯认为，19 世纪的中医和 20 世纪中国的医学并非仅仅是两种完全不同的种类（这代表着一种根本性认识的转变），而是必须被理解为中医与西方不断融合的一部分。结果是，政府所支持的医学体系相应地获取和传承了解

---

〔1〕　Frank Dikötter，*The Discourse of Race in Modern China*（Stanford：Stanford University Press，1992）；Frank Dikötter，*Imperfect Conceptions：Medical Knowledge，Birth Defects and Eugenics in China*（New York：Columbia University Press，1998）.

释身体的新方法，这些新方法似乎是如此的异质化，以至于与这个体系所基于的医学经典格格不入。正因如此，从药用补药的消费者文化的横向（社会学）视角去审视中国血液逐渐医学化的过程，可能仅仅是片面的、不完整的。安德鲁斯的文章没有把血液看作是中国历史上医学知识的一个移动的目标（moving target），而是敏锐地追踪了一种认识论对象的知识的系谱学，这种认识论的客体被作为一种中国国家形成的全球化的政治史相关的铭文。

现代中医的权力

本书的第二部分论述的是中医权力的建立及其在民国时期相互交织的历史。丹尼尔·森（Daniel Asen）的文章叙述了一种转变，这种转变发生在 20 世纪 20 年代后期，北平律师协会要求北平地方法院（Beiping Local court）改革当时的法医验尸程序，并要求有高水平的仵作。作为少数法律领域的监护人之一，在这个区域中，国民党政府仍然执行着来自清代的陈旧的管理规范和实践做法，仵作是衙门的官员，负责在地方法官和其他地方当局的监督下验尸。律师协会和仵作之间的这种交流通常涉及对法医手册《洗冤录》地位不同的看法，这可以追溯到宋代，但是，在当代的法医实践中，《洗冤录》一直以来都奠定了仵作知识和训练的基础。森关注了《洗冤录》的批判者和支持者之间的争论，在这一章节详细地讨论了 20 世纪 20 年代法医专家权力的变化。

宏观上，围绕着《洗冤录》的争论是知识和文化趋势的象征，在关于科学自身已有的争论中也可以发现，尤其是关注于角色、优先权、意义和分类价值问题的讨论，讨论的核心内容是科学知识的形成，例如"学理"和"经验"。以及最终可能有异议的条件，这些条件致力于进入科学话语本身的异质性。正如森所说的：

> "经验"还是"理论"更有权威性的问题是余元（Yu Yuan）法医学讨论中的一个明确问题，在大多数其他的法医讨论中也隐含着此类问题，至于歧义和张力，这都是经验科学概念本身所固有的。尤其是，科学的权力是来自经验基础（"经验"）还是随后理论化的过程（"学理"）。

　　法医学新的领域出现在 20 世纪早期，比起经验，法医学主张一个更加从属于科学的理论，将自己语境化在科学的医学的庇护下，法医学的权力起源于现代自然科学和医学科学的分析概念和技术。正因如此，尽管在中华帝国晚期存在医学知识和法医知识之间相互作用的长期传统，但这个学科在制度上仍独立于法律。

　　与欧美医学传统中竞争优先权的节奏相似，学理和经验具有意义和价值，并在民国时期的中国语境中发生变化。因为学理提供了对事实系统观察的抽象的解释权力、规章制度的确认以及假说的检验，因此中国法医学的专家（这些专家接受了西方和日本的法医学训练）认为学理在经验上和认识论上都是优于经验的，经验是通过直接感觉参与获取积累知识的一种更默会（tacit）的类型。他们认为，经验提供了学理得以建立的基础，对于《洗冤录》的批判构建了一个存在于法医学和学理之间更为密切的联系，这是以后者的权力去解释经验和经验产生证据的基础。与此相反，他们描绘了仵作虔诚地学习手册的场景，他们仅仅是基于经验和想象的不称职的法医专家的信徒。回顾一下，余元重新研究了学理和经验的分类，反对普遍认为的理论超越了经验的看法，他认为"一个人不去基于经验，放弃经验并仅基于理论，这是不可取的"。通过强调经验的更为基础的地位（引申开来，学理并非是不可或缺的本质），余元详细阐明了一个视角，根据这一视角，《洗冤录》与法医学同样重要，甚至比法医学更为重要。

　　综上所述，森的历史认识论解释了各种各样的、被各种利益团体搁置在一旁的主张，在这段时期，专家的标准和某些执行该标准的社会行动者的权力本身就非常具有竞争性。结果是，被训练的仵作不断基于记录在法医案例中的死尸的描述来获取尸体结构的信息。令人惊奇的是，自从 19 世纪开始，鉴于西方解剖学科学的认识论权力逐渐占主导地位（在吴一立和安德鲁斯这一章中被讨论）。所以，新的目标是用真实的案例去检验《洗冤录》这一文本，这种尸体调查的另类形式强调了证实的实践和直接观察的经验主义在仵作的训练中扮演着关键性的角色。新一代仵作开始学习观察真正的情景，这种情景本身就是一个证实的过程。同样地，经验证实了其是知识最好的形式，这基于对于证实或者修改现有的法医实践的学理，包括有悠久历史的《洗冤录》的概括。在这样的语境下，《洗冤录》的支持者可能会扩大其范围，通过引进现代形式的死亡，而非最初的记录在它的庇护下的死亡形式。准确地说，律师协会在指责这一文本不科学性和晦涩难懂的时候也考虑过这种死亡形式。

鲁大伟（David Luesink）的一章深入地探讨了许多主题，这些主题在之前已经被吴一立、安德鲁斯和森引入，包括在中国快速西方化和现代化的语境中，中医解剖学知识的进化以及同类的问题，如在民国早期，医学鉴定的文化权威如何获得一种新的意义秩序。鲁大伟从袁世凯的尸体开始分析，袁世凯是中华民国的第二任总统，他在 20 世纪 10 年代试图重振中国的君主政体，并将自己立为"中国的伟人皇帝"。袁世凯的尸体被一群中西方医生围观和仔细考察，这种情形反映出中国医学权威的社会构成的特殊性，这在世界舞台上是罕见的，因为其他国家领导人的尸体通常只会留给他所信任的医学专家，而不会被一群接受了不同医学训练和有着不同医学背景的医生若无其事地讨论围观。《国家医学杂志》（国家医学协会主要的期刊，由主要创始人伍连德、于凤斌和闫福庆于 1915 年在中国创建）的编辑抓住了这个机会，批判了中国式医学。1916 年袁世凯的去世作为一个重要的试金石开启了中医史新的一章，影响一直持续到 1930 年，在此期间，西方生物医学的实践者找到了医学领域中独特的权力。

从 20 世纪 10 年代中期开始，中医认识论的地位通过联合术语委员会（Joint Terminology Committee）的策划工作有了快速提高的势头。鲁大伟的中心论题之一是：在这个时期，中医的社会和认识论地位有了更为巨大的历史性转变，这个转变可以通过平凡的活动观察到，如技术术语的标准化和中西医文化之间医学词汇的语言对应性的建立。由汤尔和（1878—1940 年）、俞凤宾（1884—1930 年）、余云岫（1870—1954 年）所领导的"联合术语委员会"尝试减少用中国式的医学和中文传播"准确的"解剖学知识。中医的反对者通过政府的力量去重叠（imbricate）一种更新的、更现代的西方生物医学，抨击了贴着国粹标签的文化。在这样的语境下，中医作为一种缺乏精确的解剖学知识、忽视人体结构细节的认知，不可能去鉴定"疾病的位置"——中医所谓的"解剖学上的无知"——被大肆宣传。

然而，正如鲁大伟所指出的，由余云岫和他卫生部的同事所领导的、全国范围的废除中医的请愿活动最终失败了。随后新文化运动爆发，对于新文化运动来说，陈独秀所创办的《新青年》杂志成了整整一代年轻知识分子所引发的这场知识革命的缩影。这些年轻的知识分子列出了传统（通常被称为"儒家"）中国文化存在的所有问题，这些问题导致了中国在世界舞台的落后。汤尔和对极具争议的三焦和丹田的评论文章，发表在《新青年》杂志上，也出现在鲁迅的《狂人日记》（1918）中，《新青年》杂志也是蔡元培发布他对于大学改革计划的地方，也是钱玄同、李大钊、周作人、胡适和刘半农考虑建立一种新的白话文的问题所在之处。自然而然，这些五四作家的支持者以儒家标准的、正统的方式来组织中医，这种方式在中国新文化运动中是没有地位的。经过这段时期，专家在翻译动脉和经脉这些重要的概念上达成了一致，这就是鲁大伟所说的，治理术的逻辑（如科学的标准化）是如此根深蒂固，以致它仍然是操作的原则，根据这个原则，从 20 世纪 10 年代以来，中、西医在中国处于共存的状态。

因此，纵观这一卷，到目前为止，中西医知识之间文化权力的争斗仍然是一个重要的主体。洪广翼的一章讲述了银杏医学地位的历史性转变，这种转变依靠于社会标准和在给定的时间和空间内（中国、日本或者欧洲国家）占据支配地位的世界观。在认识论渗透的语境当中，医学知识的文化权威既决定了也反映了更广泛的医学对象的社会吸引力。吴一立和布蕾迪·安德鲁斯也对中医长期以来都被认为在解剖学方面存在不足的问题提出了看法。他们在历史编史学的框架下，通过情景化人体的器官和血液进行阐述，既暂缓了对西方生物医学知识文化权威毋庸置疑的承诺，也强调了中西医知识体系中重叠的联系，这可能是以一个更加平衡的视角去看 19 世纪和 20 世纪中西医之间的竞争和相互影响。丹尼尔·森的这一章揭示了这样的认知分类，如"学理"和"经验"之间的一种潜在的张力，这种张力巩固了现代中国法医学的文化权威。最后，从事医学术语标准研究的鲁大伟展示了医学权威的斗争绝非仅具有表面上看起来的价值。例如，余云岫请愿废止中医的失败不可能简单地被理解为西方生物医学试图维护全球化霸权的失败。相反，从 1910 年至今，这段时期应该可以更加充分地被理解为在一个类似的治理术的蓝图中，需要一种普遍的、科学的、标准化的度量标准，根据这一标准，中西医继续在医疗保障的全球化的蓝图中蓬勃发展。

艾理克（Eric Karchmer）的论文区分了这些研究，通过他所描绘的方法，达成了对中西医学差异的共识，而非是在台面上中西医之间紧张的局面。艾理克没有去挑战两种医学体系在统一的认识论体系中的认知差异，而是提供了其中一个差异——尤其是关于临床疗效——这是一个迫切需要的历史基础。对于许多当代的观察者来说，中西医临床疗效的认知差异有一种非常流行的说法：西医治疗急性病，中医治疗慢性病。然而，基于对 39 位在民国时期出生并受过培训的医生的采访，艾理克惊讶地发现了这种说法的历史性本质，而且发现这种说法在 1949 年之前是根本不存在的。在 20 世纪的前半叶，中医生宣称已经治愈了许多急性病，包括天花、霍乱、登革热、肺炎、伤寒、痢疾、疟疾、脑膜炎、猩红热。这使当时流行的关于中西医学差异的说法处于一种不令人完全相信的状态。艾理克的调查中有以下问题："中医的实践效果如何能转变得如此之快，从一种见效快的医学（这对于急性病的治疗是不可缺少的）转变为一种在当代急症医学中笨拙的、无能的旁观者？"

为了尝试着理解从民国时期到中华人民共和国的时期中，中医如何变成了一种"慢医学"，艾理克采用了前面章节作者所采用的历史认识论的方法。换句话说，艾理克关注的并非是中医实际上是否更适合治疗急性病或者慢性疾病这样的问题，而是随着时间的流逝，中医的临床和文化地位是如何转变的，从治疗急性病转变到广泛地被认为在治疗慢性疾病上是最有效的。他开始考察仅仅通过中医去治疗急性病（这是不可思议的）的历史条件。艾理克把在治疗急性病时，中医的功效被取代与这种由库恩和福柯所概括的范式或者认知的转变进行了比较，他认为"中医的疗效慢是这种医学体系更为广泛的转变的一部分，除其他外，还包括知识的遗失和集体遗忘了如何去治疗急性病"。

这种集体的健忘症是由两个主要因素导致的：中医与西医的相遇和在医疗保健中中国政府的作用。这里，艾理克描述了民国时期医学文化的世界，这个世界与编史学中我们所熟知的世界是截然不同的。艾理克最惊讶的发现之一是，民国时期许多成年的医生并没有意识到中医为生存所做出的生死存亡的斗争，这场斗争的起因是 1929 年由余云岫和卫生部的同事所领导的请愿活动。最终，这些事件的影响详细表明了西方生物医学在中国的优先权（包括鲁大伟的文章中各种各样其他的插曲），并且其影响都只被限制在中心城市（事实上最多的是在上海）。这一点可以这样解释：在这个时期，中国医生的数量超过了西方医生。同时，临床治疗的标准化的核心是在中国医生的私人诊所，而非西医的医院，这在数量上几乎没有被限制在城市地区。他对被采访者的回忆清晰表明，大多数民国时期的医生没有接受过西医的培训。尽管现代以学校为基础的教育体系出现在晚清和民国时期，但此时医学培训的主要方式仍然是学徒制和以学习经典为主。根据艾理克所说，从 20 世纪 50 年代开始，中国共产党开始大力支持西医相关机构的发展，这使得人们对中医功效的认知发生了转变。我们可以在 2003 年席卷中国的非典型肺炎（简称"非典"）事件中看到这些发展产生的影响，在非典肆虐期间，即使中医对控制这一流行病做出了贡献，也没有引起西方媒体的更多关注。[1]

现代中医的存在性

本书最后一部分的目的是推向历史认识论的边界，尤其是阐明方法，这些方法可以公开地提出一个更广阔的形而上学和本体论的哲学问题。像前面的文章一样，最后一部分的两篇文章扩展了前面所审视的一些主题：西方帝国扩张和全球化对我们评价近代中医的历史性转变所提出的挑战、变迁中的中医学知识对象的出现和消失，以及现代中医知识生产和它的文化权力之间的生成性关系。

冯珠娣（Judith Farquhar）关注中医史上的一个时刻——20 世纪 80 年代，形而上学给予中医生一个普遍的解决方法，去重新设定和推进他们临床实践的认识论基础。透过形而上学的视角，冯珠娣认可了亚里士多德、笛卡儿、培根和康德的系谱学，这些都根植于经典的西方知识传统，但是她也整合了关于物和对象的意义的最新视角，如科学哲学家洛琳·达斯顿（Lorraine Daston）、布鲁诺·拉图尔（Bruno Latour）、彼得·韦伯（Peter Weibel），以及中医哲学家庄子的视角，庄子推崇气是生命本源的观点盛行于公元前 4 世纪。

随着更丰富的思想和观点的聚集，冯珠娣的故事描绘了一个在中医临床中的床边情景（scene），她的朋友薛冉（xue ran）患了急性呼吸道感染，在广州大学附属医院接受治疗。薛冉的医生讨论了关于他感染的可能诊断和治疗方案，讨论一般来说分为两个组——一个组的人依据伤寒学派所强调的一个分支，通过六经辨证来理解他的疾病，最终获得了成功；另一个组则根据与之相反的温病学派的观点，通过四个层次（卫、气、营、血），把症候理解为一种积累性、急性的和感染性的疾病。

---

[1] Marta Hanson，"Conceptual blind spots，media blindfolds：The case of SARS and traditional Chinese medicine" in *Health and Hygiene in Chinese East Asia*：*Publics and Policies in the Long Twentieth Century*，ed. Angela Ki Che Leung and Charlotte Furth（Durham，NC：Duke University Press，2011），369-410.

在这种令人焦虑的临床环境中，由于中医概念和物质维度的限制，冯珠娣所看到的是一种在"本体论现代主义下"的西方生物医学技能下的存在，以及客观主义形而上学的直接干涉。薛冉的主治医生属于伤寒学派，致力于证明中医并非只能治疗慢性病，而是也能有效地治疗急性病。正如我们所看到的，来自艾理克的人类学田野调查，这种确信有很长的历史，通过几乎所有医生的个人轶事能明显展现出来，这些医生包括艾理克所采访的及民国时期具有娴熟技能的医生。但是，根据现代生物医学的标准，在把假定基于一种"古老的"传统的技能翻译成一种可辨认的形式的时候，薛冉的医生老师也强调了关于对象的本体论的形而上学的思考和论证的价值，这超越了西方自然科学的实证基础。正如冯珠娣所指出的：

> 如果中医的物被认为是真实的和实在的，那么 20 世纪 80 年代中医方面的临床医生和作者需要做好准备，重审并运用现代科学的形而上学的假设。在病床旁，需要关注的因素可能仅仅以一种可行的和实践的方法被收集起来，因为比起牛顿力学和笛卡尔生物学的原因和质量，自然力量的动力和过程是更加变动不居的。
>
> 尽管全球化的生物医学蔓延甚广，但中医的这种存在性不仅颠覆了急性-慢性的二分（这种二分强调了 20 世纪晚期所认为的中西医之间的差异），而且构成了一种形而上学的宇宙观的历史和认识论的基础，不能被认为是理所应当的。

因此，冯珠娣的这一节在中医的"物"的理论化中增加了细微的差别，乐怀璧（Leon Rocha）从一个更加以病人为中心的视角观察了中医的存在性和医学知识的对象形成之间的联系。乐怀璧在他的分析上迈出了大胆的一步，通过对"故事"和"情节"重要性的操作，中医的知识得以形成，并且他被说服作为中医的病人。在流行的中医书籍中的一个篇章中，使用中医和针灸治疗不孕不育的女性，或者对正在进行体外授精的女性进行辅助治疗，是逐渐增加的一个流行的主题，这些都成了乐怀璧调查的实证的存档。

对这篇文章的主体中的三个修辞主题进行区分，增加了中医当代的流行内容，这三个主题分别为：中草药和针灸治疗的神奇功效，中国智慧的永恒性，在中西医关系中处于不同地位的一种张力（一方面，这些书批判了西医，把中医描述为一种更为健康的、更为"自然的"选择，因为它可以避免妇女们经历更具有侵害性的生育过程。另一方面，他们从不怀疑西方生物医学的功效，偶然地会承认中医的治疗功效作为西方生育计划的一种理性补充和附属物）。显然这些关于中医的出版物是不同于其他的"自助"书籍的，因为它们的目标是说服读者了解真正的临床中医，以获得更进一步的帮助。而以英语为主、介绍关于中医的流行手册的主要目标读者是英美女性，她们有着中高阶级的职业背景，有着很可观的收入，她们有钱和时间去接触和体验"补充替代医学"。

通过伊恩·哈金和其他科学的历史认识论，学者可以得到一个启示，乐怀璧证实了一个女性"成功地"借助中医的针灸/中草药的生殖治疗方法完成了"生产"。[1] 这里，乐怀璧挑选了以下主题，这些主题是这一章的中心：（1）医学干预的对象——在这种情况下的病人/母亲或者她的"在针灸帮助下出生的婴儿"——既不是跨越历史的，也不是跨越文化的基于一种先验的东西，而是在特定的历史语境中（通常是跨国家的），出现和获得了认识论-本体论的意义；（2）中西医之间的张力处于摆动中，每一种医学体系宣誓了文化权力，造成了互补性、竞争性的关系，更为频繁的是，两者以混杂性这种形式艰难地共存了一个半世纪；（3）中医知识的认识论通过一种辅助性而非更密切的关系更有力地被阐述，如医学对象、权力或者是存在性的观点的设置。"在针灸的帮助下诞生的婴儿"的产生举例说明了这个过程，通过中医的存在性建构了临床实践和知识对象目标的生成。

乐怀璧的分析得出的结论存在着一种公开的争论：西方生殖医学专业协会和针灸、中草药这种辅助性的生殖技术对于治疗生育能力低下女性的有效性。正如乐怀璧敏锐地观察到的，这种争论强调的问题重点在于"可靠性"的标准化与偏离——对于所有的不孕不育的病例来说，是否有一种关于标准化原型或者程序性的选择可以达成共识，是否可以有诸如"可靠性"的针灸或者其他中医疗法。换句话说，"通过针灸而产生的婴儿"的例子，在一种跨国的语境下，中医知识生产的历史质疑了我们经常理所应当认为是决定现代化中医的可靠性和中国性的标准。

在区分历史认识论和科学史的更早期的方法之间，蒂莫西·利诺尔

---

[1] 事实上，这是乐怀璧从安吉拉·吴处借用的一个行动者的范畴。参见这本书中乐怀璧的一节。

（Timothy Lenoir）评论道：

> 科学哲学中更早期的传统是把真理视为独立于发现的语境，把科学知识的历史看作是线性的，在消除错误的过程中不断前进，逐渐接近真理。与此相反，历史认识论把知识看作是历史性的机遇，关注于展示构成了不同历史时期的知识可能性的条件和基本概念。[1]

本书中收集的论文为我们架起了接近历史认识论文献的桥梁，这些文献主要关注欧美科学及东亚医学的编史学，几乎不涉及科学哲学的原则。与其说是去努力地推进一种直接的、多样化的西方的历史认识论，将其应用到中医文化的研究，不如说这本书探索着如何把对象的历史、现代中医的权力和存在性与更为广泛的社会力量联系起来，与对东亚医学知识的内部认知形态的全球化挑战联系起来，阐明了竞争性的医疗保健体系的文化诉求中关键性的认识论障碍和转变的技术轮廓。总的来说，接下来的这一章表明了中医的社会和知识地位不可能被理解为永恒的、不变的、独立的和没有历史的；相反，从历史认识论的方法来看，它们应该被理解为意义、知识、商品、实践和理性的多元的机遇世界的一种汇集。

---

〔1〕 Timothy Lenoir，"Foreword：Epistemology historicized，making epistemic things" in Rheinberger，*An Epistemology of the Concrete*，xi–xix（xii）.

Ⅱ 対 象

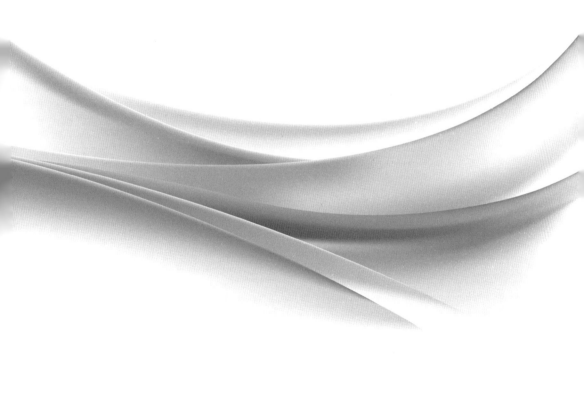

在肺、胃和心灵中：在银杏科的
医学史和自然史中的共识和分歧

洪广翼（Kuang-chi Hung）

生着这种叶子的树木，从东方移进我的园庭，它给你一个秘密启示，耐人寻味，令识者振奋。

约翰·沃尔夫冈·冯·歌德

引　言

歌德绝不会知道"移进"他园庭的树——银杏，帮助创造了一个全球性的行业。[1] 根据 2007 年进行的一项调查，银杏和人参是全世界最受欢迎的草药。[2] 尤其是在美国，认为自己记忆力正在衰退的人会购买银杏叶片去加强记忆力。各种对产品进行描述的标语和总结可能会提升这种既定的功效，如在亚马逊网站做的一个简要的调查证实了："银杏叶的提取物已经在中国使用了五千多年，作为一种提升记忆力和精神敏锐的自然方法。"[3] 专业的杂志也已经开始吹嘘这些产品的优点。1997 年发表在《美国医学会杂志》（*The Journal of the American Medical Association，JAMA*）的一篇论文报道了"在大量的案例中"，银杏产品似乎"稳定化和提高了痴呆患

[1] 对歌德和银杏出色的分析，参见 Siegfried Unseld，*Goethe and the Ginkgo*，trans. Kenneth J. Northcott（Chicago：University of Chicago Press，2003）.

[2] "中国提取物的市场：以银杏、人参为主"，*Nutrition Business Journal*，12.11（2007）：7-9.

[3] 参见 www. amazon. com/Ginkgo-Biloba-Extract-24-Caps/dp/B00068UASI（accessed October 31，2014）.

者的认知能力和社会功能，持续时间是六个月至一年"。[1] 这个作用是因为银杏产品对于大脑可能会产生积极的影响，当常规治疗无效时，那些患有痴呆或者阿兹海默病的人会经常使用银杏类产品。从整体来看，似乎可以负责任地说：在当今世界，银杏是最具有社会可接受性、商业成功性和文化可接受性的草药之一，且在药学史上是一个相当特殊的案例。

如果歌德知道他所冥思苦想的关于叶子到底是"一分为二的还是一体的"问题——是文化和谐的一种标志——将引起十分激烈的讨论，他可能会十分震惊。银杏首先出现在 20 世纪 60 年代西方德国的医药市场，随着所宣传的在治疗老年人的动脉疾病和脑综合征病方面的功效，所谓的银杏叶提取物（*Ginkgo biloba* extract）在接下来的几十年里获得了极大的成功。然而，在 20 世纪 80 年代后期，《柳叶刀》报道，仅在 1988 年，德国医生就开出了 524 万份银杏叶提取物的处方，一位美国医生在一篇名为《如何每年浪费 2 亿美元！》的论文中激动地回应道："几乎没有证据证明银杏叶提取物是有效的。"他进一步补充说道："生产商也通过采取法律行动威胁任何报道负面消息的人，尽可能地去压制药物的批评性评价。"[2] 无论如何，银杏叶提取物仍然作为一种"医疗补充物"进入了美国市场，它的销售很快超过了欧洲同类型的药物。医学的专业人士仍然对此有很多疑虑。[3] 在 2008 年 12 月，发表在《美国医学会杂志》上的一篇文章宣称：首先，"随机对照试验"将会阐明关于银杏的一些歧义。在调查后的六年，根据观察的数以千计通过银杏叶提取物进行常规治疗的病人，他们发现银杏产品并不能帮助降低"那些认知正常或轻度认知障碍患者的老年人中痴呆病或阿兹海

〔1〕 Pierre L. Le Bars，Martin M. Katz，Nancy Berman，Turan M. Itil，Alfred M. Freedman and Alan F. Schatzberg，"A placebo-controlled，double-blind，randomized trial of an extract of *Ginkgo Biloba* fordementia"，*JAMA*，278.16（1997）：1327-1332.

〔2〕 "西方德国银杏的提取物：每年有超过五万份处方"，*The Lancet*，334. 8678（1989）：1513-1514；"How to waste 200 million dollars a year!"，*Pediatrics*，86.1（1990）：38.

〔3〕 参见 Brendan I. Koerner，"*Ginkgo biloba*? Forget about it：A history of the top-selling brainenhancer"（2007）at www. slate. com/id/2165042/；Paul E. Gold，Larry Cahill，Gary L. Wenk，"The lowdown on *Ginkgo biloba*"，*Scientific American*，288.4（2009）：87-91.

默病的总体发病率"。[1]

这一结论存在着争议。一方面，主流媒体（例如，《时代周刊》《纽约时报》或者《洛杉矶时报》）热烈地评论这一发现，强调了这个结论"把这项研究推向了一个争论的时期——其实银杏并不起作用，无论销售商如何说"[2]；另一方面，美国的植物委员会，一个独立的非营利的研究组织，也质疑了《美国医学会杂志》在 2009 年 12 月 28 日发表的一篇论文。委员会批评了该研究在方法论上的缺陷、有限的样本、完全模糊的结果，他们宣称："更多最新的关于银杏提取物的出版物已经证明了它对于认知能力的改善。"[3] 这似乎是在说，《美国医学会杂志》没有一个具有说服力的证据去反击银杏产品当前所宣传的作用。

这一章的目的并非是解决这样的争议。相反，从医学史的视角来看，关于银杏叶提取物的争论回答了一个更引人注目的问题：在过去的几十年，几乎没有专家的证据能够说明为什么西方人越来越喜欢这种草药。的确，如果我们追踪银杏的医学史，我们将会因为不同的社会中对于银杏治疗功效的思考存在分歧而感到惊讶。例如，在 17 世纪，中国人认为银杏的果实可以治疗肺部疾病，在日本江户时代（1603—1868 年），日本人证实了银杏的果实在促进消化方面的功效。既然人体的构造在不同地方都被认为是相同的，那么为什么同一种草药对人的身体会产生如此不同的影响呢？

在许多方面，银杏是这种探究的一个完美的对象。正如植物学家所告诉我们的，银杏一直以来是在银杏植物门划分中唯一存活下来的品种，也

---

[1] Steven T. DeKosky, Jeff D. Williamson, Annette L. Fitzpatrick, et al., "*Ginkgo biloba* for prevention of dementia: A randomized controlled trial", *JAMA*, 300. 19（2008）:2253-2262.

[2] Alice Park, "*Ginkgo biloba* does not prevent Alzheimer's", *Time*, November 18,2008, www. time. com/time/health/article/0,8599,1860453,00. html. 也可参见 Karen Kaplan, "*Ginkgo biloba* failsto ward off dementia in trial", *Los Angeles Times*, November 19,2008, http://articles. latimes. com/2008/nov/19/science/sci-ginkgo19;Roni Caryn Rabin, "*Ginkgo biloba* ineffective against dementia,researchers find", *The New York Times*, November 19,2008, www. nytimes. com/2008/11/19/health/research/18ginkgo. html.

[3] American Botanical Council, "Herbal science organization clarifies new ginkgo study", *The New York Times*, December 28,2009, http://cms. herbalgram. org/press/2009/JAMA Ginkgo Response. html.

就是说，分散于现代早期中国、日本江户时代和现代欧美的银杏样本在分类学上是相同的。不同于许多流行的草药（如人参和大黄）有许多的品种，银杏有独一无二的自然史，能帮助历史学家最简化——但并不是忽略——生物学的因素，去挑选出在一个对象的医疗化中重要的东西。依据最近关于"物论"、物的传记、科学的物质性的文化研究，本章的重点是采用一种不同的方法，把医学史与身体史联系在一起。[1] 我们一直以来都在鼓励一种研究，这种研究是关于对象之间的交换和消费（exchanges and consumption）是如何产生科学知识的。[2] 在医学史中，历史学家已经开始密切地关注共识与分歧——而非是差异与区分——如何能在时间上完全同步地形成。本章在这些丰富的领域之间架起了桥梁。[3] 正如我们所看见的，通过深入研究在中国明代（1368—1644 年）农艺论文中、日本江户时代的民间传说中以及 19 世纪西方专家的旅行式解释中，一种植物各种各样的流动和表现形式，历史学家极大地扩展了他们对于身心、健康和疾病、主流医学和替代医学概念的考查，更为重要的是，他们仔细思考了人类和地球，以及人类和地球与其他生物的共存问题。

来自南方的一个包裹

在 1053 年，开封是中国宋代（960—1279 年）的首都，著名的诗人和散文家欧阳修（1007—1072 年）收到了一个包裹。这个包裹很轻，包装得

---

〔1〕 参见 Lorraine Daston, ed., *Things That Talk: Object Lessons from Art and Science* (New York: Zone Books, 2004); Arjun Appadurai, ed., *The Social Life of Things: Commodities in Cultural Perspective* (Cambridge: Cambridge University Press, 1986).

〔2〕 例如, Harold Cook, *Matters of Exchange: Commerce, Medicine and Science in the Dutch Golden Age* (New Haven: Yale University Press, 2007); Linda Barnes, *Needles, Herbs, Gods and Ghosts: China, Healing and the West to 1848* (Cambridge, MA: Harvard University Press, 2005).

〔3〕 Shigehisa Kuriyama, *The Expressiveness of the Body and the Divergence of Greek and Chinese Medicine* (New York: Zone Books, 1999). 也可参见 Alain Touwaide, "Indigenous vs. foreign: Early-modern *materia medica* in comparative perspective", *Early Science and Medicine*, 14.6 (2009): 677-679; Waltraud Ernst, "Beyond East and West: From the history of colonial medicine to a social history of medicine(s) in South Asia", *Social History of Medicine*, 20.3 (2007), 505-524.

也很简单，似乎里面什么都没有。欧阳修打开它，发现了一小勺银杏果在里面。他很感动，他知道这是来自梅尧臣（1002—1060 年）的包裹，他是欧阳修在遥远的南方城镇宣城最亲密的朋友。这激发了他以诗歌的形式写了一封感谢信寄给他的朋友。他写到，初次看到时，他觉得这些小小的、像雪花一样的果实就像是鹅毛一样，是轻盈和便宜的象征。但是，欧阳修继续写到，当他仔细看它们的时候，他几乎可以看到梅尧臣在银杏之间徘徊，挑选和加工这些果实。他向梅尧臣保证，如果他因其便宜而看不起这包裹，那么，他就不配成为梅尧臣的朋友，也不配做他那个时代的有学识之人。[1]

读到欧阳修的回信后，梅尧臣深受鼓舞。尽管他的家乡宣城是中国最华丽的城市之一，以其在江南良好的文化氛围而出名（江南，"江的南边"，指的是长江的南边），但是他经常感到孤独。因为他成年后的大部分时间都是在北方，尤其是在首都开封，为了追逐梦想和报效祖国。在 11 世纪 40 年代晚期，他虽然到达了事业巅峰，但是也陷入了灾难。1049 年，梅尧臣得知父亲去世，为奔丧便立刻冲回了家，离开了开封，离开了那个与他紧密联系的学术共同体。待在宣城的这段时期，他开始往北方寄送包裹。每一个包裹都是欧阳修收的，里面都装有银杏果。"我现在太老了，以致不能写一封信"，他告诉欧阳修。他抱怨到，他现在是名副其实的与知识中心脱节了，他有时认为他不再能够胜任作者的工作——他的研究变得不再值得他北方的朋友注意。然而，他告诉他的朋友，他想到了另一个写信的方法，有一种树——鸭脚，可能仅仅能够在江南发现，它的果实烤过之后尝起来像鲤鱼一样美味。"尝尝这些鸭脚的果实，"梅尧臣督促他的朋友，"你将感觉到好像我仍然在那里。"[2]

梅尧臣一直在努力地收集银杏果实寄给北方的朋友，但孤独的他很难知道，他珍爱的银杏已经逐渐在长江和黄河之间的平原蔓延开来，在开封播种。帮助这一品种进行大迁徙的人正是李太博——皇帝的驸马。在 11 世纪 40 年代和 50 年代，李太博去了一次江南，被所谓的鸭脚树的美丽迷住了。他收集了许多果实，在首都周围传播。《墨庄漫录》这一自传描述了这

---

〔1〕 Ouyang Xiu, *Ouyang Xiu quanji : juan wu*（欧阳修全集：卷五）（Beijing：Zhonghua shuju，2001），88.

〔2〕 Mei Yaochen, *Wanling xiansheng wenji*（宛陵先生文集）（Changsha：Shangwu yinshuguan，1940），这首诗的标题是《代书寄鸭脚子于都下亲友》。

些新的迁徙者之后发生了什么：在 11 世纪 70 年代，皇帝花园中种植了四棵已成熟的银杏，尽管其中三棵深深地扎根于潮湿和黑暗的角落中，但是仍然生长得很好；反之，剩下的那一棵，虽然生长于空旷与有阳光的地方，但是从来没有开花。[1]

《墨庄漫录》描述了关于四棵银杏难忘的事情。皇帝听说了关于盛开银杏的珍贵价值，决定去这个花园参观，渴望得到一次视觉上的享受，他选择了具有艺术鉴赏价值的银杏。然而，参观的结果令人沮丧。他费力地盯着整个树枝，但几乎看不见开花的迹象。"真可惜！"皇帝沮丧地离去，悲叹道。银杏仿佛听到了皇帝的哀歌，仅仅一年之后，银杏不仅开花了，而且果实具有"玉的光泽"。皇帝很高兴，于是举办了聚会庆祝这个值得纪念的事件。[2]

除了吸引住了皇帝的眼球外，银杏也抓住了皇帝的胃。根据宋高宗（1107—1187 年）的食谱，宫廷服务人员应该给皇帝准备了烤过的银杏果作为开胃菜。[3] 从皇帝的桌上开始，烤银杏果的气味就飘动在开封的大街小巷。大约在 12 世纪，人们在饭店都会品尝银杏果，这样可以把自己想象为有名望的皇帝或者知识渊博的文人。[4] 有一个叫杨万里（1127—1206 年）的诗人被银杏果的味道深深地吸引住了，他在一首诗中描述道："当这些银杏果暖暖的、脆脆的表面碰到我的舌头时，苦涩的味道就会出现。"他继续描述道，甜的味道将会很快充满整个嘴巴，去慢慢地淡化那种苦味。这就好像是银杏果唤醒了美食的最高境界之一。[5]

意识到了北方对于银杏果不断增长的需求之后，在南方种植银杏的人将丰收的银杏果储存在地窖里，目的是为了持续供货和最大限度地降低银杏生长周期所带来的影响。[6] 在北方，种植银杏的人也同样努力培植银杏，

---

[1] Zhang Bangji（张邦基），*Mozhuang manlu*（墨庄漫录）（Shanghai：Shanghai guji chubanshe，1992），48.

[2] 同[1]，48.

[3] 这份处方存于《武林旧事》中，是周密所写，可见于孟元老的《东京梦华录》（Beijing：Zhonghua shuju，1962），443.

[4] Meng，*Dongjing meng hua lu*，17.

[5] Yang Wanli（杨万里），*Yang Wanli shiwenji*（杨万里诗文集）（Nanchang：Jiangxi renmin chubanshe，2006），250.

[6] 这一描述出自《梦粱录》，由吴自牧所写，可见于孟元老的《东京梦华录》（Meng，*Dongjing meng hua lu*，277）.

希望能够获得自给自足的银杏果。"细心的市民"欧阳修见证了这种改变。1057 年，他写信给梅尧臣，概述了梅尧臣把珍藏的银杏寄给他后发生的事情。他回忆道，当银杏第一次出现在首都，银杏是如此稀少以至于这种小的坚果有类似于葡萄和石榴的价格。之后它的价格却急剧地下降，现在已经被大众普遍接受。他感慨道，"物性"是多么反复无常和容易改变呀！这种本质与人情是多么相似啊！[1]

梅尧臣回复道，他十分同意欧阳修所说的关于物性和人情之间的相关性。他说，事实上，他目前的情况就是一个这样的例子。他抱怨道，考虑到在北方银杏果越来越容易获得，他现在没有理由再寄送银杏的包裹到北方了。他被剥夺了最重要的交流方法之一。在遥远的南方，他现在仍然是一个沮丧和孤独的寄信人。[2]

中国明代和日本江户时代银杏的医疗化分歧

就算是欧阳修也无法预见中国社会是如何逐渐地改变银杏本质的。在那之后的几十年中，银杏种植园规模扩大了，相关的知识也随之出现并呈井喷式发展。银杏果树的扩展对中国药典的发展有重要的作用。正如李时珍（1518—1593 年）在经典书籍《本草纲目》中所描述的现象，直到他所处的时代，中国的医生才开始使用银杏。根据他对医学书籍的仔细阅读和对医学领域展开的调查，他说到，银杏果入肺经、益肺气，在定喘咳和清肺浊方面有奇效。而且，有尿失禁症状的人可以应用烤银杏果去治疗。[3]

[1]　Ouyang Xiu, *Ouyang Xiu quanji：juan qi*（欧阳修全集：卷七）（Beijing：Zhonghua shuju,2001),106.

[2]　Mei,*Wanling xiansheng wenji*；the poem is part of *Yongshu nei han yi Li Taibo jia xiansheng yajiao*（永叔内翰遗李太博家新生鸭脚）.

[3]　Li Shizhen, *Li Shizhen quanji*（李时珍全集）（Wuhan：Hubei jiaoyu chubanshe,2004),2342-2344. 关于李时珍和他的著作《本草纲目》，用英文做出最全面解释的人是卡拉·纳皮，参见 Carla Nappi, *The Monkey and the Inkpot：Natural History and Its Transformations in Early Modern China*（Cambridge,MA：Harvard University Press,2009). 关于中华帝国晚期本草的文化历史，参见 He Bian,"Assembling the cure：*Materia medica* and the culture of healing in late Imperial China"（Ph. D. dissertation,Harvard University,2014).

李时珍所列举的烤银杏果的多种功效令人好奇：事实上，这些果实在人身上会有如此多重的功效吗？

如果我们将李时珍的推理同五行学说相对照，会发现这些推理是完全有道理的。五行理论提出了五种元素（火、木、金、土、水）与另一些东西——器官、颜色和味道之间的对应关系。李时珍的推理如下：首先，因为银杏果是白色的，一种对应关系已经被建立在了银杏与其他同属于白色范畴的东西之间。其次，正如肺属于金，金所对应的颜色是白色，银杏果的确对肺起作用。最后，因为肺主通调水道，只要银杏果可以调和躁动的肺，肺就可能恢复保持调节身体内部水量的功用，这就是银杏果是一种对尿失禁有效的药物的原因。

李时珍在《本草纲目》中对银杏地位的解释很快变得有影响力。在《本草纲目》出版后的几十年中，许多有学识的中国人开始认为，尽管用普通的方法就可以得到美味又有效的治疗，但对银杏果的烘焙方法还是过于粗糙，银杏果值得更加精致的准备。在黄云鹄所写的烹饪书（尤其关注于粥）中，可以发现一个出名的例子，银杏果中的一些成分符合养生粥的水平。为这道菜准备果实，你需要小心地从银杏汁中提取这些成分，并将其烘干放在瓶子里，加入一定量的水，用心加热，这些步骤对于准备银杏粥都是重要的。黄云鹄说，如果准备得好，银杏果可以温肺、养气、舒缓呼吸，治疗因精气耗尽而引起的疾病。[1] 在《本草求原》中可以发现类似的观点，《本草求原》是一本 19 世纪出版、由赵其光所写的草药书，其中有银杏果对于名为"缠腰火丹奇病"的治疗方法。根据赵其光所说，患了这种病的人会在腰肋周围有一大圈疱疹。尽管这一大圈水疱几乎不会对身体造成什么影响，但是病人会逐渐没有食欲，最终像一棵生病的植物一样"枯萎"。现在，尽管缠腰火丹可能被诊断为"带状疱疹"，原因涉及免疫系统的瞬间崩塌，但是在赵其光的时代，这种疾病被归因为过度的性生活。[2] 正如医学史家所指出的，传统中医，会认为人由于沉浸于性生活而耗尽了精气，相应地掏空了身体，令"外邪入侵"，使

---

〔1〕　Huang Yunhu, *Zhoupu* (Shanghai：Shanghai guji chubanshe：1995—99)，500.

〔2〕　赵其光的《本草求原》可见于朱晓光主编的《岭南本草古籍三种》（Lingnan bencao guji sanzhong）（Beijing：Zhongguo yiyao keji chubanshe，1999），关于银杏的段落在 498 页。

得身体患病。[1] 除了反映李时珍对于银杏治疗性质的推理以外，黄云鹄和赵其光都提出了一系列新的功效：保存和补充精气。

有趣的是，我们发现日本的药物学中关于银杏医学化有不同的说法。[2]《和语本草纲目》（*Wago honzō kōmoku*，日本对于本草纲目的解读，1698年）一书中，冈本一抱（Okamoto Ippō）以其独特的视角讨论了银杏。如果你是冈本一抱的当代读者，渴望通过他的"解读"来探讨李时珍对银杏的看法，你会极其失望。第一，在《和语本草纲目》中，定义了银杏的单一的指称，你会发现有必要去查询研究的附录；第二，由于格式的原因，他似乎认为附录是不值得被认真关注的，因此附录均以一种简短、难懂、印刷式的方式来描述，这种描述所用的文本显然比正文中的字体更小。最后，关于内容，他无情地删减了李时珍的推理：他既没有提到银杏与肺之间的关系，也没有介绍在五行理论中银杏的地位。

在日本药物学中，银杏的角色所具有的类似特点也出现在日本有影响力的著作《大和本草》（*Yamato Honzō*，1709年）中，这本书是由贝原益轩（Kaibara Ekiken，1630—1714年）所著。这里，值得注意的是贝原益轩极大地赞赏了李时珍的《本草纲目》，《大和本草》充分地展示了作者对于李时珍《本草纲目》基本理论（如五行理论）的深刻见解。当在日本药物学中找到银杏一席之地的时候，贝原益轩开始形成自己的想法。像冈本一抱一样，他并没有提出银杏与肺之间的关系，他的目标也不在于去揭示银杏本质任何医学的可能性。他所有的注意力都在银杏的形态和银杏在烹饪中的应用上。

我们如何理解银杏在日本药物学中的边缘地位呢？根据冈本一抱所概括的标准，李时珍《本草纲目》中的那些注释就被归入附录之中，很可能

---

[1] 参见 Kuriyama，*The Expressiveness of the Body*，Chapter 6.

[2] 有关日本本草的历史，一篇全面而富有洞察力的英文论述可见于 Federico Marcon，"The names of nature：The development of natural history in Japan，1600—1900"（Ph. D. dissertation，Columbia University，2007）；也可参见 Federico Marcon，"Inventorying nature：Tokugawa Yoshimune and the sponsorship of *honzōgaku* in eighteenth-century Japan" in *Japan at Nature*'s Horizons，B. Walker，J. Thomas and I. Miller（University of Hawai'i Press，2013），189-206. 我也找到了灵感和有用的参考在 Maki Fukuoka，*The Premise of Fidelity：Science，Visuality，and Representing the Real in Nineteenth-Century Japan*（Stanford：Stanford University Press，2012）.

就是日本医生边缘化了银杏的原因，因为他们把银杏看作是一种食品生产类植物，因此作为一种植物，它尚未进入医学的范围。[1]的确，对日本江户时代烹饪书的一项调查［例如《料理物语》（*Ryōri monogatari*），1643年］显示，银杏无所不在。银杏果可以和豆腐、鸡蛋、鱼和各种各样的食品一起烹饪。轻微烤一下，再搭配一杯茶或日本米酒，银杏果将会是一道完美的开胃菜。许多烹饪书也介绍，银杏果可以服务于更广泛的社会群体：从幕府时代的将军（事实上是江户时代日本的统治者），到大名（daimyō，当地的统治者），再到老百姓。[2]银杏在日本料理中极高的可见度和流行性提示了社会强调"胃活力"。例如，在他们所宣称的《养生训》（*Yōjōkun*）中，贝原益轩写道："胃活力代表着一个人的活力，它可以中和一个人身体内部的疾病的元素，甚至当他们被某种力量所入侵时，也可以幸免于这种入侵。"接着，他把读者的注意力吸引到了在胃活力中唾液的重要性。他认为，从口腔进入内脏，唾液是"整个身体的润滑剂"和"纯粹血液的来源"，是一个人身体是否有营养的关键性指标。接着，贝原益轩暗示了人们绝对不能忘记吃类似亚麻、芝麻、杏仁、桃仁和银杏果这样的食物，去让唾液腺"排泄如雨"。[3]

银杏与胃活力之间的联系使得银杏在日本社会中成为母亲身份的一个标志。例如，在高市志友（Takaichi Shiyū）名为《纪伊国名所图画》（*Kii no Kuni meisho zue*）的书中，他记录了一场仪式，这场仪式的关注点是栗村中的银杏和女人。高市志友注意到：这儿的村民拜古老的银杏树为生育之神。女人在诞下婴儿之后，会到银杏树前祈祷，因为据说银杏可以保佑

---

〔1〕 Okamoto Ippō, *Wago honzō kōmoku* (Tokyo: Meicho shuppan, 1979), 10.

〔2〕 《料理物语》可见于江户时代料理本研究会（Edo Jidai Ryōribon Kenkyūkai）第一卷, ed., *Honkoku Edo jidai ryōribon shūsei*（翻刻江户时代料理本集成）(Kyoto: Rinsen shoten, 1978—1981), 3-37. 关于银杏的段落在 29 页。对于在日本料理中银杏所扮演角色的一个很好的概括，参见 Shihomi Hori and Terumitsu Hori, "A cultural history of *Ginkgo biloba* in Japan and the generic name ginkgo" in *Ginkgo biloba, a Global Treasure: From Biology to Medicine*, ed. T. Hori, R. W. Ridge, W. Tulecke, P. Del Tredici, J. Trémouillaux-Guiller and H. Tobe (Tokyo: Springer, 1997), 385-411.

〔3〕 Ekiken Kaibara, *Yōjōkun: The Japanese Secret to Good Health*, trans. Masao Kunihiro (Tokyo: Tokuma shoten, 1974), 34-36.

新妈妈有充足的奶汁去喂养她们的宝宝。[1] 在他名为《在日本的银杏》的调查文章中，圆子汉达（Mariko Handa）记录了在仙台（功臣县）关于银杏树的传说：Byakkōni 是圣武天皇（Shōmu）（统治时期 724—749 年）的奶妈，当她快要死的时候，她的愿望是"在她的坟冢种植一棵银杏"。汉达观察到"上帝也供奉在这种树的底下"，甚至到现在，"不能产生母乳的女人也经常到这儿来拜拜"。[2] 在银杏、奶妈和母亲之间的共鸣可能激发宫沢贤治（Miyazawa Kenji，1896—1933 年）创作了著名的故事《银杏果》。在故事中，宫沢贤治将结果实的银杏和一个被很多小孩围绕的快乐的妈妈联系在一起。银杏妈妈不可能永远保护她的孩子们，最终不得不让他们离开。但是当她的孩子们将要离开的时候，银杏妈妈是如此悲痛欲绝，以致她失去了"几乎所有的金色的头发"[3]。

而且，对于日本人来说，在树的形态中，将银杏作为一种有营养的食物的来源和作为一个母亲的标志之间的联系是明显的。银杏是一种具有高度发达的气生根的树。当它变老了之后，它的气生根在日本人眼中与牛的奶头极为类似。的确，在日本，银杏的气生根被叫作公孙树乳（ichō no chichi），字面意思是"银杏的乳房"（图 2.1）[4]。

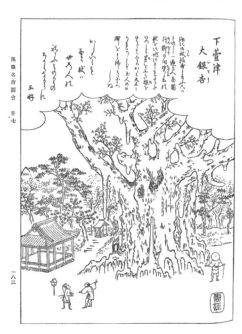

图 2.1 银杏的"乳房"

[1] Takaichi Shiyū, *Kii no Kuni meisho zue* (Tokyo：Nihon meisho zue kankōkai,1921—1922),431.

[2] Mariko Handa,"*Ginkgo biloba* in Japan", *Arnoldia*，60. 4 (2000) 26-34 (31)；也可参见 Mariko Handa,Yasuo Iizuka and Nobuo Fujiwara,"Ginkgo landscapes" in Hori et al.,*Ginkgo biloba*,259-283 (277).

[3] 《银杏果》*Ichō no jitsu* 可见于 www. aozora. gr. jp/cards/000081/files/4423_7299.html.

[4] Arioka Toshiyuki（有冈利幸），*Shiryō Nihon shokubutsu bunkashi*（资料日本植物文化志）（Tokyo：Yasaka shobō,2005),92-94.

作为开胃菜好吃，作为帮助产生乳汁的有营养的食物——尽管银杏在医学中的作用很小，但是它还有很多其他用途。

然而，对于 17 世纪的中国人来说，银杏和母亲之间是完全没有联系的，尽管在中国园林茁壮成长的银杏毫无疑问也形成了气生根。大多数中国人忽略了银杏的形态特征，日本人却认为这是奇妙的。那些注意到气生根的中国人几乎不把它们视为物，无论它们是否类似于人的乳房。在《昆山县志》中记录的一个传说提供了一个令人信服的对比：龚猗是一位退休的公职人员，他曾经就职于宋代的法院。在他的晚年，他遗憾地目睹了在女真族的袭击下宋朝的崩溃。当他的家人逃到南方的时候，他不顾一切地陪伴着皇室家族的人。有一次他们路过一个叫真义的地方，他在一棵银杏树下停了一会。他随意从树上摘下了一根银杏的枝条，把它插进了土壤，然后祈祷："如果这个树枝活了下来，我将在这里扎根。"这根树枝果然生长了起来，于是龚猗决定留在这儿。几十年后，当龚猗所种的银杏枝叶繁茂时，真义的人在这些银杏的树枝上发现了无数的块状物。数完那些块状物，他们很惊讶地发现：块状物的数量和龚猗儿子、孙子的总数相同。他们低声说："这种巧合真是令人惊讶啊！"龚猗肯定遇见了"一棵神奇的树"，否则不可能有如此巧妙的对应关系。[1]

在讨论中国和日本将银杏和身体联系起来的方法的更多区别之前，先做一个简短的结论。从表面上看，两个国家都喜欢银杏果，尽管这种喜欢揭示了某些独特的差异。在近代早期的中国，银杏果让医生着迷，这引导他们根据那时最系统的思想（五行理论）去仔细地思考银杏。相反，在日本江户时代，似乎没有类似的结合。我们所看见的是一种去医学化：尽管他们熟悉五行理论以及银杏与肺之间的形而上学的联系，但是，日本医生会使自己远离这种哲学反思，而是有意识地把银杏的作用限制在烹饪上。尽管在医学中它没有什么作用，但是不可否认银杏对于日本人来说是重要的：银杏果能够刺激唾液分泌，唾液是一种润滑身体的珍贵的液体；银杏是有营养的；银杏是母亲的标志。

---

〔1〕 Zhou Shichang（周世昌），*Kunshan xian zhi*（《昆山县志》）（Taipei：Taiwan xuesheng shuju，1987），637.

一种黑暗的有毒之物

要理解这样的分歧是如何发生的，我们得先研究银杏"黑暗和有毒"的一面；我们不得不去把它看作是有着"兴盛衰败"的树，看作是一个生命。在李时珍的《本草纲目》中，他赋予了银杏"阴毒之物"的特点，把这种毒性归结为银杏开花的模式："银杏可能只在夜晚开花，人们几乎看不见这个过程的发生。"在李时珍的观点里，这个本质决定和构成了医生使用银杏这个药的各种各样的方法。只有炮制过的银杏果才有利于人的身体，所以决不能过度地使用银杏果，因为这种植物有阴性的特点，会吞噬气，使身体无力，引起头晕和其他疾病。[1]

江户时代的日本人会同意李时珍的观点。的确，日本人对于银杏所具有的特点的态度是：他们对于在他们的田野或者园林中栽培银杏是焦虑的、不愿意的，但这并不影响他们将银杏视为必不可少的食物。这种不情愿似乎有点奇怪。为什么在江户时代的烹饪中银杏有着突出地位，但是并没有激发人们对于银杏栽培的热情呢？人见必大（Hitomi Hitsudai），药物学和烹饪方面的知名作家，注意到了这个矛盾。在他的书《本朝食鉴》（*Honchō Shokkan*，1697 年）中，他把银杏描述为一种"没人想要的"树，把对于银杏栽培的当代焦虑归因于 1219 年的悲剧，这是一个起着决定性因素的事件，在此之后，武士对政府的控制被强行地截断了。悲剧如下：在 1219 年的一天，当源实朝（Sanetomo，1192—1219 年），镰仓幕府（kamakura-bakufu）的领袖，走出鹤冈神庙时，一个刺客刺死了他。刺客刺杀成功依靠的是寺庙外面一棵很大的银杏树。那棵银杏树把他隐藏得如此好，以至没有人能够察觉迫在眉睫的危险。源实朝的悲剧加上银杏"臭名昭著"的角色，在江户时代成了一个流传甚广的传说。人见必大认为，这场悲剧在某种程度上使得日本人迷惑不解，以致把银杏列入了黑名单，把它看作是某种宗教场所特殊的树，所以没有一个人会在田野或园林中种植这样的树。[2]

人见必大的观察并非是排斥银杏的唯一书面证据。根据《日本俗信词典》（*Nihon zokushin jiten*），在群马县和福井的人认为银杏可能会诱发疾病；在爱知

---

〔1〕 李时珍. 李时珍全集［M］.武汉：湖北教育出版社，2004。

〔2〕 Hitomi Hitsudai, *Honchō shokkan*（Tokyo：Heibonsha，1976—1981）.

县、长野县、奈良县、宫崎县，银杏栽培被认为是有害的园艺，因为这种树可能会招致不幸和死亡；对于在歌山县、佐贺县和长崎县的人来说，栽培银杏会明显导致贫穷。[1] 据说，银杏邪恶的本质引发了其他激进的猜测。如果你到日本江户去旅游，那么你可能会被建议：不要在晚上路过任何古老的银杏树。因为银杏的灵魂会像一个小孩一样缠着你，它会从你的灯笼中偷火，把你留在无边无际的黑暗当中。另一个警告可能会包括一个更加可怕的幽灵。据说，如果你在一棵古老的银杏树前走路，那么你将看见一个拿着扇子的女人，古怪地飘浮在空中。[2]《芜村妖怪画卷》（*Buson Yōkai Emaki*）包括了一个关于银杏的条目，披露了暗杀源实朝领袖的人实际上是银杏所变：如果你遇到一个流浪的和尚，他带着一个金色的钲，站在鹤冈神庙外面，那么你应该要小心，因为这个和尚就是那场血腥杀戮中臭名昭著的银杏。[3] 在《新潟县传说集成》（*Niigata-ken Densetsu Shūsei*）一书中，作者讲述了清水寺一棵"臭名昭著"的银杏的传说。从前，有一个年轻的女人，她住的地方靠近这座寺庙。有一段时间，她非常高兴，有一个年轻的男子会在晚上前来拜访。他们经常聊天到天亮，每当天亮，这个男人就离开了。但是在不久之前，他向这个女人展示了一枚象征多情的小判。这个女人的父亲感觉到了危险，他把这枚小判带到寺庙，给了一个和尚看并寻求意见。然而，当这个和尚对照着佛经检查这枚小判时，这枚小判突然变成了一片银杏叶。事实上，这个年轻的男人既不年轻也不是人：他只是一棵乔装的银杏。[4]

正如鸟山石燕（Toriyama Sekien，1712—1788 年）所注意到的，所有这些游荡、顽皮、可怕、有时恼人的灵魂都联系着阴（这可能解释了为什么银杏的灵魂能扑灭旅行者的灯笼：这种行动展示了一种小冲突，存在于

〔1〕 Suzuki Tōzō（铃木棠三），*Nihon zokushin jiten*（Tokyo：Kadokawa shoten，1982），380-381，386-387.

〔2〕 此处叙述基于小说 *Hanshichi Torimonochō：Bake Ichō*（半七捕物帐：化け銀杏）by Okamoto Kidō（冈本绮堂，1872—1939）. 整个文本可以在如下网站查到：www.aozora.gr.jp/cards/000082/files/960_15004.html.

〔3〕 Yosa Buson（与谢芜村），*Buson Yōkai Emaki*《芜村妖怪画卷》（Osaka：Kitada shisui bunko zōhan，1928）.

〔4〕 Koyama Naotsugu（小山直嗣），*Niigata-ken Densetsu Shūsei*《新潟县传说集成》（Tokyo：Kōbunsha，1995），214.

阴阳之间不断的斗争中）。[1] 有趣的是，尽管日本人分享了他们眼中银杏具有阴一面的原因，但是中国人用不同于日本人的方法回应了那种本质：在中国，夜间出行的人并不害怕被淘气的银杏灵魂所缠绕；女性并不担心有一天他们所爱的伴侣会消失离开，而只留下一片扇形的叶子。不可否认，尽管中国人对这些事情感到难以理解，但是银杏很少出现在中国的鬼故事中。

有一个线索有助于知道银杏不存在于中国的鬼故事中——中国人从未把银杏栽培作为禁忌。这是不同于日本人的，中国人播种、嫁接、种植和移植银杏，积极地、尽可能地去扩大银杏的种植面积。[2] 这里值得注意的是，银杏的栽培绝不是一件容易的事情。例如，对于欧阳修和梅尧臣时代的中国人来说，最大的困难就是银杏无法适应北方寒冷的天气：它长大了，但是它不结果实。对此，园艺师提出了合适的解决方案。名为《曲洧旧闻》（从字面意思来看，即在曲洧当地的旧闻）的书就偶然地记录了其中一种方法。据报道，在 12 月份，园艺师从银杏的根部移除了一些土壤，并用果壳填满了空间。然后，园艺师点燃了这些果壳以维持银杏根部的温度，于是银杏定期成熟了。《曲洧旧闻》把这些装备比作艾灸：医生把艾草放置在病人的皮肤上，通过加热来治疗一些小病。[3] 根据这种相似的逻辑，一本名为《农桑撮要》的书中指出，园艺师可以在他们想要移植银杏的任何时间进行移植，这种技巧"绝对不会让树知道他们将要被移植"。同时，当园艺师们把银杏挖出来的时候，应该在银杏的根部留下一些土壤。只要他们能够保持银杏"没有意识到"的这个操作，移植应该不会有问题。[4]

当空间的障碍消失了，时间的概念就会自动地显现出来。周文华，一位农学家，给银杏取了一个绰号——公孙树（意思是祖父—孙子的树），揭示了银杏的栽培是多么乏味！当然，人们可以种植一棵银杏，但是只有他

---

[1] Murakami Kenji（村上健司），*Nihon Yōkai Daijiten*《日本妖怪大事典》（Tokyo：Kadokawa shoten，2005），270-271.

[2] Hui-Lin Li，"A horticultural and botanical history of ginkgo"，*Morris Arboretum Bulletin*，7.1（1956），3-12.

[3] Zhu Bian（朱弁），*Qu Wei JiuWen*（Beijing：Zhonghua shuju，2002），129.

[4] 这一文本可以被发现在 *Yimen GuangDu*（《夷门广牍》）（Shanghai：Shanghai guji chubanshe，1995—1999）.

们的孙子才能有机会去享受这个园子。[1]《便民图纂》认识到了这个事情，并提出了解决办法。建议是，不要从一开始就栽培银杏，而是嫁接果枝到生长的银杏树干上。这个枝干应该在两三年后就会成熟，因此可以节省园艺师的时间和精力。[2] 正如结果所显示的，银杏的成功栽培不应该离开自然。相反，这应该取决于园艺师能在何种程度上精确地利用农艺知识和相关的技术。他们所谓的"时间工程"的操作仍然进行着。到了 17 世纪，农学家已经能够把银杏的生长模式与农民每一天的生活相结合——所谓的月令。一月底就是播种和移植银杏的时候，二月嫁接，八月移栽，九月丰收。[3]

银杏逐渐适应农业实践的这个过程见证了银杏逐渐的医疗化。李时珍的《本草纲目》是一个有利的节点。李时珍把银杏编录在果类下，这个编录在菜类之前，紧跟着木类。这种分类方法不言而喻——中国人主要是通过银杏的果实才知道银杏的。然而，李时珍对于果的分类本身就是有问题的。首先，李时珍对果的分类是根据功用，而非形态来定义。在关于果的分类的开始，李时珍就写到，它们是用于"助"，这意味着在富足和节俭的时代，水果给食物以刺激，当瘟疫和痛苦普遍存在的时候，水果也有助于医学。然而，这是值得注意的，水果的助力作用也根据果的分类与其他的分类关系来定义，尤其是谷物和蔬菜。这个传统起源于中医学经典著作《黄帝内经》，（《黄帝内经》是中国医学史上最早的医学典籍)，据此，李时珍称谷物的作用是滋养，蔬菜的作用是补充。谷物是气的生化之源，没有它，身体就无法得到充养以恢复精力旺盛的状态。但仅食用五谷还是不够的。谷化之气可能会因为（甘温）壅滞而不能通行全身，而蔬菜的（辛散）作用可以通行全身，使气机调畅。"五果为助"是因为水果为谷物的滋养和蔬菜的补充功能提供了不可替代的辅助。谷物、蔬菜和水果这三大类（食物）共同发挥作用，从而使身体保持健康的状态。[4]

但是我们并不会得出以下结论：水果、谷物和蔬菜之间的关系构成了劳动力的划分，或者一些类似于角色扮演的游戏。相反，在李时珍的计划

［1］ Zhou Wenhua，*Runan Pu Shi*（《汝南圃史》）（Shanghai：Shanghai guji chu-banshe，1995—1999），52.

［2］ 邝璠. 便民图纂[M]. 上海：上海出版社，1995。

［3］ Zhou，*Runan Pu Shi*，5，7-8，12.

［4］ 李时珍. 李时珍全集[M]. 武汉：湖北教育出版社，2004。

中，这三个类别是按照等级排列的：谷物在最前面，紧跟着是蔬菜，然后是水果。隐喻地说，由谷物、蔬菜和水果构成的世界并不是一个生态系统，生态系统中每一个成分都同等地有助于促进这个系统。相反，这个世界是一个官僚组织，在其中，等级被誉为指导方针。韩非子在这方面有一个生动的故事。"请自便，"鲁哀公对孔子说，"请给这个流浪的哲学家桃子和小米。"孔子对此非常感谢，他首先吃了小米，然后吃了桃子。"谷物并不是用来吃的，"鲁哀公提醒哲学家，"它是用来把桃子擦干净的。""我从一开始就知道这个习俗，"孔子回复到，阻止他这样做的是等级观念，"糯小米是五谷中最高等级的。"在早期国王的祭典仪式上，它被用作最好的供品。通过比较，孔夫子继续说："在六种树和草的果实中，桃子是最低等的。它甚至不能够在早期国王的祭典仪式上进入到神殿。"孔子告诉鲁襄公，他仅仅听说过"君子以贱雪贵"，绝不会颠倒过来。"用谷物中最高级的来清洗水果中最低级的"，这明显违背了这个等级的法则。考虑到这个社会遵从着这个等级法则，任何对于法则的违背都应该被指责为不义。[1]

　　李时珍承认水果的有利之处，但是他依然宣称水果是对人身体有害的。在李时珍的观念中，水果诱导发热、引邪内陷、损害脏腑，阻滞了气机，让疾病从内部侵蚀人的身体——事实上，在李时珍的视角，没有任何水果是"无辜"的。李时珍的焦虑在他对于樱桃的评论中得到完美的说明。在大约 16 世纪以前，中国人是不知道樱桃这种水果的，在李时珍时代人们非常喜爱樱桃。然而，李时珍面对人们对于樱桃所提起的兴趣，觉得有必要去揭示这个红色的、看似无害的水果的危险。"人们在过度吃樱桃后，可能会发烧。"李时珍警告道，"从病因上来说，由樱桃所导致的发烧最终的展现是它盛开的样子。"李时珍指出，在三月底四月初的时候，樱桃成熟了，只有这个时间能够使它消耗清阳之气。当充满着阳气的时候，樱桃变得"湿热"。然后，李时珍举了一个例子，去揭示樱桃对身体的伤害有多大：很久以前，有两个年轻的男人出生在一个富裕的家庭。他们殷实的家境给予了他们尽情吃樱桃的机会。然而，有一天，当他们吃了过量的樱桃之后，一个人伤了肺，另一个人也奄奄一息，樱桃一下子就夺走了两条生命。但同时，李时珍也不断坚持宣称没有一个人应该谴责樱桃是导致死亡的唯一

---

　　[1]　这个段落可以在以下网站找到 http://chinese. dsturgeon. net/text. pl? node＝2378 ＆ if＝gb＃n2381. It is part of *Waichushui zuoxia*（外储说左下）.

的工具。水果的功效本来就是养人，可是人们不知足，过度吃，这才导致一种无害的水果变成了一种致命的毒药。[1]

在11世纪的中国，银杏作为一个外来的对象，开始逐渐地被纳入一个以农业实践为中心的世界中，且该世界准确地概括了谷物、蔬菜和水果之间的关系准则。但是这个世界并非仅仅是一个由到处散布的对象所组成的空间。相反，它是一个充满着道德和规则的宇宙。植物是如何按照等级排列？按照等级排列的植物又是如何得到赞赏？得到赞赏的植物又是如何发挥它的作用？——所有这些问题均定义了银杏与身体之间的关系。银杏是一种水果，这意味着它是有用的，但是也是有毒的。这种被定义的本质揭示了为什么银杏果一方面可以去清肺润燥，另一方面又会引起各种各样的疾病。但是银杏作为水果的地位并非是明显的。银杏在多大程度上被驯化了？换言之，银杏的栽培在多大程度上可以与气的暂时性和空间性同步？这是一个利害攸关的问题。

总的来说，银杏在中国的医学化证明了一个传统中医中的终极准则：身体和它所处的环境有一种对应关系。如果传统中医的养生法（如所谓的内丹术）就是假定的方法（例如，呼吸的方法、身体姿势等的方法），用这些方法，身体可以吸收来自环境中的气，并把它转换成能够让身体充满能量的某些东西，农业学家所从事的工作事实上与之是相同的，是炼金术的另一种形式：转换植物的本质，使它们有利于身体。可以很公正地说，对于17世纪中国的农业学家来说，一种植物是否有营养与它的物理本质无关。相反，他们所关心的是在何种程度上社会能够征服一种植物，使得它更好地适应更加广泛的宇宙法则。银杏是一种来自遥远南方的植物，这种树虽带来了美味，但是其果实有毒，直到它已经吸收了一种由人类所分享的宇宙法则，它才有资格作为药物学的一部分。

讲了关于中国的例子后，银杏在日本药物学中无足轻重的地位就变得可以理解了。因为日本人不愿意栽培银杏，在日本江户时代的银杏可能并非是同17世纪中国的银杏一样是"有益的"——根据李时珍所定义的，水果与谷物和蔬菜一样的"有用性"。的确，在日本的农业著作中，银杏被分类为木而非果。对江户时代的日本人来说，银杏果对家庭生活至关重要，但是属木的银杏是野生的，是充满着危险、禁忌和令人不安的灵魂的世界。

---

[1] 李时珍. 李时珍全集[M].武汉：湖北教育出版社，2004。

在 18 世纪中期，银杏走出了东亚，开始传播到欧美大陆。大约两个世纪之后，这个物种被西方和东方所熟知，作为在大脑助推器中最重要的成分之一。

从消化促进剂到大脑助推器

在 1727 年和 1737 年间的某个时候，欧洲第一株成活的银杏出现在乌特勒支。可能是因为荷兰东印度公司和日本之间繁荣的贸易，很快银杏就开始经历一场艰苦的历程。在英国，伦敦的园艺师詹姆斯·乔顿（James Gordon）对银杏进行无性繁殖（分层），那个时代一些著名的植物学家和园艺家很快发现并应用了这种方法，包括在乌普萨拉的卡尔·林奈（Carl Linnaeus），在牛津的汉弗莱·西布索普（Humphry Sibthorp），在裘园的约瑟夫·班克斯（Joseph Banks），在植物园的安德烈·索因（André Thouin），在费城的威廉·汉密尔顿（William Hamilton），在纽约的大卫·霍萨克（David Hosack），在波士顿的加德纳·格林尼（Gardiner Greene）。[1] 在 1780 年，一个名为 M. 帕蒂（M. Pétigny）的巴黎业余博物学家来到伦敦寻找奇特的植物。他遇到了一个有五株银杏幼苗的园丁，这个园丁告诉帕蒂，在伦敦除了他的花园之外，没有任何地方可以发现银杏。看到帕蒂有一些迟疑，园丁说他愿意将珍贵的幼苗卖给帕蒂——只要帕蒂能够承受这个价格。帕蒂十分渴望得到这些银杏，于是他给这个虚情假意的园丁提供了大量丰富的晚餐和酒。这个策略非常奏效，帕蒂最终用 25 基尼作为交换，获得了这五株银杏幼苗。第二天早上，当园丁清醒过来时，他对着帕蒂大声地咆哮，说 25 基尼只能获得一株银杏。帕蒂拒绝了他更加无理的要求，安全地回到了巴黎。著名的植物学家安德烈·索因，在他的年度课程农业实践中讲述了帕蒂这一传奇的故事。他告诉听众，这就是为什么帕蒂给银杏起绰号叫作"arbre aux quarante écus"的原因——因为每一株银杏仅仅

---

〔1〕 关于银杏的全球化,最全面的研究来自克莱恩;有关的信息可以在以下作品中找到:Ernest Henry Wilson, *The Romance of Our Trees*（Garden City:Page, 1920）,49-73;Cyril Dean Darlington,"The Oxford botanical gardens:1621 to 1971", *Nature*, 233.5320（1971）,455-456;Peter Del Tredici,"The ginkgo in America", *Arnoldia*, 41.4(1981),150-161.

花费了帕蒂 40 克朗。[1]

令人惊讶的是，尽管银杏在下个世纪的欧美主要园林中已经出现并时而流行，但是对于博物学家来说，它仍然是奇观。在 1885 年的某个星期六，莱斯·特沃德（Lester Ward），一个著名的美国植物学家，路过华盛顿的一个园林，一堵墙旁边的一棵树吸引了他的注意。"银杏树"——特沃德注意到。但是这棵银杏所承载的东西似乎与之前遇到的任何银杏极其不同。特沃德找到了原因——这棵银杏正在开花，它的枝干上开满了雄蕊。当星期一再次来的时候，特沃德立即通知了园林的管理者。他让管理者调查园林，因为他急于知道旁边是否有其他正在开花的银杏。这个调查的结果是卓有成效的——是的，确实有其他盛开的银杏，这些盛开的银杏是雌性的。在调查了这两种银杏之后，他得出的结论是银杏不可能自然发生受精，一定要有人工干预。最后，这位未来的美国社会学协会主席卷起袖子，对这些分离的银杏实施了人工授精。之后，他在《科学》（*Science*）杂志上详细地描述了这个过程，宣称"植物学家非常有兴趣的一个事情刚刚发生在了华盛顿，两种银杏树第一次在美国的植物园中开花了"[2]。

植物学家着迷于开花的银杏再次成了科学史上的一个主题。例如，1796 年就有传说银杏在裘园开花，著名的德国园艺师卡尔·奥古斯特（Carl August）派他的助手去观察这个事件。[3] 1812 年，当银杏在蒙彼利埃开花时，负责的植物学家是如此兴奋，以决定为庆祝开花而牺牲一些树枝，把它们分配给同行的植物学家。他向其他植物学家保证，只要有他们能够用合适的方法嫁接这些树枝，银杏很快能在法国开花。他后来指出，

---

[1] John Claudius Loudon, *Arboretum et fruticetum britannicum*; *The Trees and Shrubs of Britain*, *Native and Foreign*, *Hardy and Half-Hardy*, *Pictorially and Botanically Delineated*, *Scientifically and Popularly Described*; *Their Propagation*, *Culture*, *Management and Uses in the Arts*, *in Useful and Ornamental Plantations*, *and in Landscape-Gardening*; *Preceded by a Historical and Geographical Outline of the Trees and Shrubs of Temperate Climates throughout the World*, 2nd edn. (London: Henry G. Bohn, 1854), 2096.

[2] Lester F. Ward, "The ginkgo-tree", *Science*, 19. 124 (1885): 495–497.

[3] Erasmus Hultzsch, "Goethe und die Ginkgob ume seiner Zeit" in *Ginkgo*: *Ur-Baum und Arzneipflanze*; *Mythos*, *Dichtung und Kunst*, ed. Maria Schmid and Helga Schmoll (Stuttgart: Wissenschaftliche Verlagsgesellschaft, 1994), 49–54 (50).

激励他这样做的原因是为祖国做贡献的心愿。[1]

　　比起曾经激起西方人好奇心的植物（如郁金香和玫瑰），对于银杏花的疯狂造就了不同的意象：银杏作为一种对象，反对任何简单的分类，是一种植物的暗箱，它的花一直是植物最隐蔽的秘密。1771 年，根据德国博物学家和日本语言文学研究者恩格尔伯特·坎普弗尔（Engelbert Kaempfer，1651—1716 年）对银杏的描述，以及观察了英国园艺家戈登（Gordon）的幼苗后，林奈才可能在他的《植物种志》（*Mantissa Plantarum Altera*）中列出银杏的清单。但是除了优先考虑他的"作者身份"超越了银杏的命名之外，他似乎还遭遇了难题，这个难题决定了他在 24 级的分类框架中划分的银杏的地位。他面对的难题是两种分类学体系之间的斗争。坎普弗尔受到卡斯帕·鲍欣（Caspar Bauhin）的影响，汇编了以水果为中心的植物学，而林奈体系是以花为中心的。因此，在林奈的观点中，坎普弗尔以水果为基础的描述太含糊，以至不能合适地对植物进行分类。林奈最终把银杏归入附录中，这种分类或许太笼统，而不能包含所有分类学的名目。[2]

　　林奈应该是当时最杰出的博物学家之一，他肯定有其他的信息来源去消除他对于坎普弗尔解释的困惑。1770 年，有位瑞士的博物学家写信给卡尔·桑伯格（Carl Thunberg，林奈的弟子之一，当时在阿姆斯特丹），他觉得桑伯格应该仔细考虑是否应该接受来自荷兰东印度公司的工作邀请。林奈告诉桑伯格，去日本的旅程"并不像这里某些人认为的那样危险"。他强调，如果桑伯格接受这个工作邀请，他将有机会让自己"出名和不朽"。桑伯格接受了林奈的建议。1771 年，他踏上了去日本的旅程，之后，他把这个地方称为"一个外国人最受尊敬的国家"。[3]

---

〔1〕　Antoine Gouan，Description du "*Ginkgo biloba*"，*dit noyer du Japon*（Montpellier：Chez Delmas，1812），11.

〔2〕　林奈对于银杏的描述可见于 ōba Hideaki（大场秀章），*Edo no shokubut-sugaku*（江户的植物学）（Tokyo：Tokyo daigaku shuppankai，1997），51. Wolfgang Muntschick，"The plants that carry his name：Kaempfer's study of the Japanese flora" in *The Furthest Goal*：*Engelbert Kaempfer*'s Encounter with Tokugawa Japan，Beatrice M. Bodart-Bailey and Derek Massarella（Sandgate：Japan Library，1995），71-95.

〔3〕　关于桑伯格生活和事业的简介，参见 Timon Screech，"Editor's introduction" in Carl Thunberg，*Japan Extolled and Decried*，ed. Screech（New York：Routledge Curzon，2005），420.

结果是，年迈的林奈没有等到他的弟子回来。但是，如果他能够等到，他将会因为银杏的分类学地位被关注的情况而感到失望——因为桑伯格在日本待的这两年期间没有找到任何被指称为"银杏"的树（尽管他的确注意到了在日本餐食中的"银杏油"）。[1] 在他的《日本植物》（*Flora Japonica*，1784）一书中，桑伯格把银杏分类为"不起眼的植物"（*Plantae Obscurae*），他用只言片语写道："生长在日本岛附近的长崎，也在其他地方生长。"[2]

在接下来的几十年，银杏仍然是不起眼的，尽管它在某些方面越来越受欢迎。在林奈协会（Linnean Society）中，当英国植物学家詹姆斯·爱德华·斯密斯（James Edward Smith，1759—1828 年）读了一篇名为《被命名为白果（Salisburia）的一种新属植物的特点》的文章时，他决定尝试去了解这种不起眼的植物。斯密斯相信银杏分类法的时代就要来临，他十分有信心，因为在裘园的银杏已经开花。在他的演讲中，他告诉听众他已经创造了一种新的银杏属类，并在林奈的 *Luereus* 和 *Fuglans* 之间嵌入这个属。更为重要的是，他宣称，他已经解决了一个长时间困扰着植物学家的问题：银杏的性征。斯密斯指出，银杏是雌雄同株类，这意味着银杏开始生长的时候即拥有雌雄同体的花朵。[3]

然而，斯密斯的文章引起了来自英吉利海峡另一边的反对。安东尼·古南（Antoine Gouan），一个在蒙彼利埃的植物学家，是最早反对斯密斯的人。在 18 世纪 80 年代后期，古南变得对银杏感兴趣。在朋友的帮助下，古南获得了来自裘园的约瑟夫·班克斯（Joseph Banks）的银杏幼苗。结果是，幼苗在 24 小时内开花了。古南精确地记录了这一天：1812 年 4 月 12 日。[4]

古南发现，所有在园林中开花的银杏都是雄性的，这与斯密斯所宣称的银杏是雌雄同株的植物的观点是相矛盾的。接着，他又提出了一个大胆

---

[1] 同上，211.

[2] Carl Peter Thunberg，*Flora japonica*（Lipsiae：In bibliopolio I. G. M lleriano，1784），358-359.

[3] James Edward Smith，"XXVII. Characters of a new Genus of Plants named SALISBURIA"，*Transactions of the Linnean Society of London*，3.1（1797）：330-332.

[4] Gouan，*Description*，3.

的猜测：银杏是"雌雄异体"的，这意味着植物学家应该能找到一种只开雌花的银杏。[1] 古南的猜测与斯密斯的观点形成了鲜明的对比，在英国和法国植物学家之间引起了争论。这场关于银杏性征的争论由于不同阵营之间的分歧而越演越烈：英国的植物学家更加倾向于斯密斯对于银杏的命名——白果（Salisburia adiantifolia），而法国植物学家认为斯密斯这个新词的使用是没有必要的，优先选择林奈对于银杏的命名——银杏（*Ginkgo biloba*）。毋庸置疑，这个争论的关键就在于是否有单雌性银杏存在。但是，哪里才是开始的好地方呢？对于这个时候的大多数植物学家来说，单雌性的银杏是圣杯（Holy Grail）。

1814 年，欧洲第一株雌性的银杏由法国著名的植物学家奥古斯丁·彼拉穆斯·德·堪多（Augustin Pyramus de Candolle，1778—1841 年）所发现。在 18 世纪 90 年代，在位于日内瓦附近的布伦迪（Bourdigny），银杏已经被名叫保罗·高斯森（Paul Gaussen）的业余博物学家带回。[2] 堪多的发现不仅解决了关于银杏性征（雌雄异体）的争论，而且他在欧洲开发了关于银杏的新的领域：在确认了雌性银杏的存在后，园艺种植者就会有能力栽培出能够结出果实的银杏。可以肯定的是，在许多欧美人眼中，银杏果的经济可能性与对于自然史的贡献同样重要。例如，在 19 世纪早期，当银杏开始在里昂开花时，农业协会、自然史协会、实用艺术协会都充满希望地报道了"如果在它开花之后，还会给我们带来果实，这将是更有价值的"。[3]

在很大程度上，欧美人对于银杏果实的期望和想象在恩格尔伯特·坎普弗尔的书《海外奇谈》（*Amoenitatum Exoticarum*，1712 年）中生动地被描述了出来，他写了银杏果如何"促进消化"，同时可以"缓解因食物引起

〔1〕 同上，6-9.
〔2〕 一篇关于这一主题和其他相关主题的著名的文章，参见 René Sigrist and Patrick Bungener，"The first botanical gardens in Geneva（c. 1750—1830）：Private initiative leading science"，*Studies in the History of Gardens and Designed Landscapes*，28.3-4（2008）：333-350.
〔3〕 Société d'agriculture，histoire naturelle et arts utiles de Lyon，*Compte-rendu des travaux*（Lyon：Imprimerie de Ballanche，1814），24-25.

的胀气"，相应地还写道"这些果实在一顿丰富的餐食之后是必不可少的"。[1] 在《百科全书》一书中，介绍了"这些（银杏）仁据说能够促进消化，缓解过度饮食带来的不适"，为此，它们成了盛大宴会甜点制作中的一部分——这显然是对坎普弗尔描述的总结。[2] 19 世纪 10 年代早期，当巴黎开始有成熟的银杏时，两个法国的植物学家迫不及待地去品尝了坎普弗尔所描述的"甜杏仁和有点苦的味道的混合"。之后，他们报道，烤过的银杏果尝起来像"新烤的玉米"。可疑的是，他们质疑坎普弗尔的解释，他们说银杏烤了之后，"果仁中什么都没有，只有一些粉状的物质，没有一点油出现"。在 1819 年，部分原因是坎普弗尔已经写了银杏果尝起来有点苦，一篇名为《乌伯登银杏》（Ueber den Ginkgo）的论文论述了比起银杏果的口感来说，日本人更多认可银杏果具有的"促进消化的功效"。[3] 在《植物王国》（*Vegetable Kingdom*）或者《植物的结构、分类和用途》（*The Structure, Classification and Uses of Plants*，1847 年）中，约翰·林德利（John Lindley）提到，银杏果实既是"树脂的和苦涩的"，又"被日本人认为能够促进消化"。[4] 在 1877 年，查尔斯·斯普拉格·萨俊特（Charles Sprague Sargent，1841—1927 年），美国植物学家和哈佛阿诺德植物园的第一任主任，认为"在日本，果仁已经在助消化能力上获得了认可，是一种非常普遍的甜点……为了获得果实而去栽培银杏（*Ginjko*）是值得考虑的"。[5] 甚

---

〔1〕 Wolfgang Caesar, "Engelbert Kaempfer, Entdecker des Ginkgobaums" in Schmid and Schmoll, *Ginkgo*, 46.

〔2〕 *Encyclopaedia Perthensis or Universal Dictionary of the Arts, Sciences, Literature, & c., Intended to Supersede the Use of Other Books of Reference*, 2nd Edition, Vol. XIV（Edinburgh: Printed by JohnBrown, 1816），86. Alire Raffeneau-Delile, "Premirer colte de fruits du Ginkgo du Japon en France（1833）." Delile was the director of the Jardin du Roi. 我在哈佛大学格雷标本室发现了有用的参考文献，有这样一句话"Extrait du Bulletin de la Soci t d'Agriculture du Dépt. de L'H rault, no. de 9bre et 10 bre 1833."

〔3〕 Joseph Franz von Jacquin, " *Ueber den Ginkgo*"（Wien: Carl Gerold, 1819）.

〔4〕 John Lindley, *The Vegetable Kingdom; The Structure, Classification and Uses of Plants, Illustrated upon the Natural System*, 2nd edn.（London: Bradbury and Evans, Whitefriars, 1847），231.

〔5〕 引自 Del Tredici, "The ginkgo in America", 160-161.

至在 20 世纪早期，欧内斯特·亨利·威尔逊（Ernest Henry Wilson），一个隶属于阿诺德植物园的植物猎手报道，在日本，人们会在宴会、婚礼和欢乐的聚会上吃银杏果，银杏果被认为能促进消化和解酒。[1]

坎普弗尔对于银杏的普遍说法把我们拉回了 1690 年，德国的博物学家到了出岛——在长崎湾的一个人工岛屿。比起他的前辈，坎普弗尔非常幸运有一个日本人作为仆人，但与他的前辈同样不幸的是，当地的官员并不允许他离开出岛，更不用说旅行或进行自然历史的研究。他急切地想要开展关于日本的这个项目，于是提出了一个大胆的提议。冒着被处死或被驱逐的危险，他和他的仆人"走私"了书、植物和人工制品到出岛。[2] 而且，利用手边的样本和参考书，他想方设法地向聪明的日本人求助，希望知道日本人如何命名日本植物和其他自然历史的对象。有助于坎普弗尔去证实银杏的文本之一是中村惕斋（Nakamura Tekisai，1629—1702 年）写的《训蒙图汇》（*Kinmōzui*）。就是在《训蒙图汇》中，坎普弗尔发现了字符"银杏"正好对应了日语中的"ginko"。后来，坎普弗尔把这本书带回了欧洲，他的出版商把这些字符归入了《海外奇谈》这本书。[3]

但是《训蒙图汇》对银杏的描述是粗糙的——毕竟，这本书是针对孩子，而不是针对有经验的博物学家的。中村惕斋没有留下关于银杏效用的任何评论，更不用说在日本餐饮中关于银杏果实无处不在的一个阐述。比起坎普弗尔在《海外奇谈》中对于银杏详细的、丰富的描述，上述的德国

---

〔1〕　Wilson，*The Romance*，72.

〔2〕　参见 Engelbert Kaempfer，*Kaempfer's Japan：Tokugawa Culture Observed*，ed.，trans.，and annot. Beatrice M. Bodart-Bailey（Honolulu：University of Hawai'i Press，1999），28. 也可参见 Paul van derVelde，"The interpreter interpreted：Kaempher's Japanese collaborator Imamura Genemon Eisei" in Bodard-Bailey and Massarella，*The Furthest Goal*，44-58，（44）.

〔3〕　坎普弗尔的植物学研究，参见 Wolfgang Michel，"On the background of Engelbert Kaempfer's studies of Japanese herbs and drugs"，*Journal of the Japan Society of Medical History*，48.4（2002）：692-720；对"银杏"这一通称的文字证据的详细审查参见 Hori and Hori，"A cultural history"，398-401；Wolfgang Michel，"On Engelbert Kaempfer's 'ginkgo'" at http：//wolfgangmichel. web. fc2. com/serv/ek/amoenitates/ginkgo/ginkgo. html.

博物学家必须去查阅其他资料以开展关于银杏在消化方面功用的研究。在这方面，既没有如《本草纲目》中详细的解释，也没有诸如与银杏相关的日本书籍《三才图会》（*Sansai Zue*）和《食物本草》（*Shokumotsu Honzō*）这类同时代的书中详细的解释。坎普弗尔参观完日本后，归纳出了银杏的特点：或者是作为一种有助于"缓解胀气"的食物，或者是作为一顿丰盛的餐食后必不可少的助消化食物。这些研究所揭示的是有关于银杏助消化功效的，但大多数医学文章提醒了食用银杏果实后可能会出现"积聚（腹胀）"的情形，这是一个绝对的警告信号。

无论是在早期的江户时代的日本还是近代早期的中国，腹部胀气都是有危险的。《神农本草经》，在中国最早的本草类书籍之一，提到一种草药是否治疗腹部胀气是药物分类标准之一。那些"破积聚"的中药是下品。也就是说，它们是治疗性的草药，但是如果长期服用，这种草药将会对身体产生有害的影响。[1] 在日本江户时代同样如此，人们认为腹部胀气预示着活力的停滞，正如著名的后藤艮山（Gotō Konzan，1659—1733 年）所说的，将会导致"一百多种疾病"。[2] 在这方面，无论坎普弗尔如何对银杏的功效进行解释，他把银杏果和腹部联系在一起的观点从根本上都是不同于大多数日本医生的。日本医生们多认为银杏果的功效不是缓解胀气，人们吃银杏果可能带来的后果是腹部胀气。

但是，毫无疑问，坎普弗尔所说的一件事是对的：那就是日本人把银杏果看作消化的"促进剂"。正如前文已经指出的，部分日本医生相信银杏果通过刺激唾液促进消化，是一种身体的"润滑剂"。仍然存在的问题是坎普弗尔和他的伙伴如何以他们的立场去谈论消化。尽管现在，水果有促消化的功用已经成为常识，但是，在过去人们并非这样认为。食品历史学家已经说明了，在几乎整个历史长河中，水果被认为是有害的，因为据说它们会导致体液紊乱。例如，伟大的古希腊医生盖伦声称水果会引起头痛、

---

〔1〕 Yamada Keiji（山田庆儿），*Kikiwake tabewake miwake-honzō kara hakubutsugaku he*, in *Mono no imēji：Honzō to hakubutsugaku e no shōtai*（物的印象：本草博物学的邀请），ed. Yamada Keiji（Tokyo：Asahi shinbunsha，1994），4-8.

〔2〕 引自 Shigehisa Kuriyama，"The historical origins of KATAKORI"，*Japan Review*，9（1997）：131.我在这里的分析也受益于"The historical origins of KATA-KORI"这篇论文。

吞咽困难、腐蚀刺激、发热，甚至死亡。"生的水果的优点是可以作为泻药。"〔1〕盖伦在《论食物的性质》（*On the Properties of Foodstuffs*）一书中说道："我们绝对不需要把它们当作食物，它们仅仅是作为药物。"〔2〕他在《细化的饮食》（*Thinning Diet*）一书中也提到，他认为水果完全是"生湿、生寒和生痰的食物，尤其是那些需要生吃的水果，例如苹果、梨子和黄瓜"。

把伤害降到最低的方法是将那些东西从肠道清除，如黑莓，在它之后是李子、樱桃和无花果。缓慢地通过消化道的水果是所有水果中最糟糕的，有时甚至会对身体有害。除了那些适合保存的食物外，其他食物都不应该被吃，包括各种各样的梨、苹果和葡萄。〔3〕

如果我们把坎普弗尔对于银杏的评论与盖伦所判断的水果对于体液的影响置于一起观察，坎普弗尔所记录的并非是一种让江户时代的日本人重视银杏的方法。相反，它是在 18 世纪欧洲关于水果的一种主导性思想。

同时，这反映了坎普弗尔和他同时代的人对于银杏所具有的作用的赞赏，看来，东亚医学和欧洲医学在水果方面的观点存在着惊人的相似性。尽管在推理的方法上存在根本的差异，但是这两种医学传统中的医生都一致认为水果普遍是有害的。以化学的方式对水果进行烹饪，能够把水果转换成一些对身体无害的东西。

值得注意的是，不同文化背景下的人对于水果表现出相似的焦虑。对16 世纪的中国医生（如李时珍）来说，人们认为水果不好的作用对应于人们应该避免沉迷于的社会规则。在江户时代，日本人担心气可能会滞于腹部，他们认为水果能够润滑身体的内部。在欧洲，水果有泻药的功效被反映在栗山茂久（Shigehisa Kuriyama）的术语"对粪便的恐惧"当中。〔4〕正如盖伦所认为的："身体中残留的每一种多余的物质（食物）肯定都明显腐

---

〔1〕 亚当·李斯·格尔纳的描述让我想到了水果消耗这个方面，参见 Adam Leith Gollner，*The Fruit Hunters：A Story of Nature*，*Adventure*，*Commerce*，*and Obsession*（Toronto：Anchor Canada，2009）.

〔2〕 Galen，*On the Properties of Foodstuffs*，trans. with commentary by Owen Powell（Cambridge：Cambridge University Press，2003），91.

〔3〕 Galen，*Selected Works*，trans. with notes by P. N. Singer（Oxford：Oxford University Press，1997），317-318.

〔4〕 Shigehisa Kuriyama，"The forgotten fear of excrement"，*Journal of Medieval and Early Modern Studies*，38.3（2008），413-442.

烂了……因此，它使得包含它的器官变得辛辣、刺鼻和繁重。"[1] 被食物的残渣所"劫持"的恐惧导致了通便、灌肠、泻药、放血等活动长时间地流行。在这样的背景下，当植物学家纵观欧洲想要寻找雌性的银杏树，当园艺师热烈地庆祝银杏的开花时，其实他们调查和寻找的不是一个奇特的来自遥远东方异国情调的奇迹，而是在当代知识分子中普遍的、通俗易懂的东西。

20 世纪作为"名人"的银杏

随着明治时代（1868—1912 年）的到来，这个时期日本社会陷入了对于西方科学盲目的推崇当中，民间传说和关于银杏的奇迹都失去了吸引力。有学识的日本人认真地用医生的智慧解剖了银杏的"乳房"。他们宣称其"只是气生根"，认为这些"乳房"是机制的一部分，能够使银杏吸收来自空气中的气。一些学者向民间传说投去了怀疑的目光，把那些与神奇的（或者精神的）力量联系在一起的植物作为怀疑的目标。银杏再次受到了特定的审查。[2] 例如，在日本江户时代，在江户当地（现在的东京）的城市，据说一棵伟大的银杏是一个和尚种植的。这个和尚仅仅是把手杖插入到了土壤中，便看到这棵特殊的银杏树干上生长出了像根一样的块状物，人们认为事实上是这个和尚把银杏种颠倒了，否则它特殊的形状就不会呈现得如此栩栩如生。然而，对于明治时代的植物学家来说，这种解释反映了人们沉溺于宗教当中。植物生理学并非是宗教，而是最终的手段，通过这个手段去揭示银杏的本质。银杏联系着不可估量、野性的力量，这对于日本的植物学家来说，简直是一个完美的目标。这似乎是，只有社会拒绝弥漫于银杏中的迷信之说，日本的启蒙运动才会蓬勃发展。

在 19 世纪 20 年代早期，当平濑作五郎（Hirase Sakugorō，1856—1925 年）在显微镜下观察到了银杏的花朵时，意味着这样的启蒙达到了高潮。平濑并不是这方面的先锋者，早在 19 世纪中期，对西方自然史有兴趣的日本农业学家已经建议使用这样的微观分析，并可能已经进行了这样的

---

〔1〕 引用同上，430.

〔2〕 参见 Shirai Mitsutarō（白井光太郎），*Shokubutsu yōi kō*（植物妖异考）（Tokyo：Ariake shobō，1967）.

分析。但是平濑在学术敏感性上不同于他的前辈。在 19 世纪后期，植物学中的裸子植物受精是一个热点问题。著名的欧洲植物学家，尤其是波恩大学的爱德华·斯特拉斯伯格（Eduard Strasburger，1844—1912 年），已经深入了这一研究领域，在所有的项目中，银杏均被列入了考察范围。作为与植物学家一起工作的研究助理，又曾经在德国接受过训练，平濑知道在植物学以及可能在日本社会中探究银杏的授精问题是何等重要。他充分利用了他的附属机构——东京大学的小石川植物园，雄性银杏已经在这里生长了一个世纪，它令人满意地开花和结果了。与斯特拉斯伯格不得不依靠于现有的和来自维亚纳的资料不同，平濑利用了大量可接触材料。纵观整个 1893 年，在银杏盛开的季节，他一直在显微镜下观察银杏的花朵。最后他确定了一个现象，甚至他那些著名的和有经验的欧洲同事都没有注意到：银杏的"精子"或者"游动的精子"正在以曲折的形式在显微镜下游动。与他的同事一样，他也十分惊讶。此时，作为一个在植物学上没有任何重要背景的助理，已经有了在日本植物界最值得注意的发现。[1]

　　平濑的研究成果首先发表在了日本的《东京植物学杂志》上，后来被翻译成德文、法文和英文出版。对于这个时期的植物学家来说，他的论文是一份期待已久的证词。首先，游动精子的确仅限于蕨类植物，这与蕨类植物的特殊的生殖系统有关。由于银杏具有很强的天然性，它无疑与蕨类植物在进化上有联系。其次，银杏与开花的植物（尤其是松柏类）类似，这是毫无疑问的。从达尔文的《物种起源》得到启发，植物学家可能去调和这两种认知，把银杏、松柏类植物和蕨类植物按照进化顺序排列起来。结果是，银杏既不是松柏类植物也不是蕨类植物，而是介于它们之间的一个品种，这种品种蕴含着进化的秘密。之后，植物学家把银杏特别定位为一种"活化石"，这个术语虽然是由达尔文所创造的，但是在银杏的自然史中获得了它具体的意义。[2]

　　从 21 世纪的视角去看，这个时期的科学家已经经历了用被石化了的骨头或者牙齿去克隆雷克斯霸王龙，所以活化石的发现是司空见惯的事情。

---

　　〔1〕　Toshiyuki Nagata，"Scientific contributions of Sakugoro Hirase" in Hori et al.，*Ginkgo biloba*，413-416.

　　〔2〕　Albert C. Seward and J. Gowan，"The maidenhair tree（*Ginkgo biloba*，L.）"，*Annals of Botany*，14.1（1900）：109-54（110-111）.

然而，对于 19 世纪后期和 20 世纪早期的人们而言，活化石的发现不仅是科学上的里程碑事件，而且具有重要的意义。除了银杏，另一种吸引了大众注意力的著名的活化石是红杉——美国一种土生土长的植物。19 世纪 70 年代早期，一股寻找国家"最伟大"的树的热情席卷美国社会。红杉因其雄伟的造型和无与伦比的高度，成为许多美国人眼中的最佳候选者。然而，被誉为 19 世纪美国最著名的植物学家阿萨·格雷（Asa Gray），在美国科学促进协会上发表的主席就职演讲中，质疑了红杉的候选资格。作为美国达尔文主义最强大的支持者和掌门人，格雷宣称，红杉是生物生存竞争中的一个"失败者"。他提醒公众，尽管这种品种广泛地分布于北半球，但是它几乎从地球表面消失了——除了内华达山脉的一个封闭的区域外。格雷注意到，红杉可以与"一个更为常见的裸子植物"（如银杏）相比较，两个例子都展示了大自然不是"一片只有潮汐涨落的大海"。相反，它是一条单向流动的河流。银杏和红杉都属于无法挽回的过去，已经被遗忘在了进化的长河之中。[1]

随着过去关于银杏的错误观点逐渐被纠正，植物学家开始讨论这个品种现在的地位。这一次他们所关注的是驯化问题。在什么程度上银杏已经被人类的文明所驯化了？在什么意义上人类"阻止了"进化对于消除银杏的选择？对于那些已经转向达尔文主义的人来说，这样的问题极具挑战性。

对于银杏驯化问题的日益关注来自一个生物地理学的事实：银杏可能仅仅在中国、韩国和日本被发现。用格雷的话来说，在一个巨大的爬行动物在地球漫游的时代，银杏"居住在欧洲北部和整个北极地区转到阿拉斯加，甚至具有代表性的更远的南方，在我们的落基山脉地区"。然而，他继续说道，"因为一些原因，银杏的栖息地现在被限制在东亚之滨。"[2] 为了找出这种普遍性转变的原因，博物学家寻遍了中国的村庄和日本的神庙，试图找出人们与银杏互动的最细微的痕迹。一些博物学家，如伊莎贝拉·

---

〔1〕 Asa Gray,"Sequoia and its history" in *Scientific Papers of Asa Gray*, Vol. 2: Essays; *Biographical Sketches*, 1841—1886, ed. *Charles Sprague Sargent*（Boston, MA: Houghton, Mifflin, and Co. , 1889）, 142−173. Regarding Gray's account of sequoias as "evolutionary losers", see Philip J. Pauly, *Fruits and Plains: The Horticultural Transformation of America*（Cambridge, MA: Harvard University Press, 2007）, 87−88.

〔2〕 Gray,"Sequoia and its history", 161.

伯德（Isabella Bird）坚持认为，他们已经在野外发现了银杏，然而其他人却声称，银杏在东亚地区是一种被驯化的树，这种所谓的野生银杏只不过是海市蜃楼。[1]

最终，对于这个争论的解决方法是博物学家有能力去展示银杏和社会之间的关系。收集品种是博物学家最为自豪的本事，在这儿却不起作用：一株干燥的植物会对植物学家"说话"，但是不会对社会"说话"，在社会上，它被珍惜或鄙视，驯化或根除。可能这种二分的解释就是为什么罗伯特·福琼（Robert Fortune，1812—1880 年），一个著名的英国植物猎者，在 19 世纪中期待在中国的时候，让一个中国的艺术家为他画了一棵银杏的原因。之后，这幅画（图 2.2）在 1900 年的《植物学纪事》（*Annals of Botany*）上被重印，作为在中国社会银杏被驯化的证据。

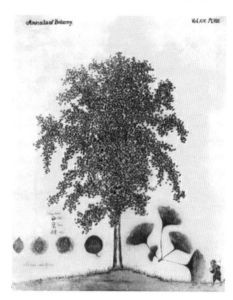

图 2.2　19 世纪中期中国艺术家画的银杏

在这方面，美国植物学家提供了最生动和系统的解释。19 世纪 90 年代后期开始，哈佛的阿诺德植物园发起了一系列对于东亚的探索。最积极的植物学家是查尔斯·斯普拉格·萨金特（Charles Sprague Sargent）——植物园的主管。作为经济植物学方面的专家，斯普拉格对于银杏在园艺方面所具有的潜力印象深刻。1897 年，在他去日本旅行后，他报道说，"直到一个多世纪以前人们才认识到银杏真正的品格"。但是，一些景观设计师以一种带有诗意且政治性的口吻在背地里反对银杏这种外来品种。斯普拉格认为："如果，在 11 月明亮的一天，（景观设计师）已经看见了在镰仓伟大的树，或者在朝仓的华云、在东京，他肯定能够认识到风景如画

〔1〕　Isabella L. Bird，*Unbeaten Tracks in Japan：An Account of Travels in the Interior Including Visits to the Aborigines of Yezo and the Shrine of Nikkō*，3rd edn. (London：J. Murray，1888)，313.

的银杏巨大的可能性。"[1] 斯普拉格富有激情的描述给美国民众呈现了一个全新的银杏的形象。[2] 欧内斯特·亨利·威尔逊（Ernest Henry Wilson），一个英国的植物猎手，加入了 20 世纪早期的探险，推进了斯普拉格的观点。

在他广受好评的书《我们树的浪漫史》（*The Romance of Our Trees*，1920）中，他认为在人类的历史上"银杏是最古老的被栽培的有果实的树"。他为一系列在日本神庙、华盛顿特区和英国皇家植物园等地的巨大的银杏树的照片添加了文字说明，他认为"银杏联系着无限的过去"。（图 2.3）有趣的是，似乎引用现实主义的图片还不够，他还引用了一幅恐龙的画，指出"那只可怕的蜥蜴是这个时代中地球的一个居住者，这就是银杏的归属之地"。[3]

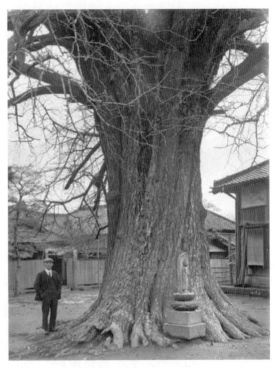

图 2.3　1914 年威尔逊去日本探险时与银杏的合照

威尔逊以及一些类似的解释，都强调银杏联系着"无限的过去"，这坚定了 20 世纪人们对于银杏的看法。银杏并非"适者生存"规则的一个例外。如果没有中国和日本人给予的专业照顾，这种活化石将濒临灭绝。例如，在 1936 年，著名的英国植物学家阿尔伯特·查尔斯·西沃德（Albert Charles Seward，1863—1941 年）寄给《时代周刊》的一封信中富有感情地写道："银杏必须被放在首要的位置，作为与过去的联系；银杏在远东是一

---

[1]　Charles Sprague Sargent，"Notes on cultivated conifers-(I)"，*Garden and Forest*，10.502（1897）:390-391.

[2]　Charles Sprague Sargent，*Forest Flora of Japan*：*Notes on the Forest Flora of Japan*（Boston，MA：Houghton，Mifflin，and Co.，1894）.

[3]　Wilson，*The Romance*，67.

种神圣的树，它应该被那些渴望去保护天然遗迹的所有人尊重；这是人类进化之前那个时代的最后一个属类，在植物群的世界中占据了重要的位置。"[1]

虽然在银杏周围还有许多的活化石，但是银杏在 20 世纪中期很好地树立了它的名声，它甚至成了一种手段，通过这种手段，公众可以去回忆无限的过去、人类的极限、人与自然之间错综复杂的纠缠。在一首名为《银杏》的诗中，费利克斯·波拉克（Felix Pollak）写道：

仔细地看看这片叶子：老子的眼睛肯定基于它的同卵双生

亚历山大的军队（开玩笑地嘲笑她们远处女人的性气味）

肯定能闻到果味的恶臭，吃那些椭圆形的小窝

银杏在开花植物和蕨类植物之间找到了缺失的联系：生存是最终的美德。[2]

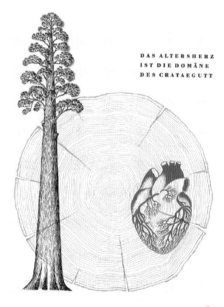

图 2.4　红杉和心脏

对银杏活化石地位的强调最终使银杏被医学化为能提高记忆力的草药。存在于银杏的进化史和银杏传说中的医学功用之间最明显的联系是，在围绕着"适者生存"的意识形态中树的地位，这成为在提到银杏产品时常用的短语。消费者不会在医学中误解这个短语的含义：为了生存，你将不得不适应；为了成为适者，你应该消费一些东西，这些东西本身就是从遥远的过去幸存到现在的。图 2.4 展示了一幅插图，这幅插图被放在 20 世纪 60 年

〔1〕　引自 Pierre François Michel and David Hosford，"*Ginkgo biloba*：From 'living fossil' to modern therapeutic agent" in *Ginkgolides*：*Chemistry*，*Biology*，*Pharmacology and Clinical Perspectives*，ed．P．Braquet（Barcelona：J．R．Prous Science，1988），7-8.

〔2〕　Felix Pollak．*Ginkgo*［M］．New Rochelle：Elizabeth Press，1973：14.

代在西德出版的一个小册子里。在这幅图中，我们看见人类的心脏和一棵树并置，这棵树不可能被误认为是红杉。标题显示，"衰老的心脏是益心酮（Crataegutt）的领域"。可以肯定的是，这幅插图并没有暗示益心酮是由红杉制成的。事实上，益心酮是由来自欧洲的一种普通草药锐刺山楂（Crataegus oxyacantha）制成的。这里的红杉象征着生命力，相反，心脏代表一种衰老的器官。根据这个小册子，一颗衰老的心脏已经奄奄一息。它的纤维失去弹性，强度正在流失。益心酮打算把生命力渗透进衰老的心脏。它将会使心脏更有力地供血，就好像是一棵红杉一样：尽管已经屹立在地球上数千年，一棵古老的红杉仍然有充沛的活力吸收水分，去滋养它雄伟的身体。这里，如果我们把这条信息与在进化中把红杉看作"失败者"的信息相比较，可以看到活化石的社会意义经历了一个极端的转变，原因可能是植物学家积极的介入。

红杉这种象征性的改变与欧美语境中银杏的医学化密切相关。20 世纪 60 年代，市场化益心酮的公司是威玛舒培博士的公司（Dr. Willmar Schwabe Company，DWSC），它是把 EGb761（一种银杏提取物）引入世界的"助产士"。事实上，益心酮是 EGb761 的子产品。两者都出现在 20 世纪 60 年代，作为循环系统疾病的治疗方法。更重要的是，EGb761 和益心酮都十分依赖活化石的象征性意义，前者依靠银杏的象征意义，后者依靠红杉的象征意义——这两种活化石在现代世界中是最有名的，这绝非偶然。

威玛舒培博士公司在 1866 年成立，毫无疑问，它已经成了西方引领银杏医学化最重要的行动者。威玛舒培博士公司的第一个银杏产品是特波宁/金纳多（Tebonin），它于 1974 年在西德被市场化，在接下来的一年用商标"Tanakan"在法国销售。[1] 在美国，药品必须要进行临床试验，威玛舒培博士公司提供了 EGb761 给自然之路公司（the Nature's Way Company，NWC），自然之路公司在美国把银杏产品市场化为一种常规医疗治疗方法的"补充物"。[2] 威玛舒培博士公司最初是顺势疗法药物治疗的承办商，它是德国民间医学合理化的关键性角色。在广受好评的《同源性药典》（Phar-

---

[1] Katy Drieu and Hermann Jaggy, "History, development and constituents of EGb 761" in *Ginkgo biloba*, ed. Teris A. van Beek (Amsterdam: Harwood Academic, 2000), 267-277.

[2] Koerner, "*Ginkgo biloba*?"

macopoea homoeopathica Polyglottica）一书中——1873 年出版，被翻译成了三种语言（德语、法语和英语）——威玛舒培博士公司解释了"顺势疗法制药业并非像古老的学校那样，去处理复杂的处方和混合物，而是专门准备简单的药用物质，这在某种程度上可能是最简单和最直接的"。目标设定好了，《同源性药典》引用了数百种流行草药，其中每一种草药都进行了化学检验，书中列出了可能具有医学适用性的物质。[1] 在接下来的几十年中，在医药市场，威玛舒培博士公司的主要对手是马道斯博士有限公司（Dr. Madaus & Co），它进行了类似项目的研究，但是是以一个更加有野心的规模：三卷本的《生物学疗法教科书》（*Textbook of Biological Healing Methods*），覆盖了上千种来自欧洲、亚洲国家和美国的草药。从中国的人参到印第安的香草，所有的描述都有拓扑地图、制药处方、化学分析、生物特性等参照。[2]

有趣的是，威玛舒培博士公司和马道斯博士有限公司的开创性研究，都没有包括银杏。这种缺少可能暗示了在 19 世纪 70 年代和 20 世纪 30 年代之间，银杏在制药业中无足轻重。将银杏引入顺势疗法的首次尝试在 20 世纪 30 年代的法国进行。在艾默里克·阿德里安·莫里（Emmerick Adrien Maury）的书《银杏叶》（1933）中，进行了顺势疗法所说的"验证"，希望定位人们的"目标区域"以及附属症状，这些是可以通过使用银杏治愈的。莫里给他的"受试者"服用了提取自银杏叶的酊剂。结果显示，银杏影响了皮肤、尿路、咽、胃、头。莫里也注意到，受试者显示出欣快感、快速讲话、坐立不安、非理性的恐惧、疲惫、精神亢奋、攻击性、压抑愤怒、激烈的批判、表现混乱和疲劳。更为重要的是，他发现受试者出现了严重的眩晕，这是银杏与脑部相联系的一种暗示。莫里得出结论，总体来说，来自银杏叶的酊剂主要在身体的左边起作用；冷空气、运动、散步、抬头、看左边会加重由银杏酊剂所引发的症状。[3]

---

[1]　Willmar Schwabe, *Pharmacopoea homoeopathica polyglottica*（Leipzig：W. Schwabe；New York：Boericke and Tafel，1872），xix-xxx.

[2]　Carsten Timmermann，"Rationalizing 'folk medicine' in interwar Germany：Faith，business，and science at 'Dr. Madaus & Co.'"，*Social History of Medicine*，14.3（2001）：459-482.

[3]　我的解释是基于 Frans M. van den Dungen，"Homeopathic uses of *Ginkgo biloba*" in van Beek，*Ginkgo biloba*，467-473（469-471）.

在医学上检验银杏的尝试也发生在日本。1932 年，日本东北大学（Tohoku University）的蜀古川（Shu Furukawa）教授，报道他已经鉴定了一种化合物，他称之为银杏苦内酯（ginkgolides），这在银杏的叶子、树皮、根和种子中似乎是普遍存在的。尽管他不能确定这种化合物的结构，但是他报道到银杏苦内酯包含了银杏的许多特点：例如，银杏果的一点点苦味，以及果实有益于消化。古川的项目之后紧接着的是中西香尔（Koji Nakanishi），他在哥伦比亚大学从事战后指导工作。1967 年，香尔证实了银杏苦内酯的化学结构，这时正好是威玛舒培博士公司开始在西德市场化 EGb761 的时间。[1]

尽管威玛舒培博士公司是银杏医疗化上的一个"迟到者"，但是它发现了银杏在医药市场上是有利可图的。当威玛舒培博士公司尝试鉴定银杏针对的人体区域时，这个公司既没有参考法国发现的顺势疗法，也没有利用中国或者日本医学的权威。相反，这个公司采用了欧美人一直坚持的一种观点：银杏果有助于消化。值得注意的事实是，在 20 世纪 60 年代，当威玛舒培博士公司已经开始鉴定银杏治疗的功效时，关于消化如何在人体中起作用的理论经历了革命性的转变。在大多数情况下，生理学家已经在消化和循环之间建立了重要的联系。盖伦的医学体系一直强调了这种联系，如消化不良、腹泻、体液失衡，但是随着血液将营养物质循环到全身及胃的关键性功用的发现，这种联系后来被放弃了。在威廉·吉尔曼·汤普森（William Gilman Thompson）的书《实用营养学，特别是疾病中的饮食》（*Practical Dietetics, with Special Reference to Diet in Disease*, 1895 年）中，他认为"有活力的和积极的循环伴随着良好的消化，维持着正常的局部反应，而血液循环不畅会引起内脏局部充血并干扰腺体分泌和吸收"。新的生理学基础给了威玛舒培博士公司转换旧观念的机会，新观念为银杏能促进消化，因为它有助于循环。只要临床试验可以证明银杏有助于循环，一系列新的可能性将广泛出现：从静脉曲张到心绞痛、血栓，再到阿尔茨海默病。所有这些疾病，在某种程度上，都被诊断为循环系统疾病。[2]

在 20 世纪 80 年代，银杏完全符合"锦上添花"的这种表达。灵感来自哥伦比亚大学中西弘（Nakanishi）的研究，受到市场机制的驱动，据估计有 5

---

[1] Koji Nakanishi, "A personal account of the early ginkgolide structural studies" in van Beek, *Ginkgobiloba*, 143−150.

[2] William Gilman Thompson, *Practical Dietetics, with Special Reference to*

亿美元的价值。化学家埃利亚斯·J. 科里（Elias J. Corey，1928— ）在哈佛大学团队致力于银杏内酯的合成，在20世纪80年代后期，世界尝试首次合成了银杏内酯。《纽约时报》在一篇名为《古树产生有效的治疗物质的秘密》论文中祝贺了科里的成就。"在至少5 000年的历史中，"据报道，"银杏叶的一种提取物已经在中医中被推荐作为有益于心脏和肺部的药，有助于治疗诸如咳嗽、哮喘、急性过敏性炎症等疾病。"这样一种古老的树和它所具有的功效，最近已经在医药市场获得了成功。科里在合成银杏内酯方面的成就，意味着现在可以提供丰富的、有效的物质以进行大规模的生成和市场扩张，以及减轻循环系统疾病带来的痛苦。[1] 在1990年，科里因其有机合成上的贡献获得了诺贝尔奖。尽管被合成的银杏内酯在市场上从未被发现是一个非常成功的酊剂，因为比起在实验室中合成的物质，公众仍然更加喜欢从银杏中直接提取的物质，但是科里的成就也产生了影响，制药公司很快用一个新的商标"Ginkgold"市场化了EGb761，隐晦地指出让科里获得好评的银杏内酯。[2] 1997年，《美国医学会杂志》的一篇论文报道到"在相当数量的案件中，EGb761似乎可稳定和提高痴呆患者的认知能力和社会功能，持续时间是六个月到一年"。[3] 银杏作为一种珍贵的活化石，是中华文明的象征，是治疗循环系统疾病的灵丹妙药，是世界上第一个，也是最重要的大脑"助推器"。

结　论

这一章研究了银杏在不同领域之间的相互作用：食物和医学，身体和心灵，传统的和现代的，东方的和西方的。我的研究对象，在现代化时代的草药——银杏，受到了高度重视，当然也伴随着争议。银杏是所属类别

Diet in Disease (*New York*；*Appleton*，1900［1895］)，308. 一个值得注意的分析是迈克尔对盖伦和威廉·哈维的分析，"*From Galen*'s ureters to Harvey's veins"，*Journal of the History of Biology*，18.3（1985）：331-355.

〔1〕　John Noble Wilford，"Ancient tree yields secrets of potent healing substance"，*The New York Times*，March 1，1998，www. nytimes. com/1988/03/01/science/ancient-tree-yields-secrets-of-potent-healingsubstance. html? pagewanted = 1.

〔2〕　这一点是基于 Koerner，"*Ginkgo biloba*？"

〔3〕　Le Bars et al.，"A placebo-controlled"，1327.

中唯一具有此种特征的品种，因此，它对于比较研究来说是一个完美的对象。按照分类学，在近代之前的中国、江户时代早期的日本和当今欧美种植的银杏是同一种，各国在银杏医学化上的研究应该详细说明各自社会是如何以自己的方式医疗化这种植物的。我的研究动机之一来自目前关于银杏产品的临床研究。我们一遍又一遍地被告知，因为银杏已经在中国和日本医学中被作为处方上千年了，我们现代人没有理由去回避这种古老的传统——只要生物化学家可以直接提取有用成分。鉴于这种观点的流行，这一章分析了在近代之前的中国、江户时代的日本，以及当今欧美社会中银杏所具有的自身特性。与其说是去描述一种从传统医学逐步迈进到现代生物医学的线性路径，不如说这一章强调的是分歧和共识。通过地方化，而不是通过特权化，各个社会都存在银杏的医学史，它指出了各自的文化是如何影响人们对于这种植物的认知以及它们治疗的功效。这种观点没有任何的问题：人体对于相同的植物有相似的反应。但是正是这些相似性可以激发不同的思考，从而塑造出一个独特对象的不同医学化。

对于中国的医生来说，银杏对应着肺，这一点是引起他们重视的。果实的颜色、银杏开花的模式，甚至身体不适的问题，所有这些都有助于解释中国医生为什么会烹饪银杏果实用于治疗哮喘、咳嗽和小便频数。但是现代的读者不应该根据上述文字去使用这个处方。根据五行理论，肺不仅与呼吸道疾病相关联，而且与从小便频数到眼睛分泌黏稠眼泪的症状相关。与之相反，在江户时代的日本医生——尽管他们与中国医生的思考是相似的——几乎没有沿用他们的模式。日本医生把银杏看作是一种消化"助手"，因为它的果实似乎刺激了唾液的产生，这像润滑剂一样可以滋润和滋养身体。事后分析，日本对于银杏功效的观点引起了植物医学史上最具戏剧性的转变。由于坎普弗尔努力让他的读者去理解银杏，并让他们相信银杏是有用的。纵观18世纪和19世纪早期，欧洲人确信银杏果能够促进消化——虽然他们所指的"消化"的意义反映了盖伦对这个术语的理解，即银杏果是一种净化身体的泻药。那时独特的思考方式，再加上20世纪早期的消化生理学，银杏语境化于一个药学适用性的新领域：循环体系。银杏能够促进消化，因为它有助于循环。

总而言之，银杏作为一种记忆"助推器"的草药的当前认知或者被否定，很大程度上归因于西医的历史，而非是日本医学或者中国医学的历史。对于这个问题，把银杏当作药的人希望中国的草药能够与针灸或者气功同样有效，这实际上是信仰在起作用，这种信仰与那些潜在的放血、灌肠或其他补救措施是一致的，这些措施曾经在西医中流行，被认为是当代生物医学的诅咒。同样的，事实上，因为银杏与草药或者另类的医学相联系，反对银杏的药物适用性的人，正在拒绝西医过去的重要的问题。

银杏的例子说明，无论是近代之前的中国、江户时代的日本还是当今的欧美国家，银杏的医学化最终依靠的是各自国家如何栽培、品尝、使用和评价银杏。这种世界观引导了各自社会的银杏处方的出现，此时，我们把散落在农业论文、民间传说和科学观察中的线索拼凑起来。中国人对于银杏治疗肺部疾病的信仰涉及了一个以农业为中心，以谷物、蔬菜、水果为中心的世界——这个世界被赋予了等级化和道德化的风气。在江户时代的日本，银杏被分类到树（例如，属于"木"），且反映了二元性：一方面是营养和母亲；另一方面是不幸和危险。这种差异对于解释为什么在中国和日本银杏经历了各自特殊的医学化是很重要的。出于相同的原因，此时去追溯银杏作为一种大脑"助推器"的研制，这是不够的——如果不是误导的话——它把我们的眼光限制在了药物市场、药品行业、医学研究等方面。相反，我们不得不在蓬勃发展的达尔文主义、现代植物学等背景下去研究银杏是如何在社会中被珍惜、被讨论、被展示的。在这方面，一项关于某种药物发展的研究不应该只限于描述作为药物商品的历史。由于研究物质文化的人类学家已经明确表示，历史学家应该学会通过各个方面去探索，以塑造一种物的生活史，或者他们所谓的"物的文化传记"。[1]

歌德可能预见了在科学史上这种方法的普遍出现。关于银杏叶的诗所陈述的不仅是叶子"一分为二"，而且的确是简明地进行了例证研究，这种研究依据分歧和共识是如何在不同的历史和地方发生的。的确，歌德把一对真正的银杏叶附在了他写诗歌的纸上。[2] 这些在诗歌纸上被保存下来的银杏叶所暗示的，也许比诗歌文字更重要。随之而来的银杏叶促进了一种观点的形成：经验观察是诗歌核心意义的关键。我们仿佛听到了诗人的耳语，"谢谢这些对象"！

---

〔1〕 Igor Kopytoff，"The cultural biography of things：Commoditization as process" in Appadurai，*The Social Life of Things*，65-91.

〔2〕 这幅图可见于 Cor Kwant 与银杏相关的网站上：www. xs4all. nl/～kwanten/goethe. htm.

它是一个有生命的物体？在自己体内一分为二，还是两个生命合并在一起，被我们看成了一体？[1]

感　谢

我想要感谢姜学豪邀请我把这篇论文放入这本文集中，感谢他为这本文集所做出的不懈努力。在准备这篇文章的过程中，我得到了各个领域许多学者的极大帮助，尤其是 Shigehisa Kuriyama, Janet Browne, Henrietta Harrison, Peter Del Tredici, He Bian, Carla Nappi, Daniel Trambaiolo, Wolfgang Michel, Cor Kwant, and Yan Liu。

在读者阅读本文之前，我想要强调两点。第一，在本文中，我使用"fruit"这个词指的是银杏丰满的种子，因为过去的人们大多是这样想的。第二，我在这里提供的是银杏的文化史和药用史。对于那些从科学角度对银杏历史感兴趣的人，请参见 among others, Peter R. Crane's remarkable *Ginkgo: The Tree That Time Forgot* (New Haven: Yale University Press, 2013); and Peter Del Tredici, "The evolution, ecology, and cultivation of Ginkgo biloba" in *Ginkgo biloba*, ed. Teris A. van Beek (Amsterdam: Harwood Academic, 2000), 7—23.

---

〔1〕 Unseld, *Goethe and the Ginkgo*, 43.

中华帝国晚期的身体知识和西学：以王士雄为例（1808—1868）

吴一立（Yi-Li Wu）

引 言

知识的追求者相信存在什么现象并选择去考察？他们如何判断他们是否已经获得了这些现象的认知？他们的调查如何通过时空得以形成？这些是学者们各种所谓的"历史本体论"和"历史认识论"研究的中心问题。[1]本章将这些问题带向知识的领域，这个领域通常被认为有极大的缺陷：经典中医对于人体结构的理解。几个世纪以来，关于治疗方面的中文出版物，包括身体物质成分（内脏器官和皮、脉、肉、筋、骨）的文字描述和视觉图像，将这种知识描述为与治疗相关的（therapeutically relevant）知识。[2]然而，17世纪开始，当欧洲的观察者开始学习中医时，他们宣称中

---

〔1〕 Ian Hacking，*Historical Ontology* （Cambridge，MA：Harvard University Press，2002），尤其在第一章。

〔2〕 参见 Li Jianmin，*Si sheng zhi yu：Zhou Qin Han maixue zhi yuanliu* （*The Boundary between Life and Death：The Origins of Channel Theory in the Zhou，Qin，and Han Dynasties*）（Taipei：Institute of History and Philology，Academia Sinica，2000）；and Saburo Miyasita，"A link in the westward transmission of Chinese anatomy in the later Middle Ages"，*Isis*，58.4（1967）：486-490. 关于身体的图像，参见 Huang Longxiang，ed.，*Zhongguo zhenjiu shi tu jian*（*An Illustrated History of Chinese Acupuncture and Moxibustion*）（Qingdao：Qingdao chuban she，2003）；Catherine Despeux，*Taoïsme et corps humain：Le Xiuzhen tu*（Paris：Guy Trédaniel，1994）；and

医对于解剖学是无知的。[1] 这种中医对于解剖学无知的说法最为明显的是 17 世纪的耶稣会士和 19 世纪的新教医学传教士，他们试图让中国医生引入西方的解剖学。

从 19 世纪晚期开始，中国的改革派和现代知识分子也利用这种中医对解剖学无知的说法去抨击中医，认为中医是迷信的和非科学的。作为回应，中医的捍卫者寻找了一个认知的安全空间，这个空间将会保护它免受生物医学的批判。他们在唐宗海（1851—1908 年）的研究中找到了这一"空间"，这个非常著名的人认为西医在解剖学上的成就是卓越的，但是中医对于气的转换（即身体的功用）有着更加卓越的掌握。唐宗海最初的目的是挖掘中医和西医各自的优势，将这两种体系结合在一起。然而，之后的医生却使用唐宗海的这种构想来支持两种体系在认识论上的不可通约。他们否认了中医一直以来对身体真正的物质结构所做出的认识，取而代之的是它具有与功能动因有关的特点，这超出了西方科学的知识范围。[2] 这种"功用而非结构"的特点一直支撑着"传统中医"现代化的迭代。[3]

这是真实的：在 20 世纪之前的中国，只有很少的人体解剖片段，中国的思想家并不追求对人体结构的详细了解，但欧洲解剖学家对这些知识很

Wang Shumin and Vivienne Lo, eds., *Xingxiang Zhongyi*: *Zhongyi lishi tuxiang yanjiu* (*The Form and Appearance of Chinese Medicine*: *Studies of Diagrams and Illustrations in the History of Chinese Medicine*)（Beijing: Renmin weisheng chubanshe, 2007）.

[1] 琳达·巴恩斯将这些观点置于更大范围的中欧医学交流历史中，in her *Needles*, *Herbs*, *Gods*, *and Ghosts*: *China*, *Healing*, *and the West to 1848*（Cambridge, MA: Harvard University Press, 2005）.

[2] Pi Guoli, *Jindai zhongyi de shenti guan yu sixiang zhuan xing*: *Tang Zonghai yu zhong xi yi huitongshidai*（*Changing Models of Thought and Views of the Body in Recent Chinese History*: *TangZonghai and the Age of "Chinese-Western Medical Convergence and Assimilation"*）（Beijing: Sanlian shudian, 2008）. 关于唐宗海和解剖与气叙事的起源，参见 Sean H. -L. Lei, "Qi-transformation and the steam engine: The incorporation of western anatomy and re-conceptualisation of the body in nineteenth-century Chinese medicine", *Asian Medicine*, 7.2 (2012): 319-357.

[3] 来自西方评论家的经典例子，包括 Manfred Porkert, *The Theoretical Foundations of Chinese Medicine*: *Systems of Correspondence*（Cambridge, MA: MIT Press, 1974）; and Ted Kaptchuk, *The Web that Has No Weaver*: *Understanding Chinese Medicine*（New York: Congdon and Weed, 1983）.

感兴趣。然而，其实中国人对解剖学的无知和冷漠的说法是基于一种错误的前提。首先，这一前提把欧洲对于身体知识的模型看作是一种标准，认为人们都应该通过这种标准来评价其他文化，它认为对于解剖的欲望是对于理解人体结构欲望的一种必然结果。同时，在很大程度上，"中医"具有跨越时空的同质性。更宏观地说，这种叙事是有问题的，因为它的主要目标是解释中医的思想家没有做的事情（追求欧洲风格的、以解剖为基础的解剖学），而非是他们过去所做的事情（描述、争论和讨论身体的组成成分以及它们与疾病和治疗的关系）。只有近些年的文献中才强调应该认识到中国医生过去所做事情的重要性，这些文献记录了中医对于身体观念的重要历史性转变。例如，莱斯利·德弗里斯（Lesliede Vries）介绍了赵献可（1573—1664 年），一位有影响力的温补学派的当代解释者，他创建了一个新的身体模型，在这个模型中，命门取代了心脏作为身体真正的主导者。[1]蒋熙德（Volker Scheid）提出了对中华帝国晚期的医生寻求一种对于伤寒论治疗应用的更好的理解，这种理解脱离了医学经典的官僚体系，主要是通过经络循行（circulation channels and collaterals）的网络来定义，并通过调节身体系统来治疗。相反，像方有执（1522—1599 年）、喻昌（1585—1664年）和柯琴（17 世纪早期）等医生详细地阐述了身体的区域模型，把身体分成了不同的物质区域，每一个区域都包含不同的解剖学成分，这是病原体可以侵入的地方。现在，把医生比作军事策略师，他们需要了解关于身体区域详细的知识，目的是驱逐确定区域内的病原体。[2] 这种改革源自中国的知识资源，但后来西方的医学著作也成为中医的思想家可以利用的另一种资源。皮国立对于唐宗海的详细研究展示了他是如何利用西方解剖学的信息，解决了长期存在的关于身体结构和功用的不确定性的。[3] 国外的观点也并非一定会破坏本土观点的权威性。正如雷祥麟（Sean H.-L. Lei）所展示的，利用唐宗海的这种创新性的解释方法，身体内的火和水聚集在

---

〔1〕 Leslie de Vries，"The Gate of Life：Before heaven and curative medicine in Zhao Xianke's Yiguan"（Ph. D. dissertation，Universiteit Gent，2012）.

〔2〕 Volker Scheid，"Transmitting Chinese medicine：Changing perceptions of body，pathology，and treatment inlate imperial China，" forth coming in *Asian Medicine*，8.2（2014）.

〔3〕 Pi，*Jindai zhongyi*.

一起产生了气，这都是来自蒸汽机的灵感。[1]

因此，这一章会提出问题：身体的物质性和它的组成结构在中医思想和治疗实践的发展中扮演着何种角色？中国的医生试图去了解身体物质性的哪些方面？他们使用什么标准去评价关于物质身体的已有的和新的知识？我将通过一位著名的杭州医生王士雄（1808—1868 年）的案例去探讨这些问题，这位著名的医学史家是关于温病、发热和流行病分类的一个教学综合者。[2] 王士雄热衷于探讨关于中医典籍的意义和治疗的应用的当代争论，他撰写并出版了具有启发性的医疗著作，这是一种宣传他的观点和建立他的医学权威、名声的途径。王士雄精读了西方解剖学论著并对其非常感兴趣。我的目标是：了解身体的结构和西医是如何恰如其分地融入这个科班出身的中国男医生的世界观中的。而且，王士雄的案例是十分有用的，因为他的医学视角是在 19 世纪上半叶形成的，是在西方的细菌学说和抗菌外科学的伟大成就之前，在看似不可阻挡的外国帝国主义的扩张导致中国改革者去怀疑本土文化的基础之前。因此，分析王士雄和他同伴的著作就是从一个自信的中医传统观的立场去考察中国的思想家是如何评价西医的。

我将通过分析王士雄的三本医学著作去开展这些调查，这三本著作为：《重庆堂随笔》，出版于 1855 年；《霍乱论》的两个版本，即出版于 1839 年的第一版和出版于 1863 年的修订版。[3] 本章第一部分讨论了王士雄和他朋

---

[1]　Lei，"Qi-transformation".

[2]　对于细节，参见 Marta E. Hanson, *Speaking of Epidemics in Chinese Medicine*: *Disease and the Geographic Imagination in Late Imperial China*（Abingdon：Routledge，2011）.

[3]　除非有其他的注释，否则王世雄的《重庆堂随笔》（*Chongqing tang suibi*）均来自《王孟英医学全书》（再版书）*Wang Mengying yixue quanshu*（*The Complete Collection of Wang Mengying's Medical Books*）（Beijing：Zhongguo zhongyiyao chubanshe，1999）. 我也参考了这一版本 Chongqing tang suibi published in Cao Bingzhang，ed.，*Qianzhai yixue congshushisi zhong*（*A Collection of Fourteen Medical Books by Qianzhai*）（*Shanghai：Jigu ge*，1918）. 我从王士雄对于霍乱的研究工作中所引用的也来自 *Huoluan lun*（*Treatise on Sudden Turmoil Disease*）（作者的序言写于 1838，first edn. 1839；woodblock edition published by Hanxiang shuju，1851）；and *Suixi ju chongding Huoluan lun*（*reedited Treatise on Sudden Turmoil Disease from the Residence of Frequent Sighs*）（作者的序言写于 1862 年，第一

友在《重庆堂随笔》中所写的关于身体结构的论文。他们不仅仅对身体结构的问题十分有兴趣，而且对于医生、学者和官员之间的人际关系促进了这种信息转变的问题同样感兴趣。第二节关注方法，用这种方法，王士雄和他的朋友批判性地评价了对于身体的描述，这种描述的范围包括了中医和西医一系列的资源。受到考证的启发，他们怀疑现存文本中的知识，强调需要通过严格评估的事实去证实这些信息。最后，第三节分析了王士雄是如何利用来自中国和西方作者的解剖学信息去完善对霍乱的理解的，他曾经用一种地方性的疾病概念解释了流行性的霍乱。

《重庆堂随笔》中的一种社会——医学史的身体观

《重庆堂随笔》一书的形成与王士雄家庭子女的活动、他的学术追求以及男性社交网紧密交织在一起。这本书是一本论文集，由他的曾祖父——医生王学权在 1808 年开始撰写，这是王士雄出生的那一年。[1] 虽然王士雄是他父母生下的第四个儿子，但是在他之前出生的孩子都在童年时期夭折了。根据中国"十天干十二地支"枚举年的制度，王士雄出生的年份正好落在他祖父王国祥干支的相同位置。王士雄的曾祖父王学权此时已接近 80 岁高龄，他宣称这是一个迹象，表明王士雄不会像他以前的兄弟一样早逝，而是会长寿。可能预感到了自己的死亡，王学权开始编撰一本书去叙述他关于一些医学主题的看法，主题的内容包括季节性疾病及脉诊。不幸的是，在他去世很多年后，他的研究依然未完成。王学权的儿子王国祥（王士雄的祖父）曾尝试着去完成这项研究，但是几年后他就病死了。随即，王学权的孙子王升（王士雄的父亲）担起了完成这本书的责任。然而，令人伤心的是，他也在几年后死了，去世时只有 49 岁，即王士雄在 14 岁的时候就没有了父亲。

值得注意的是，王士雄的曾祖父在他出生时已经撰写了一本医学著作，年轻的王士雄立志成为一名医生。幸运的是，他完成了由他曾祖父开始撰

版在 1863 年出；1887 年近代评论版是 Siming Lin Yanchun 的木制版，再版于王孟英，《王孟英医学全书》）。

　　〔1〕 我对这些事件的叙述来自王士雄姨父于世桂 1830 年写的序言，Wang, *Chongqing tang*，615-616.

写，并延续到他的祖父和父亲那里的这本书，这本书在 1855 年出版，名为《重庆堂随笔》。[1] 在那个时候，王士雄是医学圈内的杰出人物，有三本已出版的医案。他的两本书被认为是有影响力的著作，这两本著作是关于疾病分类学和流行病的病因学的——《霍乱论》和《温热经纬》。

王士雄最终成为一名成功的医生，这不仅仅因为他天赋异禀，而且因为他有能力去建立一个有众多学者和官员的人际网，在他治愈了他们或他们的家人之后，这些人便成了他的赞助人、合作者和朋友。因此，在中华帝国晚期的中国，王士雄的医学生涯是一个很好的案例，为以下观点提供了有力的证据：男人的能力是建立在一个强大的社交网络基础之上的，这对于他事业的成功或者失败起着决定性的作用。[2] 王士雄的朋友和支持者出钱资助出版他的医学著作，他的名字和文字多次出现在医学著作中，无论是作为序言作者、编辑、注释者还是撰稿者。一个早期的赞助者周铼，是政府食盐专营办公室的秘书，某天突发疾病，全身衰弱，并伴随寒战。王士雄那个时候仅仅 16 岁，但是他自信地挑战了主治医生的诊断，并治愈了周铼。这件事在两个男人之间建立了富有成效的联系，周铼最终汇编和校订了王士雄在 1843 年完成的第一部医学案例集《回春录》。[3]

王士雄最重要的支持者大概就是士大夫杨照藜（字素园），杨照藜是定州（直隶省）本地人，1845 年中进士。在童年时代，杨照藜就对医学研究充满热情。在他进入政府工作后，他就能够负担起收集医书的费用，这些医书包括王士雄的《霍乱论》，他欣赏王士雄对医学的敏锐度。在 1849 年，杨照藜还是宜黄县（江西省下辖县）地方官员的时候，他的妻子因为积食

---

[1] 书名是王升长子出生时（我估计是 1798 年）所起的，那一年还庆祝了王学权的 70 岁生日和王国祥的 50 岁生日，所以称作"重庆"。于世桂写的序言可追溯到 1830 年，同上，615-616 页。我认为王士雄在 1852 年基本完成了这篇文章，因为他在这篇文章的倒数第二篇上写了这个日期。然而，这本书的最后一篇是王士雄的一篇随笔，写于 1855 年的第一个月，而杨照藜的前言写于几个月后；同上，618,675-676。因此，这篇文章直到 1855 年才发表。

[2] Susan Mann,"The male bond in Chinese history and culture", *American Historical Review*, 105.5(2000):1600-1614.

[3] 《回春录》(*Huichun lu*) 也以王氏医案为名而广为流传(*Medical Cases from Master Wang*)。关于周铼生病的案例，参见王氏医案(1918 年评论版；放置在《王孟英医学全书》中的平版印刷重印版中的汲古阁本中)，257 页。

疼痛难忍。听说王士雄正在附近访问，于是杨照藜请他过来看病。[1] 在王士雄治愈了杨照藜的妻子后，这两个男人便成了非常亲密的朋友和合作者。接下来，杨照藜在资金上支持了王士雄三本医学案例集的出版或再版，以及他关于霍乱的研究。同时，他为王士雄的许多医学文本写了序言，并在其他人的帮助下完成了注释。因此，这两个男人建立了一种互利互助的关系。对王士雄而言，他找到了一个最坚定的赞助者，并且对方来自士大夫阶层；另一方面，对杨照藜而言，他通过认识王士雄获得了进入医学作家圈的机会。

《重庆堂随笔》的撰稿者

《重庆堂随笔》的完成是王氏子女们共同努力的结果，这一过程持续了40多年。同时，王士雄通过增加他自己的说明和新的资料，极大地丰富了他祖先的文本，其中包括关于西方解剖学著作和身体结构的讨论。虽然关于这些主题的评论贯穿整本《重庆堂随笔》，但是我将重点只放在一部分论文上，这些论文出现在这本书的下半部分，在这一节中致力于介绍诊断的技术（参见表3.1）。[2] 第一篇论文是由王士雄的曾祖父王学权所写，紧接着是他的父亲王升写的一篇评论。然而，这一节大多数是由王士雄和他的三个朋友——胡琨、李志锐和徐然石所完成的。

表 3.1　《重庆堂随笔》中关于解剖学的论文

作者	标题/主题
王学权	无标题。比较中西方的解剖学知识；引自耶稣会士的文本
王升	无标题。比较中西方的解剖学知识
王士雄	无标题。比较中西方对人体骨骼的解释；引自耶稣会士的文本和本杰明·霍布森
胡琨	标题为"阅读耶稣会士文本所解释的《人身图说》后的著作"
李志锐	标题为"阅读王清任的《医林改错》后所写"
徐然石	标题为"阅读《医林改错》后所写"
胡琨	标题为"阅读本杰明·霍布森的《全体新论》后所写"

---

〔1〕　这些事情都与杨照藜有关，其序言写于 1850 年，王氏医案。

〔2〕　Wang, *Chongqing tang*, 666–671.

胡琨（字美中，号次瑶）是杭州本地人（明确的是，来自仁和县），王士雄把他描述为最亲密的朋友。[1] 在这一章的第二部分，我们将要讨论在王士雄的医学著作中考证的影响。除了这个事实，即王士雄杭州的家乡是考证的主要中心之外，我们可以认为他通过与胡琨的关系，获得了这些学术圈的关系。

胡琨是胡敬（1769—1845 年，1805 年的进士）的儿子，胡敬是一个士大夫、诗人，是绘画和书法方面著名的专家，他历任宫廷职务之后，后官至翰林院编修。胡敬回到杭州后，成了崇文学院的主管，崇文学院是循证的一个重要的中心地。1844 年，胡琨考中举人，在地方学校担任讲师职务，并在宫廷祭祀中担任档案保管员。他也是一个杰出的数学家和三角学的学生。在考证研究中，数学是研究的关键性领域，胡琨的朋友包括数学家和知名的考证学者项明达和戴煦。三角法（对于天文计算很有必要）的研究必然意味着对欧洲数学文本的研究，胡琨为《重庆堂随笔》所写的两篇论文，表现出了他对于西方知识的兴趣，这种兴趣也延伸到了医学中。[2]

李志锐（字晋恒）是山东聊城县人，来自一个士大夫家庭。在 19 世纪早期，他的父亲是云南林安县的知府。李志锐陪同他的父亲去上任，担任某种类似"行政助理"的职务。像许多与他相同的社会阶层的人一样，李志锐对医学感兴趣，他广泛阅读了经典的能带来启发性的文献。但是，他对关于内脏的现存观点产生了质疑。1816 年，他的父亲在临安任职期间，一个地方性起义的爆发给李志锐提供了机会去进行解剖学观察。李志锐回

---

[1] 王士雄对于胡琨的描述，参见 Wang，*Suixi ju*，3：172 和 Wang Shixiong，*Gui yan lu*（*Records of Returning to the Inkstone*）（作者的第一篇序言写于 1857 年，再版的新序写于 1862 年；1918 年评论版；放置在《王孟英医学全书》中的平版印刷重印版中的汲古阁本中），436. 这里关于胡琨和胡敬的讨论也来自 Chen Qiong，et al.，comps.，*Min'guo Hangzhou fu zhi*（*Gazetteer of Hangzhou Prefecture from the Republican Period*）（1922；facsimile reprint Shanghai：Shanghai shudian，1993），31：222b–223a and145：42a–b.

[2] 关于项明达、戴煦、考证和欧洲数学研究，参见 Benjamin Elman，*On Their Own Terms：Science in China，1550—1900*（Cambridge，MA：Harvard University Press，2005），246. 关于崇文书院和考证，参见 Benjamin Elman，*From Philosophy to Philology：Intellectual and Social Aspects of Change in Late Imperial China*（Cambridge，MA：Harvard University Press，1984），109，124.

忆道，他一开始太恐惧了，以至于不敢去看对被俘虏叛军的处决，但是他逐渐地克服了恐惧，开始研究无人认领的尸体的内脏。"我让行刑者去收集和清洗尸体的器官，我十分详细地检查它们。"李志锐解释道："在我检查了几十具尸体之后，我认为，过去历史书籍所载的关于器官的图表和解释全部都是错误的。"[1]

　我几乎没有找到关于徐然石（字亚枝）的信息，除了知道他是杭州本地（仁和县）人之外。他似乎没有获得任何的科举考试名次，很有可能是一个低层次的学者，但他最终也成了医生，或者至少积极地参与了医学研究。徐然石的读写能力、医学技巧紧密地结合到了王士雄个人的和专业的网络中，显然这些都有助于编辑王士雄的两本医案，同时也有助于王士雄对于温病条文的注释。[2]

　王士雄和他的朋友为《重庆堂随笔》所写的论文批判性地评价了一系列的医学问题，包括内脏器官的形式、人体骨骼的数量和形状、大脑和心脏在认知和记忆中各自所扮演的角色、通过气血流经人体血管的循环本质。其中一部分内容也延伸评论了解剖学和西医，这是前些年王士雄的早期著作中所做出的评论。[3] 显然，王士雄之前就反对这样的观点：西方人和中国人有不同形状的器官。随后这个观点在《重庆堂随笔》中由胡琨提出。这暗示了胡琨、李志锐、徐然石和王士雄一直以来都在讨论这个问题。地方官员杨照藜也是参与讨论的一分子，他在《重庆堂随笔》中所写的序言

─────────────

[1]　Wang，*Chongqing tang*，669.

[2]　参见一下王士雄的著作，all reprinted in *Wang Mengying yixue quanshu*：*Wangshi yi'an xubian*（*A Second Collection of Medical Cases by Master Wang*）（prefaces dated 1850；modern critical edition of 1918，Ji gu ge lithographed version），8：347；*Wangshi yi'an sanbian*（A Third Collection of Medical Cases by Master Wang）（comp. Xu Ranshi et al.，prefaces dated 1854；modern critical edition of 1918，Ji gu ge lithographed version），1：363；*Wenre jingwei*（*The Warp and Woof of Warm and Heat Diseases*［1852］），2：23 and 2：33.

[3]　这些评论出现在 Shen Yaofeng's *Nüke jiyao*（*Edited Essentials of Medicine for Women*），由王士雄主编出版，我使用的是重印版 in *Nüke jiyao*，*taichan xinfa*（*The "Edited Essentials of Medicine for Women" and "Essential Teachings on Producing Children"*）（Beijing：Renmin weisheng chubanshe，1988）. 王士雄还在文本中添加了自己的评论，他对于解剖学和西医的评论出现在 64 页及73-76页。所

呼应了其他作者的文章主题,认为解剖学的书籍是对医生非常有价值的资料,同时,他也注意到了一些问题。事实上,王士雄引用了他朋友的著作,详细地阐述了他认为重要的观点,同时又暗示了这些观点是由他们这个庞大的、有文化的、由男性组成的人际网所共享的。而且,王士雄把这些论文加入到了他父亲的著作中,说明他把他祖先的观点视为对他同时代的人所关注的医学问题的重要参照。

身体知识的西方来源

作为一个整体,《重庆堂随笔》中的作者讨论了那个时期他们可以获取的全部西医书籍:耶稣会士提供的两本书,新教医疗传教士提供的一本书。[1] 最早的西医书籍是《泰西人身说概》,它来自一份手稿,这份手稿是1625 年由瑞士的耶稣会士和医生邓玉函(Johann Schreck, 1576—1630 年)所编撰的。在邓玉函去世后,他的手稿被中国学者毕拱辰(1616 年的进士)所扩充,并在 1643 年出版了合卷。第二本书是 17 世纪 30 年代编撰的,叫作《人身图说》,是翻译了著名法国外科医生安布瓦兹·巴累(Ambroise

---

有现代书目都说明王士雄在 1850 年出版了 *Nüke jiyao*,这也是他写序言的时间。然而,王士雄在本文中对本杰明·霍布森的著作进行了长篇幅的总结,直到 1851 年才发表。因此,我认为 *Nüke jiyao* 的最初版本是在 1850 年左右完成的,但直到几年后才出版。

　　[1] 耶稣会士还出版了第三本解剖学著作——《康熙朱批脏腑图考释》。但据报道,这部作品现存的少数几本保存在皇室内部,朝廷之外找不到。关于中国耶稣会医学文献的历史,参见 Nicolas Standaert, ed. , *Handbook of Christianity in China*, Vol. 1:635-1800 (Leiden:Brill,2011);Marta E. Hanson,"Jesuits and Medicine in the Kangxi Court(1622—1722)", keynote lecture for symposium on "Medicine and culture:Chinese-western medical exchange(1644-ca. 1950)", *Pacific Rim Report*, 43(2007):1-12;Marta E. Hanson,"The significance of Manchu medical sources in the Qing" in Stephen Wadley,Carsten Naeher and Keith Dede,eds. ,Proceedings of the *First North American Conference on Manchu Studies*,Vol. 1:*Studies in Manchu Literature and History*(Wiesbaden:Harrassowitz,2006),131-175;and Daniel Asen," Manchu anatomy':*Anatomical knowledge and the Jesuits in seventeenth and eighteenth century China*", *Social History of Medicine*,22. 1(2009):23-44.

Paré，1510—1590 年）的一部作品。《人身图说》主要是意大利耶稣会士罗雅谷（Giacomo Rho，1593？—1638 年）的著作，他也与耶稣会士的龙华民（Nicolò Longobardo，1559—1654 年）和邓玉函在这本著作上有合作。最后，《重庆堂随笔》讨论了《全体新论》，它首先由本杰明·霍布森在 1851年出版。它是霍布森所写的四部中文作品中的第一部，霍布森为了促进西医在中国的发展，与中国文人助理进行了合作。[1] 霍布森使用了一个英文的标题"解剖学和生理学的概论"（An Outline of Anatomy and Physiology），对于以英文作为母语的人来说，这标志着一个事实：他正在给中国人介绍一种全新的科学文集。然而，这本书的中文书名是"整体新论"（New Discourses on the Entirety of the Body），这允许王士雄和他的朋友在已有的中国对于身体的讨论的语境中去定位它。同样基于他们的视角，我也称这项工作为新论。

　　对西方著作感兴趣似乎一直以来都是王氏家族医学文化的一大特色。王士雄的曾祖父王学权的观点与《泰西人身说概》和《人身图说》相似，在《重庆堂随笔》中他曾做过讨论。我们也知道王氏家族拥有一份《泰西人身说概》的复印本，王士雄把它借给了他的朋友胡琨。[2] 王士雄似乎也在积极地寻找这种著作，大约到 1852 年，他已经阅读和比较了霍布森《全体新论》的两个版本：一个版本来自霍布森自己（可以肯定的是，1851 年的第一版由广州霍布森医院出版），1852 年，霍布森的著作由广东官员和藏书家潘仕成（1832 年）作为《海山仙馆丛书》的一部分再次出版。[3] 尤其

---

　　〔1〕　对于讨论合作过程以及霍布森所著著作体现文化二元论和文化融合的方式，参见 Man Sing Chan，"Sinicizing western science：The case of *Quantixinlun*"，*T'oung Pao*，98.4-5（2012）：528-556. Hobson's other medical texts（and the English titles hegave them）were *Xiyi lüelun*（*First Lines of the Practice of Surgery in the West*，1857），*Neike xinshuo*（*Practice of Medicine and Materia medica*，1858），and *Fuying xinshuo*（*Treatise on Midwifery and Diseases of Children*，1858）. 霍布森还写了一本关于科学的书：*Bowu xinbian*（*Natural Philosophy and Natural History*，1855）.

　　〔2〕　Wang，*Chongqing tang*，668.

　　〔3〕　王士雄对于这两个版本的评论，同上，667 页。在潘仕成的书出版后不久，霍布森自己又出版了另一个略加修改的版本。然而，流传最广的《全体新论》版本是 1853 年由伦敦传教士协会出版社在上海出版的版本。对于这一版本

值得注意的一个事实是：王士雄可能已经看见了这两个版本，在它们于广东出版的那一年。霍布森的第一版《全体新论》印了 1200 册，他卖了一些给中国的买家，寄了许多本给在上海、宁波和广州的传教士同事。[1] 然而，我无法确定王士雄是如何获得霍布森的著作的，他很快获得了它，这暗示着他有强大的人际关系网，这个人际关系网是由对西医知识感兴趣的中国人所组成的。

身体知识的中国来源

当评价西方对于身体的理解的时候，《重庆堂随笔》的作者一直把它们与中国著作中已有的描述做比较。这些著作包括古代的书《黄帝内经》、《难经》（公元 1 世纪）及《医宗金鉴》，《医宗金鉴》作为标准的教科书，由清宫医学院汇编，在 1742 年出版。[2] 王士雄和他的朋友也对中国医生王清任（1768—1831 年；与王士雄没有任何关系）的修正式研究十分有兴趣，

的更多细节，参见 Hashimoto Hideshi，Sakai Tatsuo，"'Zentai shinron' ni Keisaisare-ru Kaibōto no shutten ni tsuite"（"On the sources of the anatomical illustrations appearing in *Quanti xinlun*"），*Nihon ishigaku zasshi*，55.4（2009）：463-497；and two articles by Man Sing Chan："*Quanti xinlun* de zhuanyi yu zaoqi banben"（《全体新论》和它早期版本的编写和翻译），*Zhongguo dian ji yu wen hua lun cong* 13（2011）：200-221，and "*Quanti xinlun* chatu laiyuan de zai kaocha jian shuo wan qing yiliao jiaoyu de yi duan Zhong Yin yinyuan"（对《全体新论》起源解释的再研究，以及在中华帝国晚期医学教育中中国和印度因素的案例研究），*Ziran kexue shi yanjiu*，30.3（2011）：257-277.

〔1〕 Benjamin Hobson，*Brief Notice of the Hospital at Kum-le-fau in Canton*，*during the Year 1851*（Guangzhou：Canton，1852）；item 5852/43 in "Items acquired with the Morrison and Hobson Papers"，Archives and Manuscripts，Wellcome Library for the History and Understanding of Medicine. 霍布森报告说，1200 册的印刷成本为 176 美元，他向中国买家出售了价值 2.5 美元的书，从感兴趣的传教士那里得到了 45.50 美元的捐款（其中 30 美元来自他在上海的同事威廉·洛克哈特）。假设霍布森是按成本价出售的，中国买家买了十几本，传教士捐了 300 多本。

〔2〕 关于《医宗金鉴》，参见 Marta E. Hanson，"The Golden Mirror in the imperial court of the Qianlong Emperor"，*Early Science and Medicine*；Special Issue：*Science and State Patronage in Early Modern East Asia*，8.2（2003）：111-147.

王清任说关于身体经典的描述全部都是错误的。王清任是一个来自玉田县（直隶省）的医生，他长期以来都不满意已有的对于身体内部结构的描述。在 1797 年初，他开始自己进行研究，最初检验暴露野外的儿童尸体，这些孩子因感染流行病而死去。[1] 他们被掩埋在浅墓穴中，腹部被鸟或狗撕扯开。不仅如此，王清任也亲临一些处决现场去观察死因的器官。尽管他尝试亲眼看到完整的隔膜，但是结果不尽如人意，他最终还是在 1829 年，从一个叫横静（Heng Jing）的人那里获知了关于人体器官结构和位置的细节。横静担任江宁县的省行政专员，他观察了许多被处决者的器官。有了这些信息，王清任感觉到他终于可以公布他的发现，于是在 1830 年写下了《医林改错》这本著作。这本书在之后被不断重印。杨照藜是这本书的推崇者之一，他把《医林改错》介绍给王士雄，之后又介绍给胡琨。[2] 经过书籍的分享，这种典型的学术文化促进了这些人去接触和讨论新的解剖学信息。他们的论文也暗示了他们认为王清任新的发现与西方人的解剖学教导有关。

最后，《重庆堂随笔》也包括了来自法医学的信息。1247 年，司法官员宋慈完成了一本系统的专著，这本专著是关于死因调查的，名为《洗冤录》。随后，它成了中国法医学鉴定的参考。在 17 世纪晚期和 18 世纪早期，清朝司法部汇编了一个扩展修订版，正式命名为《律例馆校正洗冤录》，作为帝国官方的标准。[3] 在王士雄所处时期，这项工作一直广为人知：所有的法官和司法人员都要使用这本手册，他们的法医勘验是在受害者和犯罪嫌疑人家属面前公开执行的，并发布了很多关于手册的评注。[4] 王士雄在

---

〔1〕 这些事件被描述在 Wang Qingren，*Yilin gai cuo*（1st edn. 1830；reprinted Nanjing：Wen YingTang woodblock edition，1849），1：12a–13b.

〔2〕 这个信息来自 Shen，*Nüke jiyao*，64；and Wang，*Chongqing tang*，668.

〔3〕 关于一个范例，参见 the facsimile of the *Lüliguan jiaozheng xiyuan lu* reproduced in the *Xuxiu Sikuquanshu*（A Continuation of the *Imperial Library of the Four Treasuries*）（Shanghai：Shanghai gujichubanshe，1995—2002）. 学者们通常把这个正式版本的日期定在 1694 年，但陈重方有力地指出，最终版本在 1741 年之前没有完成。Chen Chong-Fang，"Qing 'Lüliguan jiaozheng xiyuan lu' xiangguan wenti kaozheng"（A textual study of questions pertaining to the Qing *Records on the Washing Away of Wrongs*，*Edited by the Codification Office*），*You feng chu ming niankan*，6（2010）：441–455. 上面的复制版可以追溯到 1770 年以后，因为它包含了在那一年添加的一系列官方骨架图。

〔4〕 对于宋慈最初的工作，参见 Brian E. McKnight，*The Washing Away of*

他关于骨骼的文章中参考了《洗冤录》，也参考了杨照藜所做出的关于骨骼的观察。我们可能会认为杨照藜的观察来自法医学调查：尽管尸体的直接检查是由一个特殊的次级的，名叫"仵作"（有时候被翻译为"ostensor"）的官方工作人员执行，但是像杨照藜这样的法官也要亲自主持这种勘验，以确保其准确性。

经典医学中的结构和功用

王士雄和他的朋友认为，要正确地理解疾病和治愈的动因，需要先了解身体组成成分的精确知识。"当钟坏了，"李志锐说道，"人们必须找修钟匠去修理它，因为他能够理解钟的内部功用，医学也是这样的。"[1] 这个观点对于他们来说没有新颖独特之处。王清任正是根据这个论断解释了他关

Wrongs： *Forensic Medicine in Thirteenth-Century China*（Ann Arbor，MI：Center for Chinese Studies，University of Michigan，1981）；and Joseph Needham，*Science and Civilization in China*，Vol．6：*Biology and Biological Technology*，Part 6：*Medicine*（Cambridge：Cambridge University Press，2000）．关于清朝的法医学，参见 Daniel Asen，"Dead bodies and forensic science：Cultures of expertise in China，1800—1940"（Ph．D．dissertation，Columbia University，2012）；Daniel Asen，"Vital spots，mortal wounds，and forensic practice：Finding cause of death in nineteenth-century China，" *East Asian Science*，*Technology and Society*，3（2009）：453-474；and Pierre-Étienne Will， "Developing forensic knowledge through cases in the Qing Dynasty，" in *Thinking with Cases*：*Specialist Knowledge in Chinese Cultural History*，ed．Charlotte Furth，Judith T．Zeitlin，and Ping-chen Hsiung（Honolulu：University of Hawai'i Press，2007），62-100．

〔1〕 Wang，*Chongqing tang*，669．中医对身体的描述缺乏机械隐喻，这有力地说明李志锐的比喻来自他对西方文本的阅读。例如，本杰明·霍布森的《全体新论》将人体的奇妙结构比作手表；Benjamin Hobson，*Quanti xinlun*（Guangzhou：Hui'ai yiguan，1851），68a-b（我使用了澳大利亚国家图书馆的第一个版本，它已经被数字化，可以在网上找到 http：//nla．gov．au/nla．gen-vn1869894）．著名的英国神学家威廉·佩利（William Paley，1743—1805 年）曾对手表进行过著名的类比，他认为，正如一块手表的复杂程度证明了一位钟表匠的设计天才，人体解剖学的复杂程度也证明了一位神圣的制造者的存在．William Paley，*Natural Theology*，or，*Evidences of the Existence and Attributes of the Deity*，*Collected from the Appearances of Nature*（London：Faulder，1802）．

于解剖学的调查，并发问："如果你治疗疾病时，对器官没有清楚的理解，那么这与一个盲人在黑暗中走路有何不同？"[1] 身体的结构和功用并非是截然不同的两个问题，而是一个完整整体的两个方面。去认识这两者关系的一种方法就是在医学和风水之间进行一个类比。风水关注的是气在对象中的流动及其区域特点。当然，气的流动模式与这个区域物质轮廓之间的关系也是密不可分的。同样，在人体内气的产生和流动受到内部结构形式和组成的影响。徐然石在为《重庆堂随笔》写论文时做出了这个明确的推论，他喜欢把身体内部的物质组成与宇宙的阴阳结构联系在一起，又把器官的功用与宇宙之间气的转变模式联系在一起，所有这些联系产生了神奇的事情。

《易经》指出："天地定位，山泽通气"。气血精津液是构成人体的基本物质。饮食物通过脾气转输生成精、津液、血，代谢为便、尿，从而构成了气血精津液的相互循环。[2]

阴阳学说，既用于解释宇宙和自然界现象之间的对应关系，也用于解释人体组织结构和运动变化规律。正如我们所知道的，阴和阳与身体中特定的位置和方向相联系：阳与身体的上半部分——背侧、外侧（远离身体的中线）以及右侧相联系；阴与身体的下半部分——腹部、内侧（朝着身体的中线）以及左侧相联系。手部的阴经沿着手臂的内侧与胸部相联，然而，手部的阳经沿着手臂的外侧与头部相联。而且，当阴气或阳气在脏腑之间循环时，它不得不在特定的方向上运动，使得身体能够正常运转。气朝着相反的方向流动或者在错误的方向上任意流动是疾病的一种标志。

在历代的医学文献中，这种关注点为许多关于身体结构的著作和图像提供了信息。例如，在《难经》中，第"三十二难"所问：为什么心和肺是位于隔膜之上，而其他的器官位于它之下？[3] 答曰：心和肺是最重要的

〔1〕　Wang，*Yilin gai cuo*，1：12a.

〔2〕　*Wang，Chongqing tang*，670.《易经》中这句话的翻译参考了：Richard John Lynn，*The Classic of Changes：A New Translation of the I Ching as Interpreted by Wang Bi*（New York：Columbia University Press，1994），120-121.

〔3〕　我在这里的讨论是基于文本和评论，in Paul U. Unschuld，trans. and annot.，*Nan-ching：The Classic of Difficult Issues；With Commentaries by Chinese and Japanese Authors from the Third through the Twentieth Century*（Berkeley：University of California Press，1986）.

器官，负责统摄全身血和气的流动，因此不得不处于身体的上部。这部经典著作还提出了其他问题，包括肝脏为什么有两个叶，肾脏为什么有一对。随后在对《难经》的评注过程中，医家们试图解决（以下）这些问题，即《难经》采用问答方式，深入探讨了人体的（脏腑）组织结构，尤其有三个内在（脏腑）的实体形式和位置常被争论——三焦、心包和命门。

张介宾（1563—1640 年），因对《难经》的评论而出名，他是处理这些问题的优秀作者之一。在其他方面，他认为当《难经》说左肾负责肾脏的功能，而右肾负责命门的功能时，就已经出错了。接着，经过对这本著作一丝不苟的分析，张介宾得出了结论：命门一定是"子宫"。在女人中，它对应着子宫，在男人中，它对应着一种无形的但是可辨别的生殖活力的贮备能力。为了强调他的观点，张介宾制作了一张新的身体内部器官的图像，这张图像"纠正了"旧的图像，它嵌入了一个新的器官（子宫颈命门），并重新建构了精气流动的经络。[1] 李中梓随后把张介宾新的图像添加到他更加广为流传的《医宗必读》（1637 年）一书当中，在这本著作中，他提到他认为器官的知识是医生需要了解的最基本的知识。[2] 张介宾渴望能够纠正已有书籍中的错误，同时李中梓选取了张介宾的图像替换了旧的已有的图像，这表示医生会认真对待这些图像，把其当作医学知识的传播媒介，同时也表示他们担心这些图像所描述的信息的准确性。

诊断和治疗中的"定位的思维"

除了了解身体构成的特点和各种器官是如何在一起运转的以外，有效的诊断必须能够鉴别身体出现问题的部位。正如李志锐所指出的，错误的器官知识导致人们谴责中国医生的平庸并对他们有所猜测。他们没有能力鉴别疾病的发生位置，因而，只有当他们猜对的时候，他们才能成功治愈

---

〔1〕　为了全面地论述张介宾对命门的看法，参见 Yi-Li Wu, *Reproducing Women：Medicine，Metaphor，and Child birth in Late Imperial China*（Berkeley：University of California Press，2010），Chapter 3. 虽然早期的一些医生也将命门与子宫混为一谈，但张介宾是我所知道的最早将这一观点绘成医学插图的作家。

〔2〕　Li Zhongzi, *Yizong bi du*（*Required Readings for Doctors*）（modern recension of 1637 woodblock edition，Beijing：Zhongguo zhongyiyao chubanshe，1999），88.

疾病：

> 如今把医学作为他们职业的人并不知道器官正确的形式或者
> 气和血流动的路径。当他们面对疾病的时候，他们很困惑无法判
> 定它的发生位置。他们做出估计和推断，在类似疾病基础上使用
> 治疗方法，用疾病去测试医学，用医学去试探出疾病。如果偶然
> 地（一种治疗）触及了这个目标，他们会把它转换成一组方法。
> 随着时间的推移，有一些试探会有效，但是有一些不会，他们
> 自己并不知道背后的原因。[1]

关注疾病产生位置的观点就是保罗·安索德（Paul Unschuld）所提及的
"定位的思维"，纵观医学文献，这一做法明确出现在针灸学的著作中，在针
灸学中，临床医生需要确定哪些经脉（以及与之相联系的器官）受到影
响。[2] 回忆一下，徐然石强调了定位的重要性，位于特定位置的结构中，气
的流动会形成图案，这种观点也反映在一个普遍使用的医学词汇"部位"上，
"部位"指的是身体的部位或者位置。因此，医生讨论了不同经脉循行的部
位，手腕也分成各个部位，通过这些部位的表现，人们可以解读不同器官的
状态。[3] 有关天花的教学同样把面部分为了不同的部分，这些部分联系着
不同的器官。面部疹子首先爆发的地方将会指出哪些器官已经受到了影响，
这能够让医生了解这次的爆发是否会引起生命危险。[4]《医宗金鉴》同样讲
到，五个属阴的器官每一个都联系着身体不同的部位。因此，在特定的部
位，气机的紊乱联系着相应器官的紊乱。[5] 简而言之，医生把身体各器官
的位置看作是了解疾病的重要指标，尽管它们呈现出不同的定位的模式。[6]

---

[1] Wang，*Chongqing tang*，669.

[2] Paul U. Unschuld，"Prolegomena" in Xu Dachun, *Forgotten Traditions of Ancient Chinese Medicine*，trans. Unschuld（Brookline，MA：Paradigm Publications，1990），12.

[3] 参见 Wu Qian，ed.，*Yizong jinjian*（*The Golden Mirror of the Medical Lineage*）[1742；reprinted *SKQS*（complete books of the four treasuries），1782]，juan，61.

[4] 同上，57：1a–1b.

[5] 同上，34：15b–18b.

[6] 参见 Scheid，"Transmitting Chinese medicine".

作为 18 世纪杰出的医生，徐大椿指出：“无论什么时候，只要生病，必定有原因，疾病发生的部位联系着身体其他的部位。”[1] 徐然石解释了病原入侵可能会聚集在这些部位：皮肉、筋骨、脏腑器官、经脉。他认为，正确鉴别疾病的位置是有效治疗的先决条件。

然而，在身体的构成上一直存在着歧义，这些歧义有待圆满解决。为了解决这些歧义，医生很有可能会基于尸体做出解剖学观察。有一个很著名的例子，孙一奎（16 世纪后期）引用了何一洋的著作，何一洋之前是一个军医，已经检查了被处决的反叛者的身体器官，但是没有发现任何与书上对应的如手掌般大小的三焦的描述。[2] 纵观帝国时代的终结和终结之后，三焦是否有物质形式的问题一直以来都被诸如唐宗海等人研究。在这种案例中，来自西方的医学书籍能提供有用的参考点。

尸体检验与文本证实

《重庆堂随笔》的作者告诫人们不能完全相信古代中国医学经典中所记录的对于身体的描述，因为这些版本的著作随着时间发展已经落后了。唯一可靠的描述是基于身体结构的直接检查。因此，王士雄的曾祖父王学权在写《重庆堂随笔》这本著作时引用了毕拱辰对于欧洲解剖学家的赞美，后者的卓越解剖技术让他们发现了有关人体的合理的知识：“他们把皮肤一层一层地剥开，一点一点地切下来。他们可以‘目无全牛’，不放过任何细微之处。因此，他们的著作和讨论是极其详细和全面的。”谚语“目无全牛”，来自庄子的寓言“庖丁解牛”，由于十分了解动物身体的知识，屠夫的刀不可能是钝的。“庖丁解牛”解释了庖丁知道如何用刀分离动物的皮骨，直到皮骨发出分离之声！整个身体就被分离了，就像是一块土块崩塌在地。[3] 类似地，人体的内部结构通过欧洲解剖学家精湛的技术而赤裸裸

---

〔1〕 我已经引用了来自徐大椿的翻译，*Forgotten Traditions*，59-61．

〔2〕 Sun Yikui，*Yizhi zhuyu*（1573；modern reprint in *Sun Yikui yixue quanshu*（*The Complete Medical Works of Sun Yikui*）（Beijing：Zhongguo zhongyiyao chubanshe，1999），652．

〔3〕 Zhuangzi，*The Complete Works of Chuang Tzu*，trans．Burton Watson（New York：Columbia University Press，1968），51．

地呈现在大众面前。可以肯定的是，中国历史上也有解剖的片段，王学权引用了囚犯和罪犯被解剖并用于医学人员学习的著名案例：

> 在王莽（9—23世纪）的新朝时期，他们逮捕了王孙庆，命令御医和技艺高超的屠夫"共刳剥之，量度五脏，以竹筳导其脉，知所始终，云可以治病"。在宋朝（1041—1048年）庆历年间，总督杜杞逮捕了湖南土匪欧希范和几个部落的领袖，并在市场上对他们执行死刑，他们的腹部都被切开，肾脏和肠都被抽出。然后医生和艺术家们一个一个地研究这些内脏，并画出他们的五脏图。[1]

尽管这些中国的插曲与西方的解剖是类似的，王学权说，但他们并非达到了同样卓越的水平。他认为，原因在于西方人已经掌握了处理观察结果的更卓越的方法，涉及的是仔细地思考和研究这些东西的细微之处，而不是提出一个未经证实的说法。在这方面，西方人是独一无二的（我特别强调）。换句话说，西方作者仅仅是去描述那些他们真正看见的身体结构。

王士雄的父亲王升同样认为，中国已有的内部解剖学的描述依靠的是推论，不是直接的观察。尽管在解剖学方面，王孙庆和欧希范的追随者也发现了有用的知识，但"之后的人所讨论的（身体的）内观在屠夫和刽子手看来的确没有特殊之处"。[2]换句话说，尽管中国的描述从一开始就是基于观察，但是在这之后，已有的著作中的描述是由没有直接了解观察身体内部结构的人再次修订的。如李志锐就抱怨道：几个世纪以来，中国书籍中所出现的关于身体器官和经脉的描述都是不清晰的。这是因为中国的作者"并没有亲眼所见，他们没有什么东西可以学习和调查"。[3]而且古代医学经典现存的版本历经几个世纪已经落后了，不可以再被信任：

> 自古以来没有正统的（知识）传播。如果我们仅仅考虑像《灵枢》和《素问》这样的著作，这些著作都是根植于圣人的经典之作。然而，在第一个皇帝秦始皇焚烧书籍之后，就没有留存的完整作品，许多都是由后人汇编成册的。在这些著作之中，虽然

---

〔1〕 Wang, *Chongqing tang*, 666.

〔2〕 同上。

〔3〕 同上，669。

有一些原始的论述，但是也有后世的错误注释。在过去的几千年，他们一次又一次错误地传播，没有人认识到这个问题。[1]

《重庆堂随笔》的作者们关心对错误文本的修订，强调需要用经验资料验证已有的认知，他们也呼吁考证运动的认识方法论。在明代（1368—1644 年）衰落之后，正如本杰明·埃尔曼所叙述的，学者变得不再对明后期新儒家宇宙论的推论抱有幻想，他们不再去追逐道德圣贤，哪怕这些圣贤是由他们一代又一代的前辈所组成的。相反，清朝时期的文人把他们所有的精力都致力于扩展和精炼具体的知识，支持一种叫作"考证"的方法论，字面上来说就是"检验证据"。他们对于已传播的书籍和教学方法持一种批判性的眼光，"强调精确的研究、严谨的分析和公正的证据收集，这些都是从古代的文物和历史文献、著作中抽离出来的"。[2] 这些批判性的方法也渗透到了著作《重庆堂随笔》关于解剖学的论文当中。而且，在《重庆堂随笔》中关于证实的注释本质上把人体等同于一种文本，它最初的意思已经被一代又一代不精确的评论所掩盖了。在这种语境中，对物质身体的直接观察是唯一一种可靠的方法去证实什么是真的、什么是假的。胡琨通过直接比较中医的混乱著作与精确的、西方的、来自第一手调查的解剖学知识，讨论了霍布森的《全体新论》，得出了一个论点：

> 对于《灵枢》冗长的讨论出现在了大量的书中，但是这些书大多数是伪作，而非原版。因此，在过去的几千年中，从扁鹊到现在，留传下来的书中一直充满着劣作。在这本欧洲的著作（霍布斯的文本）的讨论中，有任何让人感到困惑和混乱的地方吗？我将直接考察书中的每一点，挖出（困惑）以进入精髓。[3]

模式和变化

当然，只检验一具尸体是不够的，因为不同的人身体尺寸和结构形式

---

[1]　同上。

[2]　Elman, *Philosophy to Philology*, 6.

[3]　Wang, *Chongqing tang*, 671.

可能会发生变化。这就是为什么李志锐（和在他之前的王清任）在确定他所观察之物是正确的之前，还需要观察几十具尸体的原因。的确，人们不可能认识身体真正的形式，除非他们知道正常与异常的参量。再者，当书中的解释模糊的时候，直接的观察可以提供清晰的解释。这种视角形成了胡琨对士大夫俞正燮（1744—1840 年）所写的一篇著名论文进行批判的基础，俞正燮在文章中认为有大量的、重要的差异存在于西方人和中国人的内脏器官中。[1] 俞正燮的观点是基于对于耶稣会士著作的阅读，他发现他们对于身体的描述显然是陌生的。但是胡琨反对俞正燮所提出的西方人和中国人器官不同的观点，他拒绝俞正燮这种双管齐下的论述：他指控到，俞正燮没有足够认真地或者批判性地去解读耶稣会士的《泰西人身说概》，他认为如果俞正燮接触一下《人身图说》和王清任的《医林改错》，他就可以避免出现这些错误的认识。[2] 换句话说，直接观察身体得到的证据，将纠正俞正燮基于书本过度的推理。因此，为了反驳俞正燮，胡琨引用了来自《人身图说》和《医林改错》的解剖学的观察，这两本书说明了人体器官真正的形式与经典模型显示的不同。在这个基础上，胡琨认为，任何可能存在的结构性的变化都是因人而异，而非因种族而异：

> 俞（正燮）也说，中国人的肺有六叶，然而，其他国家的（人）肺有四叶。注意：王（清任）亲眼观察到中国人的肺也有四叶的（存在）。因此，中国并非只是有六个肺叶的（人）。《人身图说》叙述到，肺有四叶，有一些人有五叶，即从两个肺叶之间迸发出一个小肺叶。同样的，其他国家的人也并非只是有四个肺叶。[3]

变化的数据也鼓舞着王士雄在《重庆堂随笔》中写下了解剖学论文，

---

[1] 这篇文章是 1833 年出版的俞正燮文集的一部分，titled Topically Arranged Manuscript of the "Guisi" Year（Guisi leigao，癸巳类稿）。钟鸣旦（Nicolas Standaert）指出，俞正燮利用这些所谓的解剖学差异来证明他的观点，即西方宗教不适合中国人。因此，钟鸣旦认为，俞正燮的主要意图是进行"道德"论证，而不是医学论证. Standaert，*Handbook of Christianity*，792–793.

[2] Wang，*Chongqing tang*，668.

[3] 同上。

在此文中，他讨论了人体骨骼的数量和类型。[1] 王士雄试图去协调中西方在骨骼描述方面的分歧，这些描述来自大量著作：《黄帝内经》、法医学的手册《洗冤录》、官方医学著作《医宗金鉴》、邓玉函和毕拱辰的《泰西人身说概》、霍布森的《全体新论》。他的目标之一是，准确地理解身体的正常形态在什么程度下可以在不同个体之间发生变化。因此，王士雄引用了肋骨、脊椎、牙齿、骨骼在形式上或者数量上都是不同寻常的人的例子。他也把直接观察作为一种有用的方法去证实关于变化的知识。例如，王士雄引用了杨照藜对于人的骨骼的观察，后者揭示了头骨在人死后不一定分裂成单独的板块。杨照藜也告诉王士雄，在他的经验中，女人的骨骼是黑色的，而男人的骨骼是白色的，这并非是真的，但这一常识信念被记录在《洗冤录》中。[2]

值得注意的是：王士雄关于骨骼的论文反映了这个时期一个更为宏观的认识论的问题。正如皮埃尔·艾蒂安威尔（Pierre-étienne Will）所讨论的，在清代，人们普遍认为官方法医学手册有错误和分歧。因此，一些官员和法医专家私下编写手册，以提供更加准确的指导给予他们的同行，重要的主题之一是如何正确地鉴定骨骼和评估骨骼残骸。[3] 杨照藜对于骨骼颜色的评论说明他和其他人一样，对接收的信息在进行批判性评估。王士雄参照杨照藜的观点，也强调了一个事实：男性的社交网络促进了不同的实践范围中身体知识的循环，包括基础理论研究、临床实践、法医学。而且，男性学者和官员经常周游整个帝国，无论是出于职业原因还是个人原因，人员流动也促进了信息交流。基于此，我们看到王清任用来自官员横静的信息补充了他的观察。同样的，在1830年，李志锐偶然遇见了王清任，当时两个人都在北京。李志锐得到了一个机会，与王清任讨论他对于处死叛军的尸体的观察，他十分认同王清任的发现，他说："这个发现与我所看到的一致，几乎没有差异。"[4]

---

[1] 同上,666-667。

[2] 同上,666。

[3] Will,"Developing forensic knowledge".

[4] Wang, *Chongqing tang*, 669.

解剖学研究的局限性

当他们相信直接观察的价值的时候，王士雄和他的朋友认识到一具死尸可以揭示的认识存在局限性：一个人的视力无论有多么敏锐，去证实一具尸体中被观察的器官如何可以在一个活人的身体上发挥作用，这是不可能的。因此，虽然王士雄和他的合作者认为西方关于身体知识的某些方面是优于中国研究的，但是，当他们研读西方著作时，也采用了与评价古代的中国经典相同的批判性的怀疑精神。例如，王学权减少了对西方解剖学家的赞美，他指出他们不可能在一具死尸上定位"气"，因为"有形的死者的物质性可以被分辨，但是它无形的（功用）不可能被分辨出来"。[1] 王学权说，去证实这些无形态的功用的唯一方法就是去观察活人身体的内部构造，但是这种事情只有在奇妙的、虚构的神话中，诸如《西游记》中才有可能发生。因此，由于缺乏直接的观察，西方人对身体功用的理解永远无法超越猜测的程度：

> 并没有去超越"目无全牛"，做到关于事物实际状态的推论。因此，尽管（西方人）写的书，诸如《泰西人身说概》和《人体图说》提供了一个新的视角，这个视角有可能补充了中国人（观点）的不足之处，但是他们无法避免对事物强加解释的危害。我们应该相信值得相信的东西，抛弃有所怀疑的东西。[2]

同样的，徐然石解释了他不可能接受王清任提出的所有观点的原因，因为这些观点来自对缺乏气的死尸的观察：

> 活着的人有气，气（在身体的各个部分）相互循环，然而死人没有气，所以没有循环。这位先生所看见的是没有气的身体。因此，我认为他清楚地理解了"位置的确定"（例如，身体内部组成成分的形式和位置），所以我支持他，但是我也有质疑，这位先

---

[1] 同上, 666。

[2] 同上。

生无法解释气的循环，所以我要进行补充。[1]

这些反对意见几乎是合理的，考虑到王清任的确是误解了一些他所观察到的东西。例如，他并不知道死尸的动脉通常是缺血的，因此，他得出结论——动脉是气循环的经脉。[2]李志锐对被处死的叛军的器官进行了研究，也得出结论：用这种方法得到的发现有极大的局限性。重要的是，李志锐注意到，耶稣会士和王清任更新了过时的胃和脾脏的图像，但他们不能解释这些器官是如何展现出其重要功用的，即食物和饮品是如何转换为气的。这是主要的空白区域，因为帝国晚期医学的核心观点是整个身体的健康依靠于气缓慢地产生，气的产生依靠的是脾脏和胃的消化。但是，西医对于这种最重要的动态也没有令人满意的解释。因此，李志锐认为，人们可能仅仅只能通过中国医学经典著作的描述来对此进行解释。[3]

总而言之，《重庆堂随笔》中的作者评价了对于解剖学的描述，他们也怀疑了似乎被夸大了的已有证据的说法。而且，在不确定的情况下，检验真理的最好方法是比较书本中描述与经验的证据，这些证据来自大量的资源。在这种背景下，王士雄和他的朋友评价了王清任和西方作者对于解剖学的说法，将它们作为有用的和额外的参考。在某种程度上，这种新的知识详细地阐述了当时存在的治疗问题，像王士雄一样的医生也可能把它融入了他们自己对于疾病的理解当中。

身体结构和霍乱

纵观历史，中国最紧迫的医学问题当属流行病，预防和管理这种流行病暴发的愿望促进着重要的医学创新。[4]到了清代，针对流行病，医生利用了一组相互竞争的医学解释，反复地围绕着三个中心问题。第一，这些病

---

〔1〕 同上，670。

〔2〕 这一错误在王清任《医林改错》的译著的评论中，trans. With commentary by Yuhsin Chung，Herman Oving，and Simon Becker（Boulder，CO：Blue Poppy Press，2007），36.

〔3〕 Wang，*Chongqing tang*，669.

〔4〕 参见 Hanson，*Speaking of Epidemics*；Asaf Goldschmidt，*The Evolution of*

的病因是温邪还是寒邪？ 第二，引起疾病的是异常的和反常的气候模式，还是有毒的瘴气？瘟疫的气体是否流动到了一个特定的地方？ 第三，病因是通过什么样的途径进入身体并蔓延至全身的？ 在 1820 年霍乱蔓延到中国之后，问题变得更加复杂。[1] 现在，除了关于病因学的一些老问题之外，医生还讨论了霍乱是否是一种完全新的疾病或者一种旧的疾病的新变种。

霍乱在中国灾难性蔓延的时候，王士雄也成了一名出色的医生，流行病成了他医学研究重点关注的问题。他为了寻找答案，挑战了医学上著名的温病学说。正如玛尔塔·汉森（Marta Hanson）展示的，中国南方的医生十分不认同伤寒学说，这个学说最初是由汉代医生张机所详细论述的，一直以来都是流行疾病主导性的解释框架。[2] 这些南方的思想者批判了这个陈旧的观点：温病是伤寒的一种变体。相反，他们认为流行病是一种有明显病因的独立的疾病类型。在 18 世纪和 19 世纪，温病逐渐发展成一个重要的学说。关于霍乱，王士雄认为它不是一种新的疾病，而是一种特别凶险的霍乱形式，字面上的意思就是"突然混乱"（sudden turmoil）或者"突然混沌"（sudden chaos）。自古以来，霍乱的早期症状特征就是剧烈呕吐、腹泻、肌肉痉挛。

王士雄详细地解释了他在《霍乱论》中的观点，这本书在 1838 年完成，次年出版。在被称为毁灭性的太平天国内战（1851—1864 年）期间，这些著作的印刷本丢失了。最终，王士雄完成了第二部扩展版——《随息居重订霍乱论》，在 1862 年完成，1863 年出版。[3] 在编著第二个版本时，王士雄已经阅读了王清任和本杰明·霍布森的著作，他把来自他们的信息融入

Chinese Medicine：Song Dynasty，*960-1200*（*Abingdon：Routledge*，2009），尤其是第三章；*Carol Benedict*，Bubonic Plague in Nineteenth Century China（*Stanford：Stanford University Press*，1996）；*and Zhang Zhibin*，Zhongguo gudai yibing liuxing nianbiao（Year-by-Year Records of Epidemic Outbreaks in Ancient China）（*Fuzhou：Fujian kexue jishu chubanshe*，2007）.

[1] 参见 Kerrie L. MacPherson，"Cholera in China，1820-1930：An aspect of the internationalization of infectious disease" in *Sediments of Time：Environment and Society in Chinese History*，ed. Mark Elvinand Liu Ts'ui-jung（Cambridge：Cambridge University Press，1998），487-519.

[2] Hanson，*Speaking of Epidemics*.

[3] 参见王士雄写于 1862 年的序言。

到了再版的"论著"当中。重要的是，王士雄根据他们对于身体结构的观察，重新理解了霍乱研究中的重要问题：阻塞的本质，即在胃和肺中产生的流行病病原体和在毒血的产生中温邪所扮演的角色。

胃之门和毒血

从一开始，在温病的病因学中，身体结构的问题就是重要的。医生解释到邪气通过鼻子和嘴巴吸入，然后再入侵身体，这正如疾病发生的进程一样。然而，不同的作者做出了多种多样的关于病原体进程的解释。例如，喻昌（Yu Chang）认为温病之邪向下渗透，通过三焦，从肺部入侵到胃，然后到达肠。[1] 另一个有影响力的说法是由叶桂提出的，他根据温热病邪气侵袭人体由表及里的层次把邪气侵犯人体分为四个阶段：卫分、气分、营分、血分。王士雄对于霍乱最初的描述出自 1839 年，他认为这种致病的因素通过嘴巴和鼻子进入，然后渗透到肺部和胃，在胸部的中心形成了一个梗阻。然后这种梗阻会阻止气正常向上和向下的循环，这就形成了"霍乱"的症状，如呕吐和腹泻：

> 霍乱是由邪引起的，这种邪没有任何形式。它通过嘴巴和鼻子吸入，进入肺和胃的循环经脉。然后，它阻碍了气在经络中的循环。因此，它是一种阻塞性的疾病。如果清（气）不能够上升，那么之后它就会变成腹泻……如果浊气不能够上升，那么就会有伴随着呕吐的肚子的疼痛。[2]

在早期的著作中，王士雄仅仅提供了对于这种阻塞位置的一般性描述：肺和胃的经脉的循环。然而，当他在 1863 年完成了再版的《霍乱论》时，他明确了一个具体的解剖学位置是发生阻塞的地方，即所谓的胃的津门（fluid gate）。这种对解剖学的详细描述来自王清任的《医林改错》。中医的书籍中通常把胃描述为有两个"门"或者"穴"：上面的一个连接着食道，底下的一个连接着小肠。然而，王清任认为有第三个

---

〔1〕 汉森对不同的解释做了一个很好的概述，*Speaking of Epidemics*.

〔2〕 Wang，*Huoluan lun*, 2：11b–12a.

穴，他称之为"津门"（图 3.1）（如果
我们把他的描述与现代解剖学的资料进
行比较，就会发现他进行的是基于胆管
的观察）。王清任指出，他亲眼目睹了
1821 年中国北方霍乱流行病的暴发，他
认为呕吐和腹泻的症状是由一种病理学
的阻塞所引起的，而这种阻塞就发生在
津门。[1] 因此，除了给胃的门以新的命
名以外，王清任还提出它是身体循环体系
中一个关键的点。王士雄在修改和补充他
关于霍乱的论断时，也加入了王清任对于
胃的阻塞的观点：

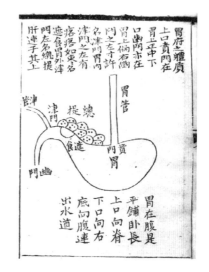

图 3.1　王清任所修订的胃的结构
图（这是基于他对于尸体的观察）

　　　流行病中的邪气通过嘴巴和鼻子进入身体，然后进入气管，
　　最后到达了血管。它使得气血凝结，阻塞了津门（注意：《医林改
　　错》中说，"幽门之左寸许，另一扇门名曰津门。津门之上有一
　　管，名曰管津，是由胃出精汁水液之道路"）。这种液体并不可能
　　自行排出人体，所以人体出现了上吐下泻的情况。[2]

　　除了引起内部阻塞，霍乱的邪气也蔓延到整个身体，产生了"毒血"，
它本身就是一种致病物质。王士雄在 1839 年关于霍乱的著作中介绍了两种
清除这种毒血的方法，这两种方法都是借鉴了郭志邃在 1675 年完成的《痧
胀玉衡》。"痧"包括由毒气和瘴气所引起的多种疾病。[3] 其独特的症状从
粒状的像沙一样的皮疹到"肠子绞着"般的疼痛，这都是与霍乱类似的症
状，一些实践者甚至相信霍乱是一种痧的形式。然而，王士雄反对这种霍

　　〔1〕　Wang，*Yilin gai cuo*，2：14a-15a. 王清任在这一章节的副标题中把这种
疾病描述为"瘟毒引起呕吐、腹泻和肠绞痛"，但他也在讨论的第一句话中指出，
"古人把这种疾病称为霍乱"。

　　〔2〕　Wang，*Suixi ju*，141.

　　〔3〕　关于"痧"的历史性的理解，参见 Li Jingwei et al.，eds.，*Zhongyi da cidi-
an*（*Comprehensive Dictionary of Chinese Medicine*）（Beijing：Renmin weisheng chu-
banshe，1995），1548.

乱是痧的观点，他把对于痧的治疗方法加入了《霍乱论》中。[1] 对痧的一
种治疗方法是刮擦皮肤，使得毒素能够从体内排出。另一种方法是用针刺
入到毒血积累的地方，这些地方即所谓的痧筋。这种方法能使浊血流出，
这样病人就恢复健康了。痧筋是可以通过独特和异常的颜色鉴别的，它们
有各种各样的颜色，如青、深绿、紫色或者深红。它们主要出现在两个部
位：上下肘关节、膝背上下。在关于霍乱的第一本著作中，王士雄这样
描述：

> 看一个人腿弯曲的上方和下方。如果有深绿色的，也可能是
> 紫色的或者深红色的薄薄的筋（如果这个人的皮肤是白色和嫩红
> 色，也能呈现紫红色），那么这些就是痧筋。如果你刺破它们，它
> 们会流出紫黑色的毒血。[2]

现代读者可能会怀疑这些痧筋是否对应于静脉。然而，在中医书籍中，
痧筋和身体循环网络之间的关系存在很多有歧义之处。痧筋被描述为身体
中毒血聚集的一个特定的位置，意为它们影响了正常的循环经脉。然而，
医学书籍中认为在一个健康人身体中是看不见痧筋的，似乎只有患有疾病
时例外。而且，它们的出现是一个标志，标志着毒血已经深深渗透到了身
体中。对于这种案例，王士雄建议，确保成功治愈的唯一方法是"使用针
刺或者砭石清除毒血"。

但是血是如何变得有毒的呢？根据王清任所说，其罪魁祸首是热。在
1821 年他对于流行病的观察描述中，他认为热的作用可以通过观察从针刺
治愈的霍乱受害者体外流出的血的颜色得以确认。"那些完全流出来的是深
紫色的血。"他说。这些热的提炼（burning and smelting）的血不是温邪，
那是怎么回事？[3] 王清任的看法是，这种热的血液颜色可能来自他所喜欢
的食品，这些食品是由动物血制成的，这是许多菜系的一种传统特点，包
括中国的菜系。因此，如果病人的血和烹饪食品所使用的动物的血（cooked
blood）一样，那就是无可争议的证据，病人是受热而非受凉。而且，王清

---

〔1〕　Wang, *Huoluan lun*, 2：19a-20b.

〔2〕　同上, 2：19b-20a.

〔3〕　Wang, *Yilin gai cuo*, 2：14b.

任强调了视觉证据的认识论力量：观察（血的颜色）就能知道（疾病的病因）。王士雄同意这一观点，并在他再版的《霍乱论》中加入了王清任的解释：热是霍乱毒血的罪魁祸首。而且，王士雄说，这种解释确实是值得信赖的，因为它来自直接的观察："王清任亲眼观察了器官，他擅长针刺。他所说的事情都很详细、很可靠，这不是猜测和凭空假设可以比拟的。"[1]

被阻塞的肺和"霍乱之气"

王士雄引用了王清任的观点，解释了霍乱是如何在胃部形成阻塞的，并确认了热的作用。以类似的方式，他在再版的《霍乱论》中引用了本杰明·霍布森的观点，详细地阐述了霍乱是如何在肺部产生阻塞的，并进一步论述了热和毒气的本质。王士雄在关于"取嚏"的讨论中参考了霍布森的观点，并将其作为一种治疗霍乱的疗法。王士雄认识到，在很多案例中邪气造成了呼吸系统的堵塞，喷嚏可以清除这些阻塞，使得邪气自行流出体外。这并非是一个新的观点，因为至少在 14 世纪，医生就已经知道取嚏是一种治疗"时气"或者"时毒"的方法。[2] 这些疾病之所以如此命名，归因于致病性的气候影响，它们在不同的季节出现，具有潜在的致命性。从概念上讲，他们把温病和霍乱重叠在了一起。对于通过打喷嚏治愈时毒的一种重要解释，出现在一本有影响力的著作中，这本著作是由薛己（1487—1559 年）所著，他解释到，疾病的症状首先出现在鼻子，其次扩散到耳朵、脖子和喉咙，最终在气道中产生有毒的积蓄物。但是如果这些有毒的积蓄物可以通过鼻子从身体内排出，那么病人就可以痊愈了。[3]

王世雄对治疗性喷嚏的观点遵循了中国人的理解。但他扩展了霍乱中"毒气"（与西方的"炭气"概念类似）的固有观点，他认为"毒气"是一种温热的、令人窒息的、可能致命的病邪，会导致肺气不宣，呼吸困难。

---

[1] Wang, *Suixi ju*, 141.

[2] 更多的研究被要求去追踪打喷嚏作为一种流行性疾病具体治疗方案的最早起源，然而，一个早期的例子是 Qi Dezhi, *Waike jingyi* (*Refined Meanings of Medicine for External Ailments*) (1335; reprinted in the *Siku quanshu*), 2: 21 a-b.

[3] Xue Ji, *Waike shuyao* (*Pivotal Essentials of External Diseases*), in *Xueshi yi'an* (*Medical Cases of Master Xue*) (1529; reprinted in the *Siku quanshu*), 14: 10a-11a.

霍乱和各种痧的出现都是（秽浊）邪气内阻，正气（清阳）
被逼导致。因此，秽浊邪气不能被排出，清阳之气不能被吸入。
气机升降失常，甚至气机阻滞。秽浊邪气是极其温热的，西医称
这个为炭气，如果炭气不能够排出，一个人会晕倒，感到窒息，
甚至死亡。现在肺"主气，司呼吸"，肺"开窍于鼻"……一旦打
喷嚏，气机就会通畅。然后秽浊邪气就会被祛邪外出，病情就会
自行缓解。[1]

尽管王士雄并没有通过命名来鉴定西方人的观点，但是在《重庆堂随
笔》中，他之前所做出的评论说明他了解"炭气"，这来自霍布森的《人身
图说》中对于呼吸气体交换的描述。[2] 霍布森使用了中国的汉字炭气，字
面意思是"charcoal qi"（炭气），翻译成英文术语是"碳酸气"（carbonic
acid gas），也就是现在的 CO_2（carbon dioxide）[3]（为了重现王士雄所读
过的霍布森著作中的韵味，我将继续使用"炭气"这个叫法）。霍布森的书
中把炭气描述为令人窒息的、有毒的物质，这种物质可能会聚集在血液中，
在短时间内造成死亡，这与霍乱所呈现的热的、阻塞的毒气有许多惊人的
相似之处。

首先，所谓的"炭气"的命名指出了这种物质有害性的本质。正如
《人身图说》所解释的，"它的本质是有毒的，同理可知，炭也是有毒的，
因此，它被叫作炭气"。[4] 木炭有毒的特点反映在当人们睡在不通风的房间

---

〔1〕 Wang, *Suixi ju*, 148. Emphasis mine.

〔2〕 王清任对霍布森描述呼吸气体交换的早期解释出现在 Wang,
Chongqing tang, 675.

〔3〕 在其他地方，霍布森建议用"炭"和"碳酸"来代替"炭气"，参见 Benjamin
Hobson, *A Medical Vocabulary in English and Chinese*（Shanghai: Shanghae Mission
Press, 1858), 27, 70. 碳酸是二氧化碳溶于水的一种溶液，因此二氧化碳过去也被
称为"碳酸气体"。在霍布森写作的时候，化学命名法还在不断变化，"二氧化碳"
的现代命名还没有成为标准。事实上，当时的化学家们曾激烈地讨论过分子结
构模型是物质现实的文字描述，还是只是一种启发式的表达。参见 Alan J.
Rocke, *Image and Reality: Kekule, Kopp, and the Scientific Imagination*（Chicago: Uni-
versity of Chicago Press, 2010). 我感谢罗伯特·邦特洛克（Robert Buntrock）让我注意
到这个资源。

〔4〕 Hobson, *Quanti xinlun*, 53b.

中时，中医对于他们煤中毒或者煤炭中毒的描述，中医明确指出，这是由于使用煤或煤炭而导致的一氧化碳中毒。[1] 霍布森解释到，他所说的炭气是一种身体的废物，这种废物转化为气，然后通过每一次呼吸排出体外。[2] 他也强调，这是一种有毒的物质，能够致死，如果这种物质积累在血液中，正常的呼吸就会受到影响。作为证据，霍布森提到了加尔各答臭名昭著的黑洞的故事：146 个囚犯被锁在一个极小的房间中，这个房间只有两个很小的窗户。到了第二天早上，其中的 123 个囚犯死了。霍布森解释到，他们死亡的原因是因为他们不能呼吸，是炭气毒害了他们的身体。而且死囚犯的尸检显示，"在肺和左心房的内部，血全部呈现出紫色"，因此，证实了血中的确含炭气。[3]

王清任引用了深色的血去证实热邪的存在。以类似的方式，霍布森引用深色的血去证明炭气的存在。因为热和炭气在概念上有明显的联系，即炭是由热产生的。我们可以看到王士雄在《重庆堂随笔》的篇章中描述了这种联系，他补充了霍布森的描述，把炭气视为体热的直接产物。霍布森的原句是，在某种程度上，"在呼吸的过程中，炭气被排出了"。王士雄补充了这个句子，"因为人们身体的根本就是热，在呼吸的期间，炭气被排出了"（我特别强调）。[4] 换句话说，霍布森长时间讨论的是最初把炭气定义为一些来自身体废物的东西，王士雄的引用把它视为体热的产物。

最后，霍布森描述了充满着炭气的血，这就类似于中医中血热的概念，因为两者都可以被理解为一种正常的滋养液被侵蚀的形式。霍布森解释说，当"生气"（living qi）（例如，氧气）进入到血液，血液变成红色，这是"正血"。但是，当炭气进入到血液，血液变成紫色，这是"孬血"。[5] 在中医中，"正"被用于描述正气，这种气保护活体，保证健康。正的反面是邪，指的是邪的、被侵蚀的、不正的气的形式，这种气将会引起疾病。通过把红色的血描述为正的东西，渗透着"生"气，霍布森的著作暗示了，事实上紫色

[1]　细节的描述参见 Zhang Jiebin, *Jingyue quanshu*（*The Complete Works of Jingyue*）（compiled around 1624—1640；*Siku quanshu* edition），3：44b-45a. 张介宾建议人们可以通过确保房间通风来防止煤中毒。

[2]　Hobson, *Quanti xinlun*, 53a-b.

[3]　同上，53b-54a.

[4]　Wang, *Chongqing tang*, 675. For the original, see Hobson, *Quanti xinlun*, 53b.

[5]　Hobson, *Quanti xinlun*, 53b.

的血是邪的、有害的东西，应该从身体当中去除。因此，从概念上和语言上来说，霍布森对于"孬血"的描述意为血中含有二氧化碳，这与中国对于被热所侵蚀的毒血的理解达成了共识。这些共识最终让王士雄得出了结论，事实上，霍乱的热邪之气与西方所说的炭气是一样的。因此，霍布森的《人身图说》让王士雄对流行病有了更新的认识。

结　论

"文明"的修辞需要一种传统的"他者"的建构，这些他者体现所有被看作阻碍进步的思想。前几代的学者认为中国的精英分子在文化上太骄傲、太保守或者太闭关自守，因而不能认识到西方科学的有利之处。甚至在 19 世纪中期以后，面对西方帝国主义扩张的威胁时，中国也没有进行现代化，而邻国日本成功地进行了现代化。[1] 然而，在最近这些年，通过证明中国思想者曾积极地学习西方科学，使用汉语去解释西方科学以适应中国的需要，本杰明·埃尔曼（Benjamin Elman）等人对这种失败的叙事提出了挑战。[2] 同样的，这一章也试图挑战中医对身体结构没有兴趣的这一叙事。王士雄的例子表明中国的医生重视解剖学信息，这些信息来自对死尸的调查，尽管他们自己并不亲自进行解剖。而且，当时许多欧洲医生一直认同中国对尸体解剖的批判，即身体的功用并不能通过检查死尸而得到证实。的确，正是这种尸体研究的局限性激励了欧洲的解剖学家通过有争议的动物活体解剖实践来进行探索。

当然，更深层次的差异存在于欧洲和中国对身体研究的方法上。中国的医生对身体结构感兴趣，这被认为与诊断和治疗有关。相反，欧洲文化却包含着许多以追求解剖学知识为研究目的的激励机制，尽管这些知识对

---

〔1〕　中国历史上文化傲慢和失败的例子，包括 Immanuel C. Y. Hsu，*The Rise of Modern China*，6th edn.（Oxford：Oxford University Press，2000），Chapter 19；and JohnKing Fairbank，China：*A New History*（Cambridge，MA：Belknap Press，1994），Chapter 11. 对于中国医学史的这些叙述，参见 Ralph Croizier，*Traditional Medicine in Modern China*（Cambridge，MA：Harvard University Press，1968），35；and K. Chimin Wong and Wu Lien-Teh，*History of Chinese Medicine*，2nd edn.（Shanghai：National Quarantine Service，1936），257.

〔2〕　Elman，*On Their Own Terms*.

医学实践没有直接的效用。正如欧洲的历史学家所展示的，解剖学的研究被看作是一种方法，这种方法可以帮助人们理解上帝神圣的造物或者更好地理解灵魂。解剖学的知识也让艺术家能用更写实的方法描绘人类的身体，有一些是在欧洲艺术中被推崇的。而且，具有获取并解剖尸体的能力，这体现出一种社会权力，同时，从认识论的角度，展现出一种精湛技艺。[1]因此，为了理解解剖学在欧洲流行却几乎很少出现在中国的原因，我们需要考察有利于解剖学研究的因素，而非仅仅是预设的抑制因素。

这一点也是值得考虑的，因为医学史家已经倾向于把王清任的《医林改错》当为文化方面的反常，因为在现代医学出现之前，这是在中国用西方的方法（也可以说"有启发的方法"）进行解剖学的唯一的例子。这也意味着王清任的批评者们十分惊讶于这种检查死尸的不道德行为，并对他对经典的抨击感到不舒服。[2]然而，王士雄的例子其实也说明，他们对身体的结构感兴趣。事实上，这是中医思想的内在特点，可能需要或多或少明确的基于环境的关注。有一些人，如王士雄的朋友李志锐一直都在检验死尸，尽管他所做的研究并没有如王清任那样丰富和系统化。因此，他们在解剖学上的兴趣再一次告诉我们，我们曾经认为中国人对尸体研究怀有不可避免的敌意，并非不存在例外。事实上，在伸张正义的过程中，正义的儒家官员可能会检验尸体或者命令处死那些被判为死刑的罪大恶极的囚犯并检验他们的尸体。[3]的确，正是杨照藜和李志锐与当官者的联系，使他们能够检验人体内脏的器官和骨骼。对于公认的王清任医学经典的攻击，并没

---

〔1〕 大量的研究讨论了这些动态，包括 Andrea Carlino，*Books of the Body*：*Anatomical Ritual and Renaissance Learning*，trans. J. Tedeschi and A. C. Tedeschi（Chicago：University of Chicago Press，1999）；Jonathan Sawday，*The Body Emblazoned*：*Dissection and the Human Body in Renaissance Culture*（London：Routledge，1995）；Andrew Cunningham，*The Anatomist Anatomis'd*：*An Experimental Discipline in Enlightenment Europe*（Farnham：Ashgate，2010）and *The Anatomical Renaissance*：*The Resurrection of the Anatomical Projects of the Ancients*（Aldershot：Scolar Press，1997）；and Katharine Park，*Secrets of Women*：*Gender*，*Generation*，*and the Origins of Human Dissection*（New York：Zone Books，2006）.

〔2〕 Bridie Andrews，"Introduction to the *Yi Lin Gai Cuo*" in Wang，*Yilin gai cuo*，trans. Chung et al.，v xiv.

〔3〕 这种被称为凌迟的处决方法要求被定罪的罪犯被肢解，然后在死后被

有扰乱到王士雄和他的朋友，正是这种考证的标准鼓励了这种怀疑主义。人们批评王清任，并不是因为他违反了道德，而是因为他违背他们的认识论的理想，做出了身体不可能在经验上被证实的主张。综上所述，王士雄的例子可以让我们去还原中国身体史的物质性这一重要的方面。然而，在20世纪早期之后，"功用，而非结构"的说法开始主导着中国医生的自我认知，这种说法在王士雄和他的同事听来就很奇怪，因为他们认为，医生需要对身体物质组成成分有准确的了解，才能理解其功用。

感　谢

我要感谢阿尔比恩大学惠普梅隆教师发展基金为本章的研究提供了资金。这一章更早期的版本呈现于威斯敏斯特大学、国立政治大学、巴黎大学、香港大学、纽约大学和密歇根大学所赞助的会议和研讨会上。感谢组织者和参与者为我提供了这些宝贵的机会，去接受对我的工作的评论。

剖腹。参见 Timothy Brook, Jérôme Bourgon, and Gregory Blue, *Death by a Thousand Cuts*（Cambridge, MA: Harvard University Press, 2008）.

现代中医史中的血

布蕾迪·安德鲁斯（Bridie Andrews）

引　言

　　自 18 世纪的启蒙运动以来，关于人体的科学知识一直在快速更新。这些由专业人员（医生和科学家）所发现的新知识以各种各样的方式出现在流行文化中，并被这种流行文化所塑造。[1] 本章考察了 1850 年到 1950 年这 100 年内，通过单一的津液（body fluid）、血，有关人体的新的理解是如何在中国文化中进行协商的案例。这一时期被称为中国的"革命世纪"，它与西方列强"高度帝国主义扩张"是同一个时期，它也是全世界科学主义风靡的时期，包括中国。我选择用血作为媒介，通过它去考察医学转变的文化的情境性，这种选择通过观察得以促进，这一时期也是开始治疗血液病的时期，在妇科外的中医中变得流行。这些与血有关的意义和行动的转变来自何处？它们是如何影响人们认识自己的身体的？换句话说，人们已经观察到在中国身体知识认识论上的转变，本章将探究这种转变是否也影响了在身体的生活经验（或现象学）上的转变。

经典医学文献中的"血"

　　中华帝国有文化的医生发现，经典著作如《黄帝内经》（以下简称《内经》）中，对于身体的理解是很自然的。汉代（前 206—220 年）汇编的著作

---

　　[1]　学术期刊 *Public Understanding of Science*（London：Sage，1992—）致力于探索专业知识与公众对科学的认知之间的这种紧张关系。

把身体的健康和疾病解释为宇宙秩序的一部分。自从宋代（960—1279 年）开始，《内经》在中国有两个版本可用：《灵枢》和《素问》。[1]

《灵枢》的第十八章（名为"营卫生会"）论述到：

> 中焦……所受气者，泌糟粕，蒸津液，化其精微，上注于肺脉，乃化而为血，以奉生身，莫贵于此，故独得行于经隧，命曰营气。[2]

这段话指出，血由中焦脾胃对水谷的作用而形成，在脾气（endogenous qi）（脾气将水谷精微上输到肺）和肺吸入的清气共同作用下，化生成血。在各种各样的早期著作中，关于血的其他讨论展示了对于血的生成和作用的另类理解。安索德（Unschuld）在 2003 年对《素问》的研究中，发现第五章中讲到心脏能造血，但是第九章中也讲到肝脏能造血和产生气。更为常见的是，肝脏又有储血的功能。[3] 这些段落讲到，正常的身体活动，身体的活力是基于血和它本身正常的分布。《素问》讲到，血应该缓慢地流动（气也应该如此），当它呈凝固状态的时候，就会引起疼痛和疾病。

安索德已经注意到，医学经典对于血的描述有不同的侧重点，其他的学者，诸如栗山茂久（Shigehisa Kuriyama）和席文（Nathan Sivin）试图在这些不同之处再造一个更加一致的合成体。因此，栗山茂久引用了席文的话，他说：

> 在中医中，血和气本质上是相同的。可以肯定的是，医生只

---

[1] 此文本的历史记录，参见 Paul U. Unschuld, *Huang Di Nei Jing Su wen*: *Nature*, *Knowledge*, *Imagery in an Ancient Chinese Medical Text* (Berkeley: University of California Press, 2003); and Nathan Sivin, "Huang Ti Nei Ching" in *Early Chinese Texts*: *A Bibliographical Guide*, ed. Michael Loewe (Berkeley: University of California Press, 1993), 196-215. 对于其宇宙学和医学的意义，参见 Nathan Sivin, "State, cosmos and body in the last three centuries BC", *Harvard Journal of Asiatic Studies* 55.1 (1995): 5-37.

[2] "中焦……所受气者，泌糟粕，蒸津液，化其精微，上注于肺脉，乃化而为血，以奉生身，莫贵于此，故独得行于经隧，命曰营气"，这是我的翻译。

[3] Unschuld, *Huang Di Nei Jing Su wen*, 147, citing *Su wen*, 10.

是偶尔才会关注它们之间的差异。例如，血有形，而气无形；前者是建构性的，是组成身体的物质，后者是保护性的，是抵御外来病原体的……最终，血和气是一种独特生命力的互补面，正如阴阳所展现的一样。[1]

《内经》中的主要观点普遍被认为至少在公元前 1 世纪已开始流传。张机（仲景，150—219 年）所著的《伤寒论》，提到了热入血室的危险，这里"血室"显然指的是子宫：

> 妇人中风，七八日续得寒热，发作有时，经水适断者，此为热入血室，其血必结，故使如疟状，发作有时，小柴胡汤主之。[2]

另外，经血和产后血流（恶露）的顺畅排泄是张机《金匮要略方论》第 20—22 章的主要讨论问题，书中记载了数种能够温补气血、减轻寒邪的影响、消除气血瘀滞的处方。直到 19 世纪，这种直接控制血的状态除妇产科以外并不常见。相反，经典中医中的"血病"（blood disorders）是以异常的方法将血排出体外，不幸的是，医学直接针对的是根本的原因，而非血本身的原因。

中国亲属之间的称谓语反映了对血的另一种理解。在英语里面，把直系亲属称为自己的"血肉"，这是很常见的。在中文里面，把直系亲属称为

---

〔1〕　Shigehisa Kuriyama, *The Expressiveness of the Body and the Divergence of Greek and Chinese Medicine*（New York: Zone Books, 1999）, 229, citing Nathan Sivin, *Traditional Medicine in Contemporary China*（Ann Arbor: Center for Chinese Studies, University of Michigan, 1987）, 51-52, 147-164.

〔2〕　*Shanghan lun*, line 144, lesser yang. "妇人中风，七八日续得寒热，发作有时，经水适断者，此为热入血室，其血必结，故使如疟状，发作有时，小柴胡汤主之。" For translation, see Craig Mitchell, Feng Ye, and Nigel Wiseman, trans., *Shāng hán lùn: On Cold Damage, Translation and Commentaries*（Brookline, MA: Paradigm Publications, 1999）, pp. 445-446. For a textual history of this work, which exists in editions dating from the Song Dynasty, see Jixing Ma, *The Study of Chinese Medical Literature*（中医文献学）（Shanghai: Shanghai Science and Technology Press, 1990）, 125-126.

"骨肉"。肉和骨被认为是父亲传给子女的东西，因而，血是从母亲那里继承的身体中属阴的部分。因为中国有一种强烈的父系亲属系统，母系（血亲）并非普遍被认为是社会家庭成员中重要的一部分。

巢元方《诸病源候总论》中的血病

在隋朝，公元 610 年，太医巢元方在太医局编著了《诸病源候总论》。在 18 世纪之前，在《血病诸候》这一章中，几乎都是在讨论中医史中血的病理学。巢元方列举了 9 种血病，都是通过体表血的表象来鉴别的：吐血、吐血后虚热胸中痞口燥、呕血、唾血、舌上出血、大便下血、小便血、九窍四支出血、汗血。在每一个案例中，病理学都联系着对一个或者多个内部器官的损害，可能也联系着热、寒或情绪过度对气机的影响。即有关身体内部的损害是通过身体外部的血的表象来鉴定的，与血本身的状况无关。

温病学说中的血

在 1642 年出版的《瘟疫论》中，吴有性（又可）提出了一个观点，这个观点汪机（1463—1539 年）和张介宾（1563—1640 年）已经论述过，即流行病并不像汉代张机在经典书籍《伤寒论》中所述，仅仅在冬天产生并潜伏到次年春天发病的寒邪所引起。相反，他提出这些流行病是由一种不同的气——"戾气"所导致的。吴有性认为这种不同概念的气（瘟疫邪气）能够直接通过口鼻进入人体体内，侵袭人体脏腑，因此，这种疾病传变的方式绕过了正常病邪的入侵途径，也就是从表（皮肤和毛窍），再到血分，然后脏腑，最后进入到骨髓。他的治疗方案是建议攻击"客邪"之气，驱除它，常用的是泻药。[1] 明末是人们大规模迁徙的时代，新的疾病是随着

〔1〕 Marta Hanson，*Speaking of Epidemics in Chinese Medicine：Disease and the Geographic Imagination in Late Imperial China*（New York：Routledge，2011），91-93. 吴有性的原始文本，参见 Zhejiang Chinese Medical Research Unit，ed.，*Critical Edition of the Wenyi lun*（瘟疫论评注）（Beijing：People's HealthPress，1977）；Zhia Zhen and Weikang Fu，chief eds.，*Chinese Medical History*（中国医学史）（Beijing，People's Health Press，1991），308.

包括美洲在内的全球贸易模式的出现而出现的，这可能是导致经典的治疗方法似乎不再适合治疗当今疾病的原因。

吴有性强调了驱除致病的"客邪"可能与疾病的民间概念产生共鸣，把流行病解释为是由"医鬼"或者"瘟神"所引起的，它们来自天上的瘟部，瘟部是天上的官僚办公室，由五瘟使者所掌管。尤其是中国南方，普通民众通过举行驱除这些灾害的集体仪式来对抗流行病。[1]

1742 年吴有性死后，他的学生叶桂（天士，1667—1746 年）汇编了一本书，并把吴有性的观点写在了书中，这本书叫《温热论》。[2]在这本书中，他重新讲到了疾病（包括突发的瘟疫）由表及里正常入侵身体的观点。他再次叙述了疾病的进展阶段，从卫到气，到营，最后到血。叶桂提出，疾病在这些阶段的蔓延中，病到血是最严重的。当疾病进入到血的部分时，它会导致血行加速、失常，直至耗尽。对这个阶段的治疗原则是凉血和散血。他利用这种新的理论形成了针对瘟疫的具体诊断方法，诸如舌质和舌苔的描述、牙齿的检查，以及各种皮疹、斑点和溃疡的出现。

叶桂把血（凉血、散血、动血）的特定状态与疾病的阶段联系在一起。他写道："在卫汗之可也，到气才可清气，入营犹可透营转气，入血就恐耗血动血，直须凉血散血。"[3]

把血看作是疾病发生的重要位置，可以直接进行治疗，这是中国病理学和治疗学观点中一个重要的转变。之后发展的温病学说和实践继续"立足"于长江下游地区，在这些地区，医生想出了治疗当地流行病的新的治

---

〔1〕 Carol Benedict，*Bubonic Plague in Nineteenth-Century China*（Stanford：Stanford University Press，1996），115-121；Paul Katz，*Demon Hordes and Burning Boats*（New York：State University of NewYork Press，1995），62-75. 在 20 世纪早期，这些习俗仍然普遍的证据，参见 K. C. Wong，"Chinese medical superstitions"，*National Medical Journal of China* 2.4（1916）：8-27；Hsiang-ch'un Ch'en，"Examples of charm against epidemics with short explanations"，*Folklore Studies*（journal of the Museum of Oriental Ethnology，Catholic University of Peking），1（1942）：37-54.

〔2〕 这本书也有几个不同但相似的标题，参见 Li Jingwei et al.，eds.，*Biographical Dictionary of Chinese Medicine*（中医人物词典）（Shanghai：Shanghai cishu chubanshe，1988），97-98.

〔3〕 参见 *Collected Medical Works from Wu：Warm Disease Category*（吴中医集：瘟病类）（Suzhou：Jiangsu Science and Technology Press，1989），154-158；"温热论"（"Treatise on warmth and heat"）.

疗方法，这也为理解一些疾病突然爆发提供了新思路。到了 19 世纪，吴有性所在地区的医生把他的著作看作是一种新的、专门针对南方的医学创新，"温病学派"的著作自成一派。[1]

王清任《医林改错》中的血

王清任（1768—1831 年），来自中国北方河北省玉田县，其因首先尝试解决在医学经典文献中解剖学知识的分歧而出名。他对于内容相互矛盾的书籍很沮丧，这使得他在《医林改错》的开篇就大声呼吁：在整个道家医学中，绝对没有一个完美的医生，因为在他们所有的书中都包含着关于内脏器官的错误认知。另外，由于他在解剖学上的发现，他创立了一整套新的处方，用于活血和促进血液流动。他考察了在慈善墓地中被狗咬过的得流行病的受害者尸体，目睹了处决罪犯的场景，为了看见他们被肢解的情况，把他的发现与他所解剖的家畜的内脏器官做比较。他坚持只描述能看得见的器官，所以拒绝去讨论三焦，因为"没有这样的东西"。[2] 他试图对主要的血管路径进行描述，他称之为"管"，去强调它们的物质性。对于血管描述更为普遍的词——脉，王清任仅用来指脉搏。当考察流行病患者的尸体时，王清任发现了"池"中存血，在人胸下的隔膜一片，在心脏和肺的下面。他把这个池子命名为"血府"，这个词之前已经被用于指血管，或者有时仅仅是指冲脉（也指"血海"）。在下腹部的隔膜处，王清任观察到了肠系膜的膜性结构，包裹在内部，他将其命名为"气府"。

这种气血分离的概念化有助于证明独立临床治疗的合理性。正如古希腊医生已经把动脉的作用看作是在体内运输元气，王清任所做的尸检让他觉得在心脏或者动脉中并没有血（在人死后，动脉会继续搏动，静脉充血不搏动，所以人死的时候，心脏和动脉会很快失血）。王清任推测呼吸直接进入到心脏，从心脏直接进入主动脉，对于他来说，这就是气的经脉。这使得他忽视了对于肺部主要功能的认识。相反，他认为"气府"包裹着肠

---

[1] Hanson, *Speaking of Epidemics*, 112–113. 在戴天章的书《广瘟疫论》中，他提出了舌诊，叶桂进行了详细说明。

[2] Wang Qingren（王清任），*Yilin gai cuo*（医林改错），"Preface to the remedies"："余不论三焦者，无其事也。"

子，这是元气的位置（与进入血管的呼吸之气相对）。食物从胃进入了小肠，通过这里的元气之火，被蒸化或者被转变。他推测静脉的血是由上述隔膜中的血府所提供的。

王清任的书在医学学术界中引起了许多争论。他的大多数批评者关注于通过直接观察人体内部器官得到知识的道德意义。例如，陆懋修（1818—1886 年）认为，用这种方法所获得的知识是不道德和无关紧要的：

> 是教人于骼髅堆中，杀人场上学医道矣……气已断，何由知
> 是 "气门"？水已走，何由知为水道？犬食之尸，刑余之人，何认
> 知件数之多寡，心肝肺一把抓在手中何由知部位之高低？彼纵能
> 就死尸之身首一一检之，势不能再剥活人之皮肉，一一比之。[1]

然而，在 19 世纪中国对于西方解剖学的讨论中，王清任的发现不断地被用来作为中国人已经认识到了直接解剖观察重要性的证据。正如西方医生所认为的，解剖学对于医学实践来说是必要的。王清任坚持认为，他的观察让他进入了一个新的生理学领域：他推断出，在流行病受害者的胸部发现的凝固的血是一种致命的血瘀。为此，他发明了血府逐瘀汤这一处方，其中许多成分在今天仍然被频繁使用。[2]

---

[1]　Quoted by Fan Xingzhun in his *Transmission of the Medicine of the Enlightenment from the West*（明季西洋传入之医学）(n. p. , 1943), Vol. 9, 38A.

[2]　关于王清任的更多信息，参见 Ma Kanwen（马堪温），"Wang Qingren: Outstanding Qing Dynasty Chinese physician"（中国清代杰出的医学家王清任），*Collected Papers in the History of Science*（科学史集刊），6（1995）: 66–74; Dawhwan Wang（王道环），"On the anatomy of *Correcting the Errors of Physicians*"（"论《医林改错》的解剖学"），*New History*（新史学），6. 1（1995）: 95–112; Bridie Andrews, "Tailoring tradition: The impact of modern medicine on traditional Chinese medicine, 1887—1937" in *Notions et perceptions du changement en Chine*, ed. Viviane Alleton and Alexei Volkov（Paris: Collège de France, Institut des Hautes études Chinoises, 1994）, 149–166. 对王清任主要方剂的辨析，参见 Tietao Deng（邓铁涛），"Wang Qingren of the Qing Dynasty's contributions to clinical medicine"（清代王清任在临床医学上的贡献），*Journal of Chinese Medicine*（中医杂志），（1958）: 450–452.

本杰明·霍布森和对西医中"血"的翻译

中国对于血的理解、血在身体中的作用、血的生理学解释，都是受到19世纪后半叶传教士医学的影响。在那个时候，最有影响的关于西医的著作是本杰明·霍布森和他在中国的合作者陈修堂、管嗣复和周学的译著，这些译著出版于1851年到1858年之间。[1] 正如我们所看见的，这些人中至少有一个已经读过了王清任的著作。

本杰明·霍布森（1816—1873年）出生于1816年1月2日，是北安普敦郡韦尔福德一个新教教会牧师的儿子。他作为伯明翰综合医院的学徒开始进行医学研究，1835年，他获得伦敦大学的学士学位，并加入爱尔兰皇家外科学院。1839年，他离开伦敦，去了中国，作为伦敦传教士协会派驻中国的医学传教士，他在中国香港、广州和澳门工作，直到1859年才回到英国。他是第一个有资格从英国前往中国的医学传教士。霍布森的医学理论是在19世纪早期，在巴斯德的微生物理论形成之前产生的，此时，大多数的流行病被认为是由当地特有的土壤和气候条件所引起的。[2] 医生仍然把这种疾病（disorders）解释为盖伦医学的四体液失衡：血、黏液、黄胆汁、黑胆汁的失衡。心脏是"生命精气"的来源，可以保持身体的温度。那时，听胸腔的听诊器被发明不久，但是，仍然没有临床方法能够测量病人的血压。

第一部被翻译成中文的医学著作《全体新论》出版于1851年，霍布森和他的中国同事在翻译上做了一些有趣的选择。首先，涉及内脏器官的章节都把器官看作经。例如，在涉及心脏的章节，标题就是"心经"。这似乎是奇怪的，因为在中医中，词语"心经"指的是被用于针灸当中的气脉之一。其次，对于"血管"这个词的使用。在霍布森的书中，血管被称为"管"或者"管

---

[1] 霍布森和他的中国同事之间的合作，参见 Ma Kanwen，Gao Xi，and Hong Zhongli，*The History of Intercultural Medicine Collaboration between China and Foreign Countries*（中外医学文化交流史）（Shanghai：Wenhui Press，1993），376-379.

[2] 英国19世纪的医学，参见 Carl J. Pfeiffer，*The Art and Practice of Western Medicine in the Early Nineteenth Century*（Jefferson，NC：McFarland，1985）；M. Jeanne Peterson，*The Medical Profession in Mid-Victorian London*（Berkeley：University of California Press，1978）.

道"，王清任使用相同的词去描述他所看见的管。霍布森也使用了王清任的词语"总管"去指血脉总管和静脉管。[1] 在关于血循环的讨论中，霍布森解释了有两种类型的血——红色和紫色。红色的血从左下心室（左心室）流进血脉总管，然后遍布全身，因而滋养了生命。在同一章节，他写道：

> 饮食之谷精微，经小肠黏膜吸收，进入脉中，上达于心。水谷精微与清气混合，通过肺的肃降作用，输注于心，奉心化赤。再通过肺的宣发作用把精气输送到全身各处。

我们能一眼看到这种解释中没有提到氧气或者二氧化碳。这里强调的正是血的营养的功用，这些营养来自食物和饮品。当然，这正好把中国对于血的经典理解包括在内，即把血理解为血气二分的对身体的运养。

下一章"论血"中，霍布森指出，血在血管中不断循环，一旦离开了血管，它会逐渐凝固和分离成红色固体和黄色液体两部分。然后，他描述了血的成分和凝血机制。恒定正常的流动与不健康的瘀血凝固对于中国读者来说不会感觉奇怪。直到《肺经呼吸论》这一章，霍布森引入了氧气、氮气和二氧化碳的概念，讲到二氧化碳是一种废物，这种废物把红色的血转变为紫色的血，而血液中的氧气是维持身体所必需的，他说："呼气将二氧化碳排除，吸气获得新鲜的氧气。当新鲜的氧气进入到血液，血是红色的，红色的血是正常的血。当二氧化碳进入到血液，血是紫色的，紫色的血为瘀血。"在当代中医中，"瘀血"一词普遍用于描述血的病理情况。霍布森和他的合译者可能已经在搏动的动脉血和静止的、黏稠的静脉血之间划出了分界，但是所谓的静脉血之"静"是指淤阻之痛。在疾病中，血瘀也是王清任所认为的最重要的临床表征。

19 世纪晚期，许多中国作者把西方新的解剖学认知与王清任的观察进行了比较。1893 年，朱沛文写了一本书，他在书中把霍布森的西方解剖学图表与王清任的解剖学图表进行了比较；罗定昌的《中西医醉》写于 1882 年，出

---

〔1〕 Benjamin Hobson，*Quanti xinlun*（全体新论）（Guangzhou：Hui ai yi guan，1851），Vol. 8："血脉管回血管论"，47a-48a，available at National Library of Australia Digital Collections，www. nla. gov. au/apps/cdview/？pi＝nla. gen-vn1869894.

版于 1894 年，他在书中也把王清任和霍布森的器官图进行了比较。[1] 其他人仅仅是补充了他们对于西方新的解剖学知识所描述的病理学和治疗法的传统的观点，正如王有忠在 1906 年出版的《中西汇参医学图说》一书中所说。对于这些作者来说，西方的解剖学知识是一种资源，用这些资源，他们讨论了一直存在于他们自身医学传统中的问题。在中国出版物中较少出现的西方解剖学知识，只强调其修辞的功用，而非是对科学真理的揭示。

唐宗海著作中的血

在中华帝国晚期，中医史家已经形成了一个中西医学汇通派。上述比较了霍布森和王清任解剖学描述的作者都属于这一派。其中，可能最为出名的早期的汇通学者是唐宗海（1862—1918 年），他把霍布森和王清任的作品进行了比较，发现中国人和西方人的身体的确有很多相似之处，这说明西方解剖学著作同样适用于中国人。[2]

在他 1888 年出版的《血证论》中，唐宗海再次论述了霍布森对于食物作用的描述和肺之气能生血的观点。他引用了《内经》中三焦的观点，解释了霍布森所描述的身体中的淋巴管与王清任所描述的产生于脾脏的津液管是一样的。唐宗海觉得西医低估了脾脏的重要性，但是通过他与王清任和霍布森之间的三人关系，他可以去解释这种缺失，强调脾脏的重要性，也把霍布森的观点融入他的医学实践中。用这种方法，唐宗海把自己归为李杲（东垣，1180—1251 年）的医学学派，李杲是著名的元代医家，写了《脾胃论》，主张水火之间的相互作用，这一观点是金元时期的医学的核心。心之火气是生命和意识所依靠的重要力量，与霍布森所描述的心是"生命精气"的这一观点一致。对于唐宗海来说，西方的诊断学忽视了在诊断中

---

〔1〕 Zhu Peiwen, *Concise Compilation of Chinese and Western Representations of the Inner Organs*（华洋脏像约纂）（n. p.；Foshan, 1893）；Luo Dingchang, *The Essences of Chinese and Western Medicine*（中西医醉）[Shanghai；Qianqing tang shuju, 1921（preface 1882, first printed 1894）].

〔2〕 Tang Zonghai, The *Precise Meaning of the Medical Canons* [*in*] *the Convergence of Chinese and Western Medicine*（中西汇通医经精义）[Shanghai；Shanghai Zhongguo wenxue shuju, 1937（1892）], Vol1, 2. 西方身体和中国身体在解剖学上是否可一起比较的问题一直困扰着中西方理论家，直到 19 世纪。

对于气的解释，因此，它必然没有中国的脉象学说精确。[1] 在这里，我们再次发现采用西方解剖学思想有助于提升中医中特殊观点的发展。

正如人们所期望的中医经典解释和现代化解释的结合，唐宗海所描述的"血病"并非完全是新的，但是他对于血病的分类极大地扩展了早期著作，如巢元方的《诸病源候论》。唐宗海对于血病的分类包括体表上的出血，但是他也补充了所遭受的内部的血凝或血阻，有关血病的新分类，例如，耗损、咳嗽、发烧、心脏不适、肿胀症（可能是由于血寄生虫的感染和来自心脏或者肝脏的水肿），以及各种眼、耳、口和喉部的疾病。

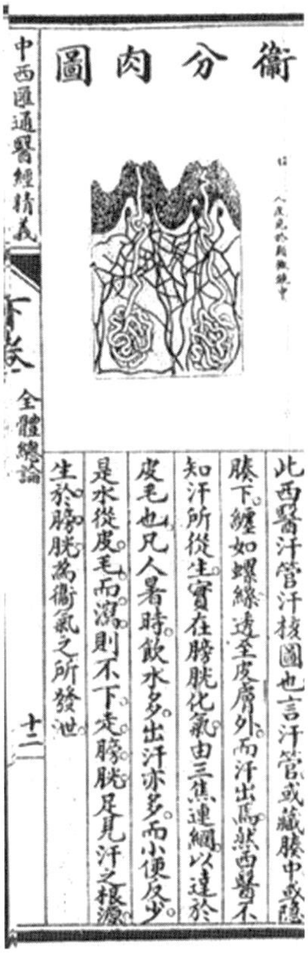

唐宗海针对这些疾病所开的药方，可以从一种全新的角度去解释，他仍然坚持古代经典药方的正确性，如出自《伤寒论》的四物汤和白虎汤，他主要的治疗方法是凉血（如在发烧血行加速时）、止血、消瘀、补虚。

唐宗海是中西医汇通方面著名的人。我们可以用此来解释这一点：他综合了霍布森和陈修堂对汗腺文化敏感性的描述，唐宗海认为这是卫分的位置或气分的部分（图 4.1）。对于唐宗海来说，在已有的医学认识论的框架中去容纳新的知识仍然是可能的。[2]

图 4.1　唐宗海利用西医的解剖图为抵御外邪的卫外部分提供了结构，它相当于皮肤层（包括汗腺、神经末梢和毛细血管三部分）

19 世纪医学传教士对血的理解

唐宗海对于血的病理学的强调，无论在时间上还是在内容上，都与同期由江南制造总局出版的译著《胡珀医生的手册》（一本医学原理和实践的

---

〔1〕　唐宗海有关脉搏和血管的看法，参见 Pi Guoli（皮国立），*Medicine to Connect China and the West：Tang Zonghai and the Crisis of Modern Chinese Medicine*（医通中西：唐宗海与近代中医危机）（Taipei：Dongda，2006），195-202.

〔2〕　Tang Zonghai，*Precise Meaning of the Medical Canons*，下卷，12.

小册子，包括普通病理学、治疗学、卫生学概论）相一致，原作者是罗伯特·胡珀（Robert Hooper，1773—1835年）。[1] 这本受欢迎的英文手册在1809年于伦敦首次出版，有10个版本，最后一个英文版出版于1886年。之后的版本，包括在中国的翻译版本和威廉·奥古斯图斯·古（William Augustus Guy）、约翰·哈雷（John Harley）的修订版。两个译者舒高第（1844—1919年）和赵元益(1840—1902年)作为一个团队在一起工作：舒高第口译和解释英文原文，赵元益把它翻译为优美的汉语。他们所翻译的这本著作十分有意思，它在血液学中占有极其重要的地位。第一章首先讨论了四个主题：恃血气、疲软、善恼怒、易感动。其中，有趣的是对于恃血气体质或者性格的翻译。在18世纪后期和19世纪早期，希腊衍生的性格体系中，恃血气对应着血，对应着元素火。这似乎是舒高第和赵元益倾向于用火代替气，便于用通俗易懂的中国词汇“血气”去理解“恃血气”，意为“生动的，有能量的”，这很好地对应了恃血气性格所希望描绘的意思。[2]

《胡珀医生的手册》的中文译本增加了19世纪后期关于血的其他观点。在第3卷，这本册子讲述了在疾病中血的变化对保持健康是何等重要。红细胞的缺失会引起炎症，导致发烧。如果血循环减慢，血无法释放炭气，会产生毒血，导致急性霍乱、吐泻和“蓝病”。同样的，在失血后，要花很长的时间去补充红细胞，否则会出现脸色苍白，并且易患炎症类的疾病，尤其是血中有太多纤维蛋白时。膜的炎症会导致肺部风湿，痨病会导致严重的风湿病等，这都是基于纤维蛋白的浓度、蛋白质和血细胞的情况。同样的，在第4卷中讲到过多的血会阻碍心脏功能，引起脉搏的增快，解决的办法是使血流失一部分，直到脉搏减慢。译本中也列出了呼吸急促的原因：(1) 肺部的血太多；(2) 血的成分发生改变；(3) 几乎没有氧气；(4) 阻塞；(5) 肺部肌肉薄弱。

在第6卷中，关于治疗，第一个特定的治疗就叫“结合血中的物质治疗

---

[1] English-language versions of the 10th edn. of 1884 are available at this website (last accessed May 19, 2014): http://books.google.com/books? id = fkkpAAAAYAAJ.

[2] Shu Gaodi (舒高第) and Zhao Yuanyi (赵元益), trans., *Neike lifa* (内科理法), translation of Hooper's *Physician's Vade Mecum: A Manual of the Principles and Practice of Physic; with an Outline of General Pathology, Therapeutics, and Hygiene* (Shanghai: Jiangnan Arsenal, [n.d.], c. 1880s), Vol. 1, Chapter 1.

各种疾病"。这种观点是指：被摄入的药物一旦进入到血，就会结合并中和血中的毒素。食疗的章节强调了补血不足是由营养不良所引起的。

简而言之，《胡珀医生的手册》十分关注血的情况：血过多或者缺乏都会导致不同的疾病，治疗也通过血起作用。很难说这种特殊的医学译本能有多大的影响，但是作为一本非常流行的医生手册，它代表着在19世纪的中国大多数西医生的医学导向。这准确地反应在大卫·伦尼（David Rennie）博士对于罗芙芸（Ruth Rogaski）的解释中。伦尼是19世纪60年代驻天津的英国军队中的一名外科医生，他认为所有的发热疾病都是"由'血中潜伏物质'的存在所引起的"，这些物质在特殊的条件中变得十分活跃，慢慢变得有毒性，直至毒性扩散至全身。伦尼的治疗目标是减少来自血中的"引起疾病的物质"，就像胡珀所描述的一样。[1]

我们可以看到，19世纪很多著名的著作都反映出对血的重视。例如，谭嗣同（1865—1898年）是以失败告终的"戊戌变法"的领导者之一，1898年早期，他在湖南给南方研究会的改革者做了一个关于"解剖学"的讲座。他说，不知道身体的解剖学是可耻的，这就像是不知道现代的天文学（宇宙）和现代的地理学（地球）一样。事实上，在他对主要内脏器官的简单描述中，每一个段落都提到了血。他说，心脏并非如经典的中医理论中所述的能造血：而是通过把红色含氧血液输送至全身，并向肺部输送含碳气体（霍布森对二氧化碳的称呼）的紫色血液来改变血液。肝脏负责转变血，将新鲜的、不活跃的粉红色的血转变为功能齐全的红色的血。脾脏负责产生白细胞，白细胞可以杀死"虫"（"虫"大概是"细菌"或者"微生物"的早期翻译），但是如果有太多的虫，就会导致疟疾。胃有许多细细的管子，可以吸收被消化的食物去造血，这就像小肠的功能一样。[2]

正如我们已经看见的，在中国对于健康和疾病的理解中，血的地位明显上升，原因是地方医学理论的转变和接触了西方血的概念。血作为中国现存有争议的西医观念得到了最多的关注，这就是为什么西医被用于证实

〔1〕 Ruth Rogaski，*Hygienic Modernity：Meanings of Health and Disease in Treaty-Port China*（Berkeley：University of California Press，2004），88-90.

〔2〕 Tan Sitong（谭嗣同），"On anatomy"（"论全体学"）in *Complete Works of Tan Sitong*（谭嗣同全集），ed. Cai Shangsi and Fang Xing（Beijing：Zhonghua shuju，1980），403-405.

温病学说和王清任的解剖学观念的原因。当然，正如中医的观念一直在变一样，西医的观念同样也在发生着变化。

细菌学说和血寄生虫

在法国，路易斯·巴斯德（Louis Pasteur）在 19 世纪 60 年代进行了关于发酵的研究，并且提出了看法：疾病是由类似的过程所引起的，即一种"酵素"或者"酶"进入身体成倍地增加，毒性引起了炎症、出汗和发烧。这是疾病引发的"发酵"理论。一些医生认为这是一个化学过程，还有一些医生认为"酶"是一种有活性的传染物或者活的接触物。这与脓毒性疾病的发病过程形成对照，死的或者失活的身体组织被认为是有传染性的，会溃烂和化脓，导致发烧、组织损坏和有"难闻的气味"。瘴气疾病因果性的早期理论认为恶臭本身引起疾病，这种观点逐渐被如下观点所取代，即污浊的空气中含有有毒的"细菌"（细菌早期的意思是"种子"或者"催化剂"）。梅毒等传染病被认为是通过人与人之间直接接触传染的，可能也通过"酶"或者"发酵"转移进行解释。寄生虫疾病的"细菌"，如肠道蠕虫是更明显的，其中包括了蠕虫和卵，这里强调的是 19 世纪医学中关于"细菌"一词宽泛的语义。例如，约瑟夫·李斯德（Joseph Lister）在 1867 年著名的文章《外科手术中的抗菌原则》中，并没有具体说明是空气中什么种类的"微小生物"入侵了感染的伤口并引发了败血症。[1]

直到 19 世纪的后 20 年，具体的细菌才被确定为引起具体疾病的原因，其中著名的有罗伯特·考科（Robert Koch）在 1880 年证实了结核杆菌，在 1883 年证实了霍乱弧菌芽孢杆菌；1895 年，日本人罗伯特·考科的门徒北里·柴三郎（Kitasato Shibasaburō）和巴斯德的学生亚历山大·耶尔辛（Alexandre Yersin）共同发现了导致瘟疫的细菌。新的疾病的病菌——细菌，是从身体不同部位收集的，比如霍乱患者的排泄物和肠道中，肺结核患者的痰液和结节中，鼠疫受害者的血液和淋巴结中。

最初，来自新细菌学的疗法几乎没有：考科所发现的"结核菌素"的疗法是无效的，用抗毒素/抗血清疗法去治疗白喉的这一做法直到 1895 年才

----

〔1〕 Michael Worboys, *Spreading Germs：Disease Theories and Medical Practice in Britain，1865－1900*（Cambridge：Cambridge University Press，2000），34－39.

广泛流行。抗毒素的产生抑制了如破伤风、霍乱、鼠疫、蛇咬伤等疾病的发生，但对于不同的疾病抑制的成功率不同。[1] 更为重要的是，这些疗法都是将抗毒素直接注入血中。

在同一时期，开始有关于"热带性发烧"的研究，结果证实其病因来自血中的寄生虫。1877 年，曼森（Patrick Manson，1844—1922 年），"热带医学之父"，发现了引起橡皮病的原因是一种小的丝虫的寄生，这种丝虫通过蚊子寄生到人血中。他的这项研究是在中国厦门担任海关医疗服务官期间进行的。1880 年，法国人拉韦朗·阿方斯（Alphonse Laveran，1845—1922 年）发现了疟疾患者血液中寄生的细小的寄生虫，1898 年罗纳·德罗斯（Ronald Ross，1857—1932 年）证实了这种寄生虫确实是通过蚊虫叮咬寄生于人体体内的。血变成了研究这种疾病的主要场所，随着达尔文主义理论的出现，血逐渐成为生命力、智力和种族适应性差异的一种象征。

社会达尔文主义中的血

20 世纪早期，中国的知识分子通过赫伯特·斯宾塞（Herbert Spencer，1820—1903 年）的译著了解了自然选择和适者生存。一些著作中讲到中国有强烈的种族和文化自卑感，其原因是中国军队打了败仗，并以社会达尔文主义作为解释。[2]

正如社会达尔文主义形成了一种新的优生的"科学"一样，血被赋予

---

〔1〕 参见 W. Hamilton Jefferys and James L. Maxwell，*The Diseases of China*，*Including Formosa and Korea*（London：John Bale and Danielson，1911），268-271；and Roy Porter，*The Greatest Benefit to Mankind：A Medical History of Humanity*（New York：W. W. Norton，1997）：442-443.

〔2〕 例如，Benjamin I. Schwartz，In *Search of Wealth and Power：Yen Fu and the West*（Cambridge，MA：Harvard University Press，1964）；James Reeve Pusey，*China and Charles Darwin*（Cambridge，MA：Harvard University Press，1983）；Frank Dikötter，*The Discourse of Race in Modern China*（London：Hurst and Co.，1992）；Andrew Morris，"To make the four hundred million move：The late Qing Dynasty origins of modern Chinese sport and physical culture"，*Comparative Studies in Society and History*，42.4（2000）：876-906.

了一种新的社会意义。1926 年，梁博强发表了一篇名为"中国种族的医学研究"的文章，他测定了不同汉族人血的"凝集指数"。他的目的是通过凝集的程度揭示种族通婚的程度，他发现中国南方人的血液凝集率很高，这表示他们几乎很少和其他种族通婚，是"最纯的"汉族人。他的研究激励了中国的优生学家张君俊去从事关于中国人口的血清学研究。张君俊从每一个省都采集了血液样本，假定汉族人的祖先有纯正的 O 型血，他发现了 O 型血出现率最高的是江苏省和浙江省，几乎没有在更南的省份出现，A 型血出现最多的地方是多民族的北方。张君俊也观察到大多数中国的"天才"来自江苏省和浙江省，在这些地方，汉族人原始的种族纯洁性是最强的，至少没有受到和其他种族通婚的影响。[1]

文学中作为退化标志的血

鲁迅（1881—1936 年），"现代中国文学之父"，对于中华民族的生存机会感到非常的悲观。他写道："我的同胞们，奴性已经成为了你们的第二天性，你们将会通过自然选择而一天一天地退化，经历猿、鸟、贝壳、海藻，最后成为一个毫无生气的东西。"[2] 在他著名的短篇小说《药》中，他描述了一个家境贫困的年轻人，罹患肺病，濒临死亡。他的父母花了大量的钱去买了一个沾着近期被处决罪犯的血的馒头，只为获得一个"有保障"的治疗，结果这个年轻人还是病死了。这是中国人迷信的标志，也是鲁迅要驱走支持这种迷信文化的标志。

鲁迅并没有认为血有这种用途。李时珍的巨著《本草纲目》中把月经血和普通的人血描述为药品，一些西方的传教士报道了相似的用途：在 1914 年，一个德国的传教士医生声称他已经发现了"人的内脏、血和骨骼"

---

[1] Dikötter, *The Discourse of Race*, 133-135.

[2] 出自鲁迅, *Brief Outline of Chinese Geology*（中国地质略论），引自 Akira Nagazumi, "The diffusion of the idea of social Darwinism in East and Southeast Asia", *Historia scientiarum*, 24（1983）: 1-18（9）. 再论社会达尔文主义对著名改革家梁启超、康有为和谭嗣同关于医学态度的影响，参见 Ralph C. Croizier, *Traditional Medicine in Modern China*: *Science*, *Nationalism and the Tensions of Cultural Change*（Cambridge, MA: Harvard University Press, 1968), Chapter 3. 如前所述，堕落的思想在当时的西方社会也很流行。

（包括被斩首的人）的医学用途。[1] 接下来的相关报道出现在 1923 年的
《中国医学杂志》，具有讽刺意味的是，它摆放在著名医生威廉·奥斯勒
（William Osler）一项关于防腐心脏保存的报告旁边，这项报告被存放在麦
克吉尔大学的图书馆内。

　　人心如药——在河南商丘，28 个人，包括 3 个女人都在西门外被处决。
这些人都是所谓的"土匪"，可怜的人们被草率地处死。在处死之后，这些
可怜人的心脏被挖出来精心保存，用于未来的医药和激励士气。许多士兵
也质疑过挖心脏这件事以及它的目的，他们非常坦白地公开承认这些心脏
被制成了非常好的药。《华北日报》1923 年 7 月报道。

　　因此，在大众的理解中，凶残的罪犯的血和心脏可以治愈疾病，可能
传递非凡的生命力；或者可能所有人类的血和心脏都有这种潜力，但是只
有被处决的罪犯的残骸被用于买卖。如果这些人血的使用类似于民间医学
的感应巫术，那么他们也提醒着我们在中西方文化中血所具有的象征性的
效力。

新的补血药

　　在中国和西方，对研究血的状态所具有的医学兴趣滋生了一个很大的市
场，这个市场旨在发明补血药。从西方来看，法国的狄斯耕（Deschiens）公
司售卖补血的药，图 4.2 是这家公司所打的广告，刊登在 1921 年的《中国医
学杂志》上。1921 年，美国伯勒斯（Burroughs）制药公司在丁福保的《中西
医学报》上为"牛肉和铁葡萄酒"做广告，宣称它们是特殊的血的修复剂。
加拿大独资的威廉姆斯（Dr. Williams）医学公司为"适用于脸色苍白人群的
粉色药丸"做广告，时间从 20 世纪早期到至少 20 世纪 30 年代（图 4.3）。
这种药丸是铁的氧化物和泻盐（硫酸镁）的混合物，最初销售给参加美国

---

[1]　Vortisch van Vloten, *Chinesische Patienten und Ihre Ärzte：Erlebnisse eines deutschen Arztes*（*Chinese Patients and Their Physicians：Experiences of a German Physician*）（Gütersloh：Bertelsmann，1914），21. 也可参见 William C. Cooper and Nathan Sivin，"Man as a medicine：Pharmacological and ritual aspects of traditional therapy using drugs derived from the human body" in *Chinese Science：Explorations of an Ancient Tradition*，ed. Shigeru Nakayama and Nathan Sivin（Cambridge，MA：MIT Press，1973）.

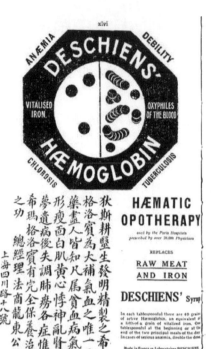

图 4.2 由一家法国公司定制的
一条补血药的广告

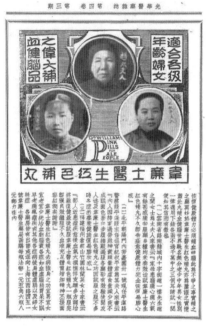

在顶端的两个大窗口里的中文是"适
用于任何年龄的女性"和"大量补血
和滋养大脑的一种产品"。其他的广
告目标人群是男性消费者，或者知识
分子或者工作的人等。

图 4.3 威廉博士为"适用于脸色苍
白人群的粉色药丸"所做的公告

内战的老兵，用于治疗消化问题、疟疾、枪伤和情绪障碍。之后这家公司
又做广告宣称粉色药丸还可以储血、缓解神经紧张，以及治疗所有由血液
中污浊的体液所引起的疾病。[1]

美国 1906 年颁布的《纯净食品药品法案》首次要求药物的生产商要列
出他们所生产的产品的所有成分。然而，这个法案仅仅在美国有效。1907
年，关于在中国医学杂志上刊登西方药品广告的问题，中国医学会进行了
讨论，考虑到许多药品并没有公布配方，最终，他们决定不对广告商制定
任何标准。[2] 1917 年，在中国的外国传教士对美国领事馆发出的一份题为

〔1〕 参见堪萨斯州历史学会网站上的复本和公司历史，www.kshs.org/
cool3/pinkpills.htm（last accessed May 19,2014）.

〔2〕 "Medical Missionary Conference"，*China Medical Journal*，21.3（1907）：
151-169.

"在中国的专利药与药膏贸易"的领事报告感到极其愤怒，报告一开始就说："没有哪个国家的专利药品贸易比中国更加丰富"，尽管贸易"仍然在襁褓中"，但是，它已经非常赚钱。[1]

难怪中国的企业家会在这个不受管制的市场中快速地利用这个商业机会。舍曼·科克伦（Sherman Cochran）的书《中华药商：中国和东南亚的消费文化》（Chinese Medicine Men：Consumer Culture in China and South-East Asia）记录了中国独资的药物公司是如何通过卖药获得比西方竞争者更多的利润的，其方法是在全国甚至亚洲的分店发布和投放大规模的广告。他注意到，一个常见的、许多中资公司使用的策略是模糊中西医之间的边界。"中国的企业家……积极地去生产中国的'传统药'，他们精心设计和极力地提升他们自己的（中国的）形象，让这些药看上去像西方的'新药'。"[2] 在民国早期的上海，黄克武在医药广告的研究中已经证实了这一点。他注意到，1923 年上海著名的报纸《申报》中近 35％的非新闻专栏被这些医药广告所占领，引用一个由两位清华大学教授在 1936 年所发表的文章中的说法，当看医药广告的时候，"没有办法去划定中西医之间的边界"。黄克武发现所有的医药广告中提出了三个主要的问题（不管是中国的、西方的还是无法划清界限的广告），它们是：性、大脑和血。[3] 广告商认为大量新鲜的血液对于健康来说是极其重要的，血液不足将会使得身体虚弱和容易患病。

可能市场上最有效的补血药是"人造自来血"（Zhilai blood tonic）（用中文来说，就是"人造的流动的血"，这一新的中文词借用了"自来水"这一术语），是五洲药房所生产的（1919），能够补血和治疗贫血症。在整个 20 世纪 30 年代，该产品仅占其制造商总销售额的九分之一。五洲药房公司由受过中国教育的中国人熊松茂管理。他在 1906 年与黄楚久共同成立了一个公司，黄楚久在 1890 年已在上海法租界成立了大药房有限公司。黄楚久公司的名字用中文读是"中法大药房"，但他的公司是通过发明听起来像西

---

〔1〕　Editorial，*China Medical Journal*，31.6（1917）：316-317.

〔2〕　Sherman Cochran，*Chinese Medicine Men：Consumer Culture in China and South-East Asia*（Cambridge，MA：Harvard University Press，2006），10-15.

〔3〕　Huang Kewu（黄克武），"从申报医药广告看民初上海的医疗文化与社会生活，1912—1926"，*Bulletin of the Institute of Modern History*，*Academia Sinica*（中央研究院近代史研究所集刊），17.2（1988）：141-194.

方药名的新药而获得成功的。如艾罗补脑汁，是基于中国处方的一种药，功效是作为一种镇静剂。同样的，五洲药房有意识地采用现代化的表现形式，即以全球化为商标且采用西方式的建筑，旨在针对许多开在中国和东南亚地区的商店。[1]"人造自来血"的广告见图 4.4，该广告宣称："血液盛衰，关乎身体之强弱，故强身健体之道，补血为先。"

图 4.5 中，对现代价值观的呼吁更加明显，产品所做的宣传除了贫血的补充外，还包括纠正最常见的健康问题：营养缺乏、未老先衰、神经衰弱、性能不振、病后乏力、一切虚弱。

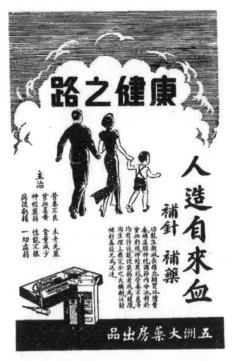

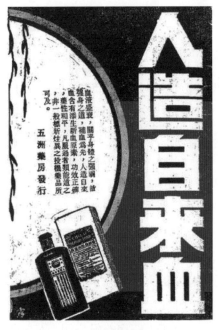

**图 4.4 人造自来血包括了
造血的原材料**

在那时，购买者可以选择一瓶和一包中很多小瓶的两种规格，但两种都提示使用皮下注射针筒
图 4.5 "人造自来血"的另一则广告，刊登在《良友》（Liang you pictorial）（1939 年 11 月）上

补血药并非是唯一可以用来补血的商品，在同一时期，输血的知识的传播和血型的发现使得卖血成为可能。在著名的故事"官官的补品"中，一个多病的年轻地主剥削他健康的佃户，通过买农民的血（外国医生的建议）进行输血，用于补血，也买农民妻子的乳汁来滋养自己，这是常用的

---

〔1〕 Cochran，*Chinese Medicine Men*，Chapter 2.

方法，在中国和古希腊医学中乳汁可以转换为血的说法是很普遍的。[1] 这个故事是很有说服力的，因为它借鉴了一个古老的比喻：士兵为祖国奉献鲜血和生命，同时对比了农民被迫卖血，妻子被羞辱，婴儿母亲的奶被剥夺，以确保许多腐败和病态的统治阶级的健康生活。在这可怕的商品化时期，西方资本主义的剥削近乎到吃人的程度。

讨　论

任何文化中对于血的讨论肯定都是有丰富隐喻的。我希望在此已经揭示了中西医越来越强调把血失调视作病因的原因，这有助于更进一步认识中国个人虚弱和集体的软弱。在几十年前，在中国共产党把"传统中医"标准化之前，医生关注如何治疗新的流行病，他们再次把血看作最深层次和最重要的体液，所以现在男性和女性开始关注自身体内血的状态，这种发展主要发生在中国南方。在中国北方，王清任的解剖学观察让他假设内部血滞是一个广泛的，但是被严重忽略的问题，他新创的血府逐瘀汤得到了广泛的认可，在今天仍然具有广泛影响。最后，唐宗海从西医的新的视角融合了这种方式，目的是可以把一种前所未有的发病率很高的疾病归因于血失调，并进行相应的治疗。西医也很热衷于把血作为健康和疾病的关键性标准，因此，补血药无论在中国还是在西方，都有巨大的利润。在 20 世纪早期，无论你是西方人还是中国人，只要你感觉身体不适，医生就会关注血的状态。

20 世纪早期也是优生学的鼎盛时期，关注于种族卫生学、血型和血的"凝集指数"与民族力量的关系，这些都是司空见惯的事情。在身体和民族之间隐喻性的等价，意味着很容易将 20 世纪早期中国政治的软弱，与患病比例极高的"坏血"病（如肺结核、性传染病和血吸虫病）相联系。[2]

---

[1]　Hanson，*Speaking of Epidemics*.

[2]　更多肺结核的知识参见 Bridie J. Andrews,"Tuberculosis and the assimilation of germ theory in China,1895—1937",*Journal of the History of Medicine and Allied Sciences*，52. 1（1997）：114-157；性传染病的知识参见 Christian Henriot，"Public health policy vs. colonial laissez-faire：STDs and prostitution in Republican Shanghai" in *Sexual Cultures in East Asia：The Social Construction of Sexuality and*

　　在近代中国历史中，对于血认知的考察暗示了，由于对血液的日益关注，人们的确在学着去认识身体的差异性。中医为新的血液疗法提供了理论依据和资源，然而新的血液疗法也借鉴了来自西方的"庸医"和"正统医学"。如果在这种改变中有决定性的因素，那就是帝国主义扩张的威胁，并不是"科学之光"，这让保护民族的血脉成为每一个中国人的责任。

Sexual Risk ina Time of AIDS, ed. Evelyne Micollier（London：Routledge Curzon, 2003）；血吸虫病的知识参见 MiriamD. Gross，"Chasing snails in the People's Republic of China"（Ph.D. dissertation，University of California，San Diego，2010）.

Ⅲ 权威

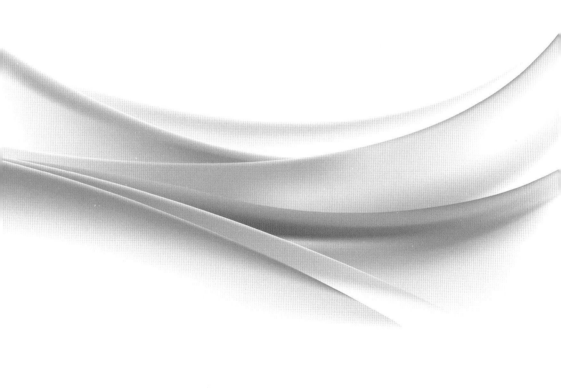

唯一的选择？在 20 世纪早期，中国有关法医学知识和专长中"经验"和"学理"之争

丹尼尔·森（Daniel Asen）

1928 年 5 月，北京律师协会召开了常务委员会议，议程讨论的问题之一是在刑事案件中法医鉴定的程序。[1] 协会的委员提出，在司法案件中，请求司法机关雇佣有专业知识的人作为外聘专家，以此来改善法庭现有的法医学实践。在一个不断处理清朝管理机构遗留问题的司法体系中，法医学是另一个领域，在这个领域中，由于很多原因，民国时期的法律仍维持着陈旧的做法。[2] 司法人员被称为检验吏，这个职位在此被翻译为"仵作"，[3] 他们的工作是检查活人和死人的身体，这与《洗冤录》记载的一致，在清朝，这本著作一直是法医鉴定的官方标准。[4] 在呼吁这些实践的

---

[1] Beijing Municipal Archives（BMA）J174-2-152，1928，1-14.

[2] E. g.，Jennifer M. Neighbors，"The long arm of Qing law? Qing Dynasty homicide rulings in Republicancourts"，*Modern China*，35. 1（2009）:3-37.

[3] 在新政策改革期间，这个职位被创建，目的是提高袁世凯执政时期现有法医鉴定者的地位，他们被称为"仵作"。随着命名法的改变，仵作获得的官衔也是前所未有的，这与他们以前低下的社会地位相比是一个巨大的变化。"仵作"这个词在学术著作中也被翻译"coroner"或"ostensor"。对于后者，参见 "Forensic medicine" in *Science and Civilisation in China*，Vol. 6，ed. Nathan Sivin（Cambridge：Cambridge University Press，2000），191.我使用了更常见的"coroner"一词，同时也充分承认中华帝国晚期与英美对于仵作的看法和实践上的显著差异。

[4] 更多官方《洗冤录》的起源和完成时期的重新评估，参见 Chen Chong-Fang（陈重方），"Qing 'Lüliguan jiaozheng xiyuan lu' xiangguan wenti kaozheng"（"清'律例馆校正洗冤录'相关问题考证""A textual study of questions pertaining

改革中，律师协会正在稳步地推进一个议程，这个议程获得了法律界、医学界和 20 世纪 20 年代晚期和 30 年代早期法医界中中国专业人士的支持。[1]

在 7 月下旬，律师协会寄了一封信给北平地方法院的官员，批评当地的检查人员一直依赖于仵作和《洗冤录》，并认为后者缺乏科学知识：

> 《洗冤录》的编著工作完成于宋朝（在 13 世纪），在元代、明代、清代一直流传，且没有做任何改变。这本著作纯粹是靠个人经验，没有科学知识。在科学蓬勃发展和人类事务瞬息变化的时代，解剖学、生理学、法医学和法医化学日新月异。致死的凶器变得越来越奇怪，相应的，致死的方法也在变化。仅仅依靠《洗冤录》中陈旧的教条作为法医鉴定的根据，在许多情况下，既不合适也不完整。[2]《洗冤录》中的知识与现代科学——明确地说，是西方的和日本的——是否相一致，对于律师协会、其他个人和机构去审视中国法医学的改革来说是一个关键性的问题。学术学科和科学学科的知识应该既能引导专家的工作，又是他们专业技能上的一种认识论保障，这种观点反映了制度上和知识上的转变，这种转变使得在现代化的西方，学院成了专业化权威的关键地，在民国时期的中国，专业技能的模式快速成了牵引力。[3] 在这种专业化技能的新概念下，认识论问题——以非常具体的方法定义——开始与专业权威的评估相分离。言外之意是，在《洗冤录》

---

to the *Qing Records on the Washing Away of Wrongs*，*Edited by the Codification Office*"），*Youfengchuming niankan*，6（2010）：441-455.

〔1〕　了解更多关于法医学和仵作之间的互动，以及在此期间的《洗冤录》，参见 Daniel Asen，"Dead bodies and forensic science：Cultures of expertise in China，1800—1949"（Ph.D. dissertation，Columbia University，2012）.

〔2〕　BMA J174-2-152，78-89.

〔3〕　对于现代的专业化发展这方面的讨论，参见 Thomas Broman，"Rethinking professionalization：Theory，practice，and professional ideology in eighteenthcentury German medicine"，*Journal of Modern History*，67.4（1995）：835-872. 对于学术机构在使现代职业合法化方面所起的重要作用，参见 Eliot Freidson，*Professional Powers：A Study of the Institutionalization of Formal Knowledge*（Chicago：University of Chicago Press，1986）.

中知识的质量变成了一个重要的参考点，去评价仵作是否适合于现在的司法体系，这个司法体系是以全球化的法医学实践标准为判断依据的。同样的，专业化和认识论权威相纠缠的问题，也是当代中医所讨论的问题。[1]

北京一个名叫余源的资深仵作在一封信中回应了律师协会的批评，他把这封信于1928年8月初提交给了检察官。[2] 余源是一个年老的、资深的仵作，他培养了一批又一批年轻的仵作，把他所有的法医学研究方法都贡献给了这座城市和地方当局。在法医学界，余源是一个权威的专家，他经常进行骨骼遗骸的鉴定，这在法医学的实践中被认为是极难的。从这些记录和来自警方和司法档案中留下的痕迹来看，余源是一个有文化的人，这一点是很明确的。例如，对于北京的司法当局来说，让余源寄书面报告或者解释信件给地方当局寻求法医学协助，这是很寻常的。[3]

在赞扬了律师协会在所写信件上的良好用意之后，余源直接发起了一场关于认识论的抽象讨论，意在消除法医鉴定中的误解。他认为在法医学中，经验是比学理更加有必要的，"学理"可以被翻译成"theory"，这种一般性的原则和定律是在科学学科中形成的：

> 《洗冤录》的优势在于注重经验，但是忽视了学理，法医学的优势在于重视学理，但是忽视了经验，这是因为中国法医鉴定时注重尸体发现。[4] 毫无疑问，学理与经验并用是最好的。然而，一些人可能仅仅依靠于经验，另一些人则抛弃了经验，仅仅基于

〔1〕 参见 Sean Hsiang-Lin Lei，"How did Chinese medicine become experiential？ The political epistemology of *jingyan*"，*positions：east asia cultures critique*，10.2（2002）：333-364. 也可参见 David Luesink's chapterin this volume（160-187）.

〔2〕 BMA J174-2-152，102-108.

〔3〕 例如，参见 BMA J174-1-184，1923，71-74.

〔4〕 "发现"这个词在报纸和官方文件中被用于描述对一具尸体的发现。它也被用于去描述尸体上发现的具有重要法医意义的迹象。对"发现"的提问出现在余源所指导的一位验尸官的测试报告中，在回答"检验一具尸体时，为什么要第一时间去检验面色"这一问题时，受训者写道："因面色之发现足以协辨其死因也。例如面色萎黄四肢干枯必为久病而死者是也。"BMA J174-2-52，1942-1943，130.

学理。故西谚有云："经验长于学问也。"[1]

因此，余源认为，律师协会在对于《洗冤录》的评价上，轻视"个人经验"而支持科学知识的做法都是错误的。事实上，在法医学中，经验是比知识更为重要的形式，这个复杂的论断将会是本章的主题。在做这个论断时，余源向律师协会提出了两个假设。第一，他认为《洗冤录》无论在过去，还是长期以来在实践中都卓有成效。在著作中起作用的那些知识是通过一个事实得以展示的，这个事实是余源和其他仵作在尸体上所观察到的体征与著作中所描述的是完全吻合的。[2] 第二，事实上，《洗冤录》被用来研究那些现代社会中出现的处死犯人的新方法的案件，这有力地反击了律师协会的这种预设，即为了紧跟现代化转变的步伐，科学知识对于中国法医学来说是必不可少的：

毫无疑问，《洗冤录》的确缺少近些年所发现的那些处死案件，但本书中不可能囊括所有的处死案件，更不用说这些新近的案件。试问一下，在律师协会提出他们的规范之前，人们是如何处理那些并不包括在《洗冤录》中的处死案件的呢？所以，协会完全误解了，这就是仅基于理论，而完全忽视经验的（重要性）所导致的错误。

余源对于《洗冤录》的捍卫从一开始就并非仅在现代化的情境之下进行讨论，认识到这一点很重要。1990 年之前，经验和学理的结合还没有成为法医学知识话语的一部分。虽然词语"经验"出现在更早期的法医学话语中，也出现在经典的文言文的文章中，但是从现代化、以全球化为导向的经验主义话语和赋予了经验复杂意义的科学来看，它被置于一种不同的"概念化的空间"[3] 中。[4] 从这种意义上来说，这种改变类似于中医在现

---

[1] 余源所指的谚语可能是"亲身经历胜于书本知识"。参见 Robert Christy，*Proverbs，Maxims and Phrases of All Ages*（New York：G. P. Putnam's Sons，1887），318.

[2] 余源问，事实上，如果《洗冤录》不具有长期的权威性和威力，"它又如何能够与尸体中的发现一一吻合？"

[3] 关于这个概念更多的信息，参见 Arnold I. Davidson，*The Emergence of Sexuality：Historical Epistemology and the Formation of Concepts*（Cambridge，MA：Harvard University Press，2001），especially p. 141.

[4] 例如，王明德使用《洗冤录补》（1674 年）（去解释他亲自验证的治疗技

代化论辩中的经验史。正如雷祥麟所说："中医是基于百年积累的'经验'，它是复杂的和充满着政治意味的论断，这一论断强调了一种观念——中医的实践者并没有掌握最权威的科学知识的形式。"[1] 他所说的与律师协会所宣称的是相似的言论，律师协会认为《洗冤录》体现的是"个人经验"，而非"科学知识"。同样的，余源采用这些分类指出他参与了这种话语，相比其他的知识形式，这种话语往往强调专业化的（西方的和日本的）知识权威。

同时，把余源对于律师协会的回应片面解读为科学和专业技能这种新话语形式霸权的出现，并作为这个故事的一部分，这是一种误读。我们将会看见，在诸如"经验"这种概念的背后，实验（*Shiyan*）是知识和权威的标志，这超越了诸如"经验"（experiment）和"实验"这些词通常的现代意义。[2] 到 20 世纪的第一个十年，把基于书本的法医学知识进行实践证实已经成为大家所共同关注的问题，大家都关注《洗冤录》，包括仵作和司法官员。以一种复杂的方式，诸如"经验"这类概念可以参考经验知识和鉴定这些替代概念，它们是在中华帝国晚期特定语境下所发展起来的。因此，揭示经验的意义和应用不仅对中华帝国晚期的这一丰富的技术知识领域的"到来"有重要的意义，也提出了更多的可能性，即在新的现代化的知识情境下，对已存在的东西进行重塑。

一种全新的法医学知识话语

在清朝灭亡之前的十几年，现代化的概念"学理"和"经验"进入了

术，现在他暗示读者（此系身所经验，故特详而笔之）。Wang Mingde, *A Bodkin for Untangling Difficulties when Reading the Code*（*Dulü peixi*，读律佩觿）（Beijing：Falü chubanshe，2001），332. 也可参见 326 and 342.

[1] Sean Hsiang-Lin Lei，"How did Chinese medicine become experiential?"

[2] 因此，在特定的历史语境中去定位这些概念是至关重要的。在认识论和宇宙论的维度去探讨当代传统中医中"经验"一词，参见 Judith Farquhar, *Knowing Practice*：*The Clinical Encounter of Chinese Medicine*（Boulder：West view Press，1994）. 也可以参见林郁沁所讨论的"实验"这个词在衔接"真实性"这个新的概念以及在实业家陈蝶仙的技术手册中的实践知识中所扮演的角色。Eugenia Lean, "Proofreading science：Editing and experimentation in manuals by a 1930s industrialist" in *Science and Technology in Modern China*，*1880 - 1940s*，ed. Jing Tsu and Benjamin A. Elman（Leiden：Brill，2014）.

中国法医学的专业词汇中。在新政策改革的后半部分（1901—1911 年），这十年的国家建设奠定了现代化政府机构的基础，清朝的官员和一些在日本留学的人都对法医学的实践产生了兴趣，这些实践活动支持明治时期日本的司法制度。他们感兴趣的是法医学，科学的医学的一个分支，它用医学知识去解决在法律上所出现的问题，包括对活人和死人身体的法医学鉴定。[1] 日本和欧洲大陆的学术机构为法医学的实践配备了以实验室鉴定为形式的设备，这奠定了 20 世纪开端科学医学重要的认识论基础。[2] 使用这些设备，一系列的活动得以执行：考官、医学生和司法官员的认证和训练；服务于地方当局的法医鉴定；研究一系列的医学法律问题。[3]

一些法医学的中文译著也在这一时期出版，这些译著由日本教科书翻译而来，在翻译上得到了东京警方人员的指导。[4] 这些译著向读者传递了一种对于身体的新的理解、新的病理学概念和死因问题、关于身体的新的生理学和性方面的知识。在法医学出现之前，在中华帝国晚期，一直存在着医学知识和法医学之间相互作用的领域，在这些译著中，法医学专业技

---

〔1〕 关于这一时期日本的法医学概况，参见 Jia Jingtao（贾静涛），*Shijie fayixue yu fakexue shi*（世界法医学与法科学史，*The World History of Forensic Medicine and Sciences*）（Beijing：Kexue chubanshe，2000），296-303.

〔2〕 19 世纪德国医学学术转变的解释，参见 Arleen Tuchman，*Science，Medicine，and the State in Germany：The Case of Baden，1815-1871*（NewYork：Oxford University Press，1993）.

〔3〕 各国医疗法律机构的概况以及在 20 世纪 20 年代末建立此类机构的计划，参见 The Rockefeller Foundation，Division of Medical Education，*Methods and Problems of Medical Education*，9th series：Institutes of Legal Medicine（New York：The Rockefeller Foundation，1928）.

〔4〕 参见 Li Jinyuan（李锦沅）and Wang Dingguo（王定国），*Fayixue*（法医学，*Legal Medicine*）（Tokyo：Namiki kappanjo，1907）. 李锦沅和王定国在东京警方人员的帮助下，补充了 Ishikawa Kiyotada（石川清忠），*Practical Legal Medicine*（*Jitsuyō hōigaku*，实用法医学）及其他关于法医学和化学的日本书籍。对于石川清忠实用法医学的一种翻译，参见 Wang You（王佑）and Yang Hongtong（杨鸿通），*Great Compendium of Practical Legal Medicine*（实用法医学大全）（Tokyo：Kanda insatsujo，1909［1908］）. 也可参见 Ding Fubao（丁福保）and Xu Yunxuan（徐蕴宣），*Modern Legal Medicine*（近世法医学）（Shanghai：Wenming shuju，1911）. 这项工作是对 Tanaka Yūkichi（田中祐吉）的 Kinsei hōigaku（近世法医学）的翻译，他是一位在病理学、卫生学和性学方面的著作多产的作者。

能的视角涉及在医学权威和法医专业技能之间全新的联系。[1] 在许多其他学科中,法医学被理解为科学医学领域里一个专业的子学科,反映了专业化科学的学科结构,类似于在西方和日本已经形成的学科结构。正如著名的医学法律机构奠基者林几(Lin Ji,1897—1951)20 年后所述,法医学把自然科学和医学作为自己的基础。[2] 因此,人们可以声称,医学法律专长之权威来自科学医学的分析性概念与技能,科学医学是一个专业化的知识领域,这一领域从机构上是独立于法律的。

王定国和李锦沅在《法医学》(1907 年)的导言性评论的第一页描述了法医学的认识论地位,这一著作是这个时期早期的译著之一:

> 在日本,法医学学科被列入医科大学。这件事情被认为是一个重要的事件,它的研究也非常好。它的鉴定方法中没有一个不是基于学理的,并且都是从经验中获得的,同时也参考了各种各样的医学法律书籍。这些参考书籍与诸如中国的《洗冤录》这类书籍肯定是不同的。[3]

在这本著作和其他的著作中,诸如"学理"和"经验"这些概念被描述为有区别但又有联系的知识形式。在这段时期,中国出版物中对于认识论的抽象讨论中,词语"学理"被解释为一种解释性和预测性的原则,这些原则来自对于事实的系统性的观察、规律的分析和假说的检验。[4] 学理

---

〔1〕 例如,在中华帝国晚期,戴思博对骨骼知识的讨论成为了医学和法医文献相互交流的场所。Catherine Despeux,"The body revealed:The contribution of forensic medicine to knowledge and representation of theskeleton in China" in *Graphics and Text in the Production of Technical Knowledge in China*,ed. Francesca Bray,Vera Dorofeeva-Lichtmann,and Georges M taili(Leiden:Brill,2007).

〔2〕 Lin Ji(林几),"Niyi chuangli Zhongyang daxue yixueyuan fayixueke jiaoshi yijianshu"(拟议创立中央大学医学院法医学科教室意见书),"Opinion regarding a proposal to establish a medico-legal institute at Central University",*Zhonghua yixue zazhi*,14.6(1928),205.

〔3〕 Li Jinyuan and Wang Dingguo,*Fayixue*,liyan,1-2.

〔4〕 参见 Ye Jingxin(叶景莘),"Theory and experience"(学理与经验),*Da Zhonghua zazhi*,1.5(May 1915);Du Guoxing(杜国兴),"Theory and hypothesis"(学理与假说),*Xueyi zazhi*,5.2(June 1923);Sun Tongkang(孙同康),"Theory

普遍被翻译为"theory"，尽管它的字面意思是"学的原则"（principles of xue）、学科知识的领域或者科学。[1] 例如，波义耳定律——气体在恒定温度下压力与体积的反比关系——通过重复和有依据的观察和检验形成。[2] 这些坚实的认识论基础，在理想情况下确保了"学理"与"事实"相符合，这些事实来自归纳。在相同的概念空间中，词语"学理"通常联系着"经验"，这个词有很广泛的意思。作为一个新词，这个词可以被用于指知识，这些知识是通过观察（经验）获得的，学理的建立基于重要的经验基础。然而，这个概念也有许多其他的意思，反映出西方知识传统中"experience"这个词复杂的意思。[3]

在 20 世纪早期关于法医学的语句中，这些分类是有歧义的。在对于《洗冤录》早期的评论中有用到这些分类，这一评论可以追溯到 1909 年的一个序言，这个序言由一个非常著名的司法学者和改革者沈家本（1840—1913 年）所写，目的是编著一本新的元代的法医论《无冤录》。[4]《无冤录》的现代版本已经被王佑编辑和注释，王佑是中国对日本法医学著作进

---

and fact"（学理与事实），*Minda yuekan*，7（September 1925）：1-5.

〔1〕 从这个意义上说，马修斯将"科学原则"与"学说"和"学理"一起收录在"学理"的词条中，表明了英语中潜在关联的多样性，参见 R. H. Mathews，*Mathews' Chinese-English Dictionary*，rev. American edn（Cambridge，MA：Harvard University Press，1966），417.

〔2〕 叶景莘给出了例子，叶景莘指出这一定律是 *Se'er gongli*（色耳公例），在"波义耳"的中文翻译作品中可能出现拼写错误或者印刷错误。叶景莘注意到"gongli（公例，*general rule*）as well as lilun（理论，*theory*）"，属于"学理"范畴。

〔3〕 参见 the entry in Wang Tang（王倜），*Dictionary of Education in China*（*Zhongguo jiaoyu cidian*，中国教育词典）（Shanghai：Zhonghua shuju，1933），829. 对于"经验"这个词在英语中的意义范围，参见 Raymond Williams，*Keywords：A Vocabulary of Culture and Society*（New York：Oxford University Press，1985），115-117."经验"这个词曾经出现在医学话语中，正如雷祥林（"How did Chinese medicine become experiential?"，334）注意到的，在它被重新定义为现代概念"经验"之前出现在其他方面。例如，它可能意味着某事已经被证实或亲身经历过。参见 *Hanyu dacidian*（汉语大词典）（Shanghai：Shanghai cishu chubanshe，2008），Vol. 9，870.

〔4〕 参见 Shen Jiaben，"Preface for Wang（You）Mubo's *avoidance of wrongs with new annotations*"（王穆伯佑新注无冤录序），included in *Jiyi wencun*［寄簃文存，*Collected Writings of*（Shen）*Jiyi*］，6.9a-11b. 参见 the undated Republican

行翻译的早期翻译者之一。王佑所看的原著，是从韩国版本复制过来的，这是他在日本期间的研究主题。他随后用不同国家的医学法律知识和实践的讨论对这个与众不同的版本进行了注释，同时，其中包含的相关知识也在"近时科学所言之理"和诸如生理学和产科学的现代学科中出现。

然而，沈家本承认这些关于身体的新知识对于中国的法医学有很多贡献，他也认为现代（西方）科学没有垄断认识论权威：

> 一般来说，中国的学说很多来自经验，然而西方的知识很大程度上基于学理。如果学理不能够被理解，即使有经验，也不能完全掌握知识。如果人们不能获得经验，即使有理论，人们也没有方法去证实真理。经验和学理是相互依存的。[1]

因此，沈家本进行了一个存在于两者之间的很好的比较，即王佑在日本研究的新法医学知识和现有法医学著作中的知识的比较。通过声称"经验"与"学理"一样重要，沈家本指出，中国知识和"西方学问"都是具有独特价值的认识论途径。在这种意义上，沈家本把中国的法医著作，包括《洗冤录》（这些著作认为"经验"是传统的或通用的），与内在的、以科学为基础的专业技能的新说法相联系。那就是，在新的话语中，"经验"和"学理"是相关联的词语，这一点是很清晰的，并且在之后的著作中被频繁地放在一起。然而，沈家本也有具体且很好的理由去把帝国时期的法医著作和这种新的分类相联系：例如，当他宣称《洗冤录》是基于数百年的经验编著成的，之后我们将探索那些研究《洗冤录》的人发现经验这一概念特别适合于这一页中所包含的这种知识的原因。

《洗冤录》的批评者以不同的方法研究这些概念，他们通常认为比起《洗冤录》中的经验，形成法医学的科学的"学理"是更具权威形式的知识。例如，在《民国医学杂志》连载的文章《中国医学的过去、现在及将来》中，作者刘铁成极力批评了司法官员们继续使用《洗冤录》的情

---

edition of this collection in *Xuxiu siku quanshu*（续修四库全书）(Shanghai：Shanghai guji chubanshe，1995），Vol. 1563，527 –528.

[1] 同上，6.11a.

况。[1] 他认为这本书的内容不完全是错误的，事实上有一些"合理"的点，但是它们并非与现代科学相一致：

> 但是那些可以说是合理的东西，只不过符合人情之理而已，但是否符合于物理、化学和科学之真理是很难确定的。人情之至理为经验想象之理，科学之真理为实验证明之理。因此，那些与科学之真理不一致的都是不合理的。认为他们的判断是合理的（在中华帝国晚期的官员），这被记录在《洗冤录》中。由于在这个时期科学还没有被知晓，所以不用为他们的误判而感到惊讶。这本书出在一个科学尚未被知晓如何使用的时期，这些误判是可以被接受的。然而，在科学已蓬勃发展的时期再去使用这本书，甚至把它确立为一个法律的标准，这难道不奇怪吗？[2]

刘铁成的基本假设是，比起《洗冤录》中的知识，医学法律科学——刘铁成也注意到，这种科学已经发展为与科学的"学理"[3] 相一致了——是更加确定的知识形式，因为它基于"实验和证明"，而非经验和想象。在这一页中，正如在其他页一样，《洗冤录》几乎没有联系着权威性的知识形式，但确定无疑的是，法医学的知识联系着更加权威性的知识形式。然而，在做出这种划分的过程中，对于经验的分类经历了一个微妙的语义的转变。尽管雷祥麟在中医知识的话语中已经展示过了，但是这个概念是指不那么确定的知识形式，与其说是与"实验和证明"相关联，不如说是这些知识形式与"想象"有更多共通之处。[4] "经验"不再是普遍的科学原则的基础，它现在不是一个理想的选择。

在这个话语的情境中去解读余源的论述，就可突出他的主张的一般性特征和结论的独特性。余源的论述在这个意义下是一般性的，即他对《洗

---

〔1〕　Liu Tiecheng（刘铁城），"The past，present and future of medicine in China，Part 9：Medical laws and legal medicine in China"（中国医学的过去、现在及将来：九．中国医法及法医），*Minguo yixue zazhi*，3.2（February 1925）：41-48.

〔2〕　同上，45-46.

〔3〕　同上，48.

〔4〕　Sean Hsiang-Lin Lei"How did Chinese medicine become experiential?"337-341 and 348-349.

冤录》中的经验和在法医学中的学理评论，这些已经成为比较这些有竞争性的知识形式常用的方法。然而，余源也利用这些分类发起了一场反话语的对抗，这种对抗通常是反对学理优于经验的传统说法。在余源对《洗冤录》的捍卫中，经验不再指非专业人士所拥有的一种经验的知识，这些非专业人士并没有理论化因果联系。意思是，经验通常被作为学理不太理想的替代。余源认为，经验本身是知识更为必要的形式。与此同时，他基于"西方的谚语"证明了这种评价，我们将会看见，他对于概念的理解有其他的维度，这一维度必须寻求发展，这种发展在对法医学产生新的兴趣之前，一直在改变中国法医学知识的概念和实践。

经验知识和《洗冤录》

到 20 世纪初，官员和仵作依赖的身体的法医学知识经历了一些重要的发展。最重要的发展之一出现在乾隆皇帝统治时期（1736—1795 年），当时清朝的官员完成了《洗冤录》新版的官方编著，这是与宋慈（1186—1249 年）时期《洗冤录》的形式和内容极其不同的。[1] 许多官员和法律专家很快撰写了批判性的评论、案例集和其他的法律条文，目的是扩展和提升官方的文本。[2] 然而，这些批判性的文本内容与官方关于身体知识的内容处于一种不安的张力状态之中，在法医学案例中，官员们希望依赖于这些官方关于身体的知识，在清朝衰落之前的几十年，它们对于法医学知识的发展有重要的影响。同时，它们也构成了民国时期司法部的官员和仵作所应用的关于身体的知识，这很大程度上跟随着清朝官方的法医学实践。

在清朝之后，对于法医学知识发展最重要的研究是《洗冤录详义》（以下简称《详义》），这是许槤编著的一本著作，许槤是一个有经验的官员、

---

〔1〕　Chen，"Qing 'Lüliguan jiaozheng xiyuan lu' xiangguan wenti kaozheng".

〔2〕　Pierre-tienne Will，"Developing forensic knowledge through cases in the Qing Dynasty" in *Thinking with Cases*：*Specialist Knowledge in Chinese Cultural History*，ed. Charlotte Furth，Judith T. Zeitlin，and Ping-chen Hsiung（Honolulu：University of Hawai'i Press，2007）. 也可参见 Despeux，"The body revealed".

进士，他编著了许多关于哲学和医学的著作。[1] 许梿通过这些年处理司法案件的经验和在哲学研究中所习得的技巧，促成了对于《洗冤录》批判性的评述。这都为许梿重新评估官方的关于骨骼的知识奠定了基础，这是《详义》的主要贡献之一。在这本著作接下来的章节中，许梿批判性地评价了《洗冤录》现有的有关骨骼的知识，在其中增加了新的观察，这些新的观察来自他本人鉴定身体时丰富的经验。这些讨论伴随着仔细的、新的对于个体骨骼的想象，这些想象与官方法医学关于骨骼的想象存在极其鲜明的对比。在这些方法中，许梿的《详义》符合于更宽泛的 19 世纪的文人故事，他们有兴趣通过检验医学和法医学中的理论主张，反对观察和批判性地运用西方解剖学知识来研究人体的解剖结构。[2]

在清朝末期，甚至在清朝灭亡后，许梿对于骨骼的讨论和他强调真实仔细地观察身体的做法极大地促进了法医学知识的发展。最新的对于《洗冤录》的批判性考察，包括刚毅编著的《洗冤录义证》（1891 年）、王炽昌编著的《洗冤录参考》（1918 年），这些著作都把许梿的研究当作重要的参考对象。许梿的《详义》中所包含的关于身体的知识也促成了 1918 年司法委员会的官方修订形式，这被用于记录法医鉴定的发现，是清朝后期法医学最重要的发展之一。[3] 在清朝期间，新形式已取代旧形式并开始被使用，且很快成了法医学鉴定的一个标准，在许多地区和整个民国时期，法医学鉴定都是按照这个标准执行。

新的形式包括许梿对于旧的术语和身体的基本理解，在这个过程中，规范了对于身体的经验观察，这是许梿所用方法的重要元素。例如，委员

---

[1]　更多关于许梿和他对于法医知识的贡献，参见 Chang Che-chia,"The verification offorensic knowledge in the Qing Dynasty: The case of Xu Lian's researches on osteology." 刊登在 *Global Perspectives on the History of Chinese Legal Medicine*，University of Michigan, AnnArbor, October 2011 的论文. 经作者书面许可引用. 也可参见戴思博对许梿《详义》的讨论,"The body revealed," and Will "Developing forensic knowledge". 以下谈及的《详义》是指湖北官书处刻本（1877 年）录入在 *Xuxiu siku quanshu*, Vol. 972.

[2]　例如在这本书中吴一立的章节。

[3]　颁布"尸体检验表""骨骼检验表"和"伤兵表"的命令，见《司法例规补编》(*Supplementary Collection of Judicial Regulations*)(Beijing: Sifa gongbao faxingsuo, 1919), 238-261.

会从《详义》中几乎一字不差地截取了一页，去解释对官方版本《洗冤录》中错误论断的纠正，即男人每一侧有 12 根肋骨，女人有 14 根，在《黄帝内经》"骨度"这一章节也存在这一错误。在过去所有的鉴定以及所核查的成案中，十分之九的成案都显示男人和女人每一侧都有 11 根肋骨。另外，不超过十分之一或者十分之二的成案中显示，每一侧有 10 根、11 根、12 根、13 根或者 15 根肋骨。[1]

人们普遍认为这个段落所描述的这种身体上的调查出现在《详义》中，包括许梿自己对于身体的观察和他所收集的其他官员和仵作的见解。许梿也使用记录在司法案例中尸体的附带说明作为解剖学信息的"数据库"，这被用于建构关于身体结构的一般性主张。在某种程度上，基于此，许梿几乎不可能发现了人体每侧的骨头超过 11 根。虽然在这一时期，西方解剖学知识的描述和表述构成了一种强的真理性主张，更不用说受过西方训练的医生这一专业化权威——这一关键的重要资源。然而，令人惊讶的是：仵作和司法官员经常使用一种另类研究尸体的传统，这种传统仅源于关注身体知识的认识论基础。[2]

这些方法也促成了在民国时期北平仵作的训练，我们知道余源也参与了这一活动。学员的考试试卷指出，余源和其他的考官都是资深的仵作，他们已经认可了通过真实的身体观察而获得法医学知识的必要性，甚至用这些知识质疑了《洗冤录》中所论述的观点。例如，一个名为傅昌龄的仵作，他所写的关于男人和女人骨骼差异问题的答案中，首先列举了官方文

----

〔1〕 委员会的解释，参见"An order on the promulgation of the corpse examination form"，260. 与原来许梿相比，参见 *Detailed Explanations*，1.56a−b，366. 难以理解的是，委员会的官员似乎错误地把"11"列入了罕见的肋骨数的名单中，原来许梿的书中是"10、12、13、14 或 15"。考虑到许梿的观点，这显然是一个错误，因为许梿的文章中 11 是最常见的数字，几乎很少有人会发现一个人会有比这多或比这少的肋骨。

〔2〕 关于这一时期的更多解剖学知识，参见 Ari Larissa Heinrich，*The Afterlife of Images：Translating the Pathological Body between China and the West*（Durham，NC：Duke University Press，2008）. 解剖学在专业权威和国家权力的新概念中扮演了重要的角色，参见 David Luesink，"Dissecting modernity：Anatomy and power in the language of science in China"（Ph.D. dissertation，University of British Columbia，2012）.

本中对这一差异的陈述：

> 根据《洗冤录》，男人和女人的骨骼有4个差异。男人的头盖骨由8块组成，女人的头盖骨由6块组成。男人头盖骨的后边有一条垂直的缝合线，女人的没有。因此，人们也说女人的枕骨没有左右之分。男人也有尺骨，尺骨旁边是桡骨和腓骨，它们旁边的是胫骨，然而，女人并没有。男人每侧有12根肋骨，女人每侧有14根肋骨。[1]

正如戴思博所展示的，在男人和女人骨骼之间的差异成了中华帝国晚期法医学的学术文献中讨论的中心问题。[2] 像许梿这样的作者已经反驳了，如果不限制的话，官方的《洗冤录》中会出现许多陈述的差异。在民国时期的北平，仵作的学员被要求不能仅仅会背诵在试卷上的差异，而是应该指出这些观点一直受到的批判性挑战。因此，傅昌龄继续说到：

> 然而，它已经在实践中被证实，[3] 即男人和女人的（骨头）并没有十分大的差异。如果人们计算骨头的大小，女人的骨头普遍更短和更脆弱。就这方面来说，可以用来区分它们。骨盆的耻骨之间对接的地方（似乎是，耻骨联合）是长而狭窄的，但是在女人中是宽而短的，对女人来说，这个部位通常是关闭的，但是分娩时是打开的。正因如此，这对于分娩是极为重要的。[4]

然而，傅昌龄并没有提到他论述的关于男人与女人耻骨之间差异观点的资料来源，有一些证据显示，他既参考了许梿的《详义》，又参考了之后

---

[1] BMA J174-1-67，1928，107.

[2] Despeux，"The body revealed"，654－660.

[3] "然据实验男女原无甚大别……"虽然"实验"这个词在这个时期的"科学实验"中有新的意义，但是它也可以在更加广泛的语境中用于指称实践论证。更多关于实验概念在实践中作为"调查"或者"测试"的知识，参见 Lean，"Proof-reading science"，especially 197. This seems to have been，broadly speaking，the sense in which Fuwas using the word.

[4] BMA J174-1-67，1928，107.

的研究，这些研究包括许梿对官方《洗冤录》的纠正，如刚毅的著作，在地方管理中他是一个拥有丰富经验的满族旗人，他参与了清朝后期激烈的政治动荡。[1] 许梿自己描述了在耻骨之间的 "镶拢处"（这一点傅昌龄也提起过），以及它在分娩时的功用。许梿认为，骨盆的部分 "在分娩时期打开，然后一直保持关闭状态"，这一观点几乎一字不漏地出现在傅昌龄的回应中。[2] 然而，傅昌龄的主张是，在男人中的这一空间是 "既长又窄的"，但是在女人中是 "既宽又短的"，这没有出现在许梿的著作中。性别差异的概念与刚毅所宣称的男人和女人的骨盆在大小和盆腔的宽度上都是不同的主张有了相似之处，[3] 尽管刚毅并没有宣称（正如傅昌龄所主张的），尤其是这个空间的长度和宽度反映了这种差异。在他回答的最后一部分，傅昌龄甚至更加清楚地主张对于《洗冤录》版本的批判性的使用。

通过 "隐蔽的很小的骨头"（secret modesty bone）[4] 和尾骨中孔径的数量也可以区分男人和女人，如果人们参考各个版本的《洗冤录》，我们将会发现这个观点是不正确的。实验亦然也。[5]

然而，傅昌龄并没有详述他所参考的《洗冤录》的版本，他的回答显示参与了中华帝国晚期学术性的法医学项目。项目中传达了一种观念：官方的《洗冤录》宣称有一种隐蔽的很小的骨头存在于女性的骨头中，这遭到了许梿和其他人的反驳。这些反驳基于作者在真实案例的调查中对遗骸的观察。傅昌龄的一位同学在对这一问题的回答中指出了实践证明的重要地位，他说道："我们的每一个考官（包括余源，他指导训练）不断地研究

---

[1] Gangyi（刚毅），*Evidence on the Meaning of the Washing Away of Wrongs* [*Xiyuan lu yizheng*，洗冤录义证]（Guangdong Governor's Office，粤东抚署重刊，1892 [1891]）.

[2] Xu Lian，*Detailed Explanations*，1.62a. Gangyi，*Evidence*，1.96a-1.97b.

[3] Gangyi，*Evidence*，1.97b. 正如戴思博已经注意到的，在刚毅的文本中对性别差异的描述和表现，在一定程度上基于骨盆的宽度，是近代法医学知识的一个创新。Despeux，"The body revealed"，658–659.

[4] 中华帝国晚期法医对这块骨头的存在提出了质疑，官方的《洗冤录》却宣称这是男性和女性身体的差异之一。参见 Despeux，"The body revealed"，659–660.

[5] BMA J174-1-67，1928，108.

骨头，从来没有发现过这种隐蔽的很小的骨头。"[1]

除其他的意思之外，如果"经验"表示从观察中获得的知识，毫无疑问，在中国现代法医学出现之前，这个一般的认识论的方法促进了法医学知识的发展。[2] 然而，许梿和其他人的著作中获取知识的方法是否能够如经验一样被重新认识和认可，这就是另外一个问题了——经验这个概念有着明显的"政治的认识论"味道，用雷祥麟的话说，它形成了科学知识和专业化技能的新的话语。[3] 经验真的可能形成一种有竞争性的权威主张的基础，并有利于仵作和《洗冤录》吗？这是余源对律师协会回应中一个利害攸关的问题。

经验和现代性：王炽昌的《洗冤录参考》

法医学知识的陈旧方法，概念"经验"和《洗冤录》的现代适应性之间的联系——余源所讨论的中心问题——出现在另一本著作中，这本书既与中华民国晚期学术性的法医学知识项目有联系，又与 20 世纪早期北京的司法机构有联系。这本书是《洗冤录参考》，又是一本民国早期王炽昌（字豫恂）通过评注和扩充《洗冤录》所完成的著作。[4] 在清朝衰落之后，这个曾经的举人任职了很多司法职位，他既曾任职于北平的高级地方检察院，又曾任职于浙江的检察机关。在这里，王炽昌让巡回法庭财产管理人黄庆澜做出了专业化的解释，黄庆澜在遇到王炽昌之后，出版了他的手稿，这也是考虑到他可以协助那些在法医鉴定中不得不依赖于《洗冤录》的司法官员。黄庆澜的序言说明，找到有合适经验或者有法医鉴定技术相关知识的法医人员变得越来越困难。然而，王炽昌的《洗冤录参考》这一著作被印刷后，至少有两个版本得以保存，与《洗冤录》有关的有趣的现代著作究竟传播有多广泛，这是不清楚的。[5]

---

[1] BMA J174-1-67, 136-137.

[2] 正如观察到的，例如，by Will，"Developing forensic knowledge"，86-87.

[3] Sean Hsiang-Lin Lei，"How did Chinese medicine become experiential?"

[4] 参见 brief biography in Tahara Tennan（田原天南），*Shinmatsu minsho Chūgoku kanshin jinminroku*（清末民初中国官绅人民录）（Taipei: Wenhai chuban-she, 1973 [1918]），64.

[5] 王炽昌的序言写于 1918 年 12 月，黄庆澜的序言写于 1919 年 3 月。本

王炽昌的《洗冤录参考》是中华帝国晚期学术性法医学知识传统的产物。这本著作是由许多中华帝国晚期的官员和司法专家共同讨论一些问题编著而成的，这些人曾经写过法医学评论和案例集。这本著作的内容包括那些与官方知识不一致的知识，通过文本研究和个人经验扩展的可用的法医学知识，补充收录的有经验的仵作的见解，以及在真实的案例中如何检验《洗冤录》。这本著作也使用了从西医法律科学和解剖学中提取的知识，去论述和补充了《洗冤录》中的观点。从这一点来说，王炽昌的《洗冤录参考》展示了这种法医学的融合，这种融合也出现在其他的现代化努力中，试图去融合法医学和《洗冤录》的有用内容，而非完全放弃后者。[1]

正如余源对律师协会的回应一样，王炽昌根据实践的结果，总结了《洗冤录》的权威性，展示了在实践中真实的情境下和书本的段落和解释中的内容是相匹配的。例如，他描述了一个案例，这个案例是对一个因窒息死亡的受害者进行骨骼鉴定，王炽昌注意到，在身体观察所做的标记，包括在头盖骨顶端的前额区域会出现的轻微突起[2]，与《洗冤录》中描述的极其符合，在这种情况下："检验吏一一填注明晰皆据录文而定为何伤。可见宋录系经验之书，信而有微。"[3] 在文本的其他部分，王炽昌引用了许多他个人在北平所处理的案件，解释了《洗冤录》中的这个观点，即在非重要部位的重伤也会致死，然而，在重要部位的轻伤并不会致死。这些案件

书的副本保存在国家图书馆古籍馆和中国科学院法学研究所。保守的知识分子叶德辉，和王炽昌一样来自湖南湘潭，也为王炽昌的《洗冤录参考》一书写了序言。然而，这一序言并没有出现在国家图书馆古籍馆内这本书的副本中，也没有提供关于《洗冤录参考》一书在何地出版，如何出版的信息。叶德辉的序言被收录在 *Collected Writings from the Northern Travels of Mr. Xiyuan*（郋园北遊文存）. 参见 Ye Dehui，*Ye Dehui wenji*（叶德辉文集，*Collected Works of Ye Dehui*）（Shanghai：Huadong shifan daxue chubanshe，2010），120-121.

[1]　Asen，"Dead bodies and forensic science"，290-313.

[2]　《洗冤录》宣称这一表现是"qi and blood surging up wards"（气血上涌所致），导致呼吸被迫停止。参见许梿的文章和评论，*Detailed Explanations*，3.2a，413.

[3]　Wang Chichang（王炽昌），*References for the Washing Away of Wrongs*（*Xiyuan lu cankao*，洗冤录参考，1919），1.7b-8a.

都是书中所主张的具体的"证"。[1]

在《洗冤录参考》中所出现的"经验"在某种意义上就是指西方的"经验"（experience），尽管王炽昌对于该词的使用也经常暗示了对其所主张知识的证实。例如，许梿主张讨论更多关于男女骨骼之间的实质性的差异，因为这点是缺乏的，王炽昌注意到"虽有经验尚非从研究得来"，在这之后，他展示了从西方和日本解剖学研究中所提取的骨骼的尺寸，去展现这些知识可能会对鉴定骨骼遗骸中的性别和年龄做出贡献。[2] 或者，在描述许梿的观点时，大多数他所检查过的男人和女人的头盖骨都有垂直缝——这是对《洗冤录》中所主张的女人的头盖骨缺少垂直缝这一论述的反驳——王炽昌注意到"其说由经验得来"。[3] 正如最后一个例子，在总结很多许氏关于骨骼的其他主张时，王炽昌注意到"许氏《详义》虽与录文不符，实有经验可为依据"。[4]

在描述王炽昌对于法医学文本的贡献时，黄庆澜注意到，王炽昌提出了"凡洗冤录所未备者，每以经验所得详细说明"。[5] 从书本的角度看，这里的"经验"通常是以附录案例的形式呈现。例如，其中一个部分讨论了对身体每一个部分的法医学标志和鉴定技术，这些都被列为官方的法医检验程序，王炽昌补充了以下的案例：

> 在 1910 年 4 月，我参与了被砒霜毒死的张仁菊的尸检。尸体已埋葬了一个月。指肚似乎被烧焦和溃烂了。根据仵作、松原和所说，这可能是被砒霜毒死唯一的标志。翻了翻《洗冤录》关于各类毒死的章节，只说了被砒霜毒死会导致十只手指甲呈乌青色，并没有提到十只指肚溃烂。现在，事已经验，可补录文所未备。[6]

在这个案例中，仵作宋氏发现了一些另外的迹象，这些迹象可以作为

---

[1]　Wang Chichang（王炽昌），*References for the Washing Away of Wrongs*（*Xiyuan lu cankao*，洗冤录参考，1919），1. 8b.

[2]　同上，2. 23b–26b.

[3]　同上，2. 26b.

[4]　同上，2. 28b.

[5]　同上，*preface*，*n. p.*

[6]　同上，1. 31a.

判断砷中毒的依据。王炽昌认为，尽管官方的记录中并没有这种解释，但是这并不意味着这种方法不应该被用于之后的法医学实践。因此，王炽昌说："以我愚见，当时有一些著名的成案（涉及一种法医学的技术），这种技术被人们一次又一次地发现是正确的，尽管《洗冤录》中没有将其记载，但是它应该被补录入《洗冤录》，且案例也应被补录作为参考。"〔1〕在中华帝国晚期的法律和法医学中，"成案"是一个重要的概念。〔2〕成案提供了官方可以使用的范例，用于处理与法律条文或者法医学描述不相符的情况，如官方的《洗冤录》。通过案例的积累，新的见解和观察可以被纳到集录中，为将来出现类似的情况提供可以使用的方法。〔3〕仵作学员对于这种案例的研究是 1919 年训练课程的一部分，这些课程是余源和北京其他的资深的仵作所设计的。〔4〕

事实上，我们应该理解，在这样的情境下余源支持《洗冤录》适应现代化，这是基于与经验的联系。正是由于案例和观察的增加，该著作可用于处理法医学最初并没有碰到过的情况。王炽昌嵌入了其他案例，这些案例精确地展示了那些不包括在原著《洗冤录》当中的死亡，是如何被纳入到了这本书中的：

> 1909 年的夏天，我服务于高检院，我检查了许太太的尸体，她是过度烧柴（consuming matches）中毒而死。我观察到她的十个手指甲都是紫青色的。仵作陈述的是十个手指甲呈乌紫色，这与《洗冤录》中中毒那一章所描述的内容相一致。因为《洗冤录》并不包括烧柴中毒的成案，因此，我们担心招致上级的驳回和

〔1〕 同上，1. 51b.

〔2〕 Will，"Developing forensic knowledge"，64-68.

〔3〕 除了同上，参见 "Four cases to supplement the *Washing Away of Wrongs*"（"Bu Xiyuan lu si ze"，补洗冤录四则），contained in *Jiyi wencun*（寄簃文存，*Collected Writings of* [*Shen*] *Jiyi*），5. 18b 22b，其中，沈家本详细论述了在官方《洗冤集录》中，没有描述或描述不足的法医情况和标志的案件。这篇文章的目的是帮助司法当局能够在未来面对类似的情况。参见 *Xuxiu siku quanshu*，Vol. 1563，516-518.

〔4〕 BMA J174-1-27，1919 20，10.

审查。[1]

在这个案例中，没有成案可以被用作范例。由于这一原因，高等法院将会驳回这类案件。所以，王炽昌和仵作呈交了文档，这些文档是与审查当局的期望相同的，即在中毒的案件中，指甲将呈现乌紫色，这一论断是由《洗冤录》所做出的。然而，正是通过在《洗冤录参考》中增加了这个案例，王炽昌可以去扩展关于身体的有用的法医学知识，之后他更为详细地论述了这一点：

> 对于《洗冤录》和陈旧的案例中没有的东西，我已经基于《医宗金鉴》（Golden Mirror of Medical Orhodoxy）对于食用酸的、烧柴中毒的、触电死亡的案例进行了补充，这些既不包括在《洗冤录》中，也不包括在《医宗金鉴》和陈旧的案例中。对近些年出现在新案例中的有关的标记和颜色（例如，需要被鉴定的）也作为附录进行了补充。[2]

这些案例的使用并非是王炽昌《洗冤录参考》中独有的。通过对案例的陈述补充了《洗冤录》，沈家本的著作中也包括了烧柴所导致的致命性中毒的案例，沈家本以为这是西方的一项发现，"在中国之前的时代中并不存在"。[3] 正因如此，由于"没有可查的成案"，沈家本自己进行了补充。用这些方法，《洗冤录》可以提供一个之前未被记录的情境和方法的架构，包括在新的现代化情境下出现的情境和方法，都可以被纳入法医学知识的文集中作为案例。在这样的情境下，我们应该理解余源主张的，在 20 世纪 20 年代晚期的现代化中，《洗冤录》对于法医学的实践是一个合适的指导。那些长期使用这本书的人一方面不得不去应对新的法医学情境出现的问题，另一方面，又要通过增加新的案例和观察去增加这本书的实用性，律师协会对此无法理解，这是因为他们严重低估了经验的价值。

---

[1] Wang, *References*, 1. 45b.

[2] 同上, 1. 52b.

[3] 参见 Shen, *Jiyi wencun*, 5. 22a, in *Xuxiu siku quanshu*, Vol. 1563, 518.

结 论

在近代中国，经验观察和经验的历史变得极其复杂，因为获得经验知识的途径是多种多样的，这些途径出现在中华帝国晚期。法医学是众多领域之一，在这个领域中，实践被证实是获取知识的重要路径。其他技术领域也注重经验知识，去记住每一次"观察"的含义对特殊的著作、个人和技术问题是重要的。[1] 如果经验与学理新的比较倾向于把经验知识的一致性假设为一种稳定的认识论分类，那么，去记住这种一致性是一种建构就是极为重要的。把《洗冤录》中的"经验"与同样在日本和欧洲大陆的法医学中包含的"经验"相联系，由此去建立把它定位于一种新的全球化法则中的基础，并与科学和技术进步的概念相联系。[2] 把经验扩展到法医学领域形成的新的话语，也标志着把件作知识推入规范化的做法获得了新的支持，这一推动聚合了现代法治新理念形成了新的学科知识，通过中国的现代出版业，诸如经验这样的新概念广泛地传播。[3]

强调诸如经验、实验、事实等知识的概念是重要的，它们在现代化新的情境下获得了极大的权威。[4] 同时，这些概念的现代化历史必须考虑与传统语言的共鸣，这些共鸣是在这个时期现代化的知识概念通常所拥有的。[5] 这些概念是诸如经验和实验这类（西方的）科学知识的新概念的基

---

〔1〕 参见 Carla Nappi，*The Monkey and the Inkpot：Natural History and Its Transformationsin Early Modern China*（Cambridge，MA：Harvard University Press，2009）.

〔2〕 Cf. Helen Tilley，"Global histories，vernacular science，and African genealogies；or，Is the history of science ready for the world？" *Isis*，101. 1（2010）：110-119.

〔3〕 更多的关于这一时期这些力量是如何影响中医领域的知识，参见本书中鲁大伟这一章节。

〔4〕 对于事实的例子，参见 Tong Lam，*A Passion for Facts：Social Surveys and the Construction of the Chinese Nation-State*，*1900－1949*（Berkeley：University of California Press，2011）.

〔5〕 例如，参见王辉对清朝晚期文人界知识文化中，科学概念与自然探究概念中相互作用的研究。Wang Hui，"The fate of 'Mr. Science' in China：The concept of science and its application in modern Chinese thought" in *Formations of Colonial*

础，它们可能包含着"另类"知识所影响的意义维度。同时，这种概念可能会被调动起来，去支持文化或者专业化的旨趣，这些旨趣与现代西方和日本学科知识最普遍的形式相偏离。[1] 在这个意义上，余源是一个科学中广泛对话的参与者，科学的塑造不仅仅要考虑熟悉的科学问题，而且还要考虑另类的、同样重要的知识和权威的问题。

Modernity in East Asia，ed. Tani E. Barlow (Durham，NC：Duke University Press，1997).

　　[1] 例如，参见埃里克·哈默斯特罗姆(Erik Hammerstrom)对于王小徐佛教现代主义的研究，王小徐是一位实业家和科学家，他认为，如果不是更注重经验的话，那么佛教的求知方法与现代西方科学完全兼容。Erik J. Hammerstrom，"Science and Buddhist modernism in early 20th century China：The life and works of Wang Xiaoxu"，王小徐，*Journal of Chinese Religions*，39 (2011)：1-32.

国家权力、治理术以及
中医的（错误）记忆

鲁大伟（David Luesink）

导言：解剖医学和袁世凯的身体

1916 年 6 月 6 日早晨 10 点，袁世凯在北京病逝。主治医师是两个西式医生，王文佐博士（Drs. WongWen-tso）与让·奥古斯丁·贝熙业（J. A. Bussière），但是在场的也有他的妻妾、子女、佣人和中医生。[1] 在这个时刻，有两种治疗形式在这位命悬一线的在民国时期有权势的人身上产生了冲突：旧医学（中医）和强调解剖学的新医学（西医）。[2]

《中华医学杂志》的编辑借此机会去哀叹中国的事态，虽然在当时的中国，西方医生在国家领导人的家庭中并没有完全的话语权，但是有证据表明，比起东方医学，这些家庭有更强烈的学习西医的兴趣。[3] 对于全国医学协会（National Medical Association，NMA）的医生来说，中国支持他们所谓的"盲目的庸医"对国家领导人的诊断和康复进行干预的做法，这在

---

[1]　陈志让(Jerome Chen)声称有 3 位法国医生在场。Jerome Chen, *Yuan Shih-k'ai*(Stanford：Stanford University Press，1972)，192.

[2]　在这一章中新医学将被称作解剖医学，这并不是因为它属于行动者的范畴，而是因为它描述了两种医学治疗形式之间的根本区别，并通过其主要支持者的言语和行动表达出来；参见 David Luesink，"Dissecting modernity：Anatomy and power in the language of science in China"（Ph.D. dissertation，University of British Columbia，2012）.

[3]　Editorial，*National Medical Journal of China*，2.3（1916）：1-5.

国际事务中是一种反常的现象。"在除了中国的任何国家,像总统这样重要的人患了重病就会被交给他信任的医学顾问,这些顾问会开药方、雇佣护士,一般情况下会为了病人的舒适而管理事务。"〔1〕袁世凯确实学习过西医,这表现在他在天津建立了军队的医学院校,同时,表现在他作为清朝晚期直隶总督的时期,从 1908 年到 1916 年,王文佐医生一直是他的私人医生,贝熙业医生是袁世凯长子袁克定的家庭医生。

但是,尽管对于西医有着明显的偏爱,袁世凯患病的身体仍然成为了相互竞争的医生开药方的"战场",王文佐医生和贝熙业医生的建议都没有得到严格的采纳。相反,无数的亲戚、朋友、亲信乃至奴仆都参与进来,每一个人都准备提供他们所谓的医生、理论、观点,让他快速康复。"不是让他吃一个疗程的药,看是否起作用,而是把各种各样的混合药物——热性的、冷性的和中性的——全部倒入这个身体欠佳的病人体内,希望能快速起作用。"就算碰到两个西医一致同意的诊断和治疗方法,中医也不同意。袁世凯的生命就终结在了所有医生的联合会诊中——大家可以想象各种医生讨论的那种荒谬和戏剧化的场景,这种讨论超越了对袁世凯虚弱的身体"直到昏迷然后死亡"的关注。〔2〕

他每况愈下的身体状况——袁世凯的肾脏和循环系统正在衰退——使得不管中医还是西医的任何治疗都无法挽救他的生命。〔3〕对有钱的病人来说,咨询不止一个医生,同时获得各种各样的咨询意见,这是常见的事情,这些医生存在竞争关系,每一位医生都希望能够通过治疗名人获得社会资本。〔4〕

但是,生物医学的实践者寻求对个人身体、人口和环境的专属权力。生物医学意味着科学和标准化,无法容忍源于旧医学实践认识论或者治疗上的挑战。《中华医学杂志》上一期的社论(1916 年 6 月)对冗长的总统令感到非常高兴,因为这最终确定了三类新医学的官方地位,它们分别是医

〔1〕 同上,2.

〔2〕 同上.

〔3〕 同上,3.

〔4〕 Volker Scheid,*Currents of Tradition in Chinese Medicine:1626—2006* (Seattle:Eastland Press,2007),184.

学、药学和兽医学。[1] 在这个官方的通知中明显缺失的是中医，或者正如他们所称的"中国旧的、十分落后的医学实践"。编辑把这个现象解释为政府不再容忍旧医学。但是袁世凯在 6 月的逝世也意味着他丧失了大多数的权力，这与他企图恢复君主制但以失败告终紧密相关。[2] 医学市场该如何规范，或它是否应该被彻底规范化？这些在当时都是悬而未决的问题，事实上，这些问题在 20 世纪仍存在争议。

反对中国"旧"医学的现代化者指责：旧医学是盲目的，它在诊断上和理论上都是盲目的。尤其是因为它不能根据解剖学所确定的正确的身体结构去准确地判断"疾病的位置"。同时，中医在描述解剖所展示的解剖面时也是盲目的。身体一旦被解剖，就需要成千上万精确的词汇，如每翼的垂直面、水平面、正中面、矢状面、额状面、横切面、内侧面或者中间面、肺泡、壶腹、环、角、洞、孔等。无法看清细节的结果是，中国旧医学在当时被认为是软弱的、无力的，是不能在 20 世纪 20 年代和 30 年代鲜明的社会达尔文主义时期去拯救中国的原因。

这一文集中其他文章展现了中医的理论认识论与 19 世纪晚期、20 世纪生物医学的理论认识论交锋的多种方式。这一章展示了，通过先前研究中一直被忽视的日常活动，中医的认识论将可能被取代，并且实现的可能性很大。现代改革者的计划根本上就是引入一种已翻译的和标准化的新技术术语，这些术语涉及身体的每个方面，通过在操作台上握手术刀的有技术的手和训练有素的眼睛而得以展现。在 20 世纪 10 年代和 20 年代，解剖法、常规解剖实践和标准化的解剖术语的发展被同一组受过西方训练的医生贯彻，这些医生试图去规范甚至废除中医，而且他们确实在年度术语会议上

---

　　[1]　"Editorial：The official recognition of western medicine"，*National Medical Journal*，2.2（1916）：1-2. 原来的法律是由汤尔和提交的，下文将对其进行审查。

　　[2]　对于袁世凯的政策和遗产的评论，参见 Chen，*Yuan Shih-k'ai*，179-215；Ernest Young，*The Presidency of* Yuan Shih-k'ai：*Liberalism and Dictator-ship in Early Republican China*（AnnArbor：University of Michigan Press，1977），177-254. 也可以参见 Paul Cohen，"The post-Mao reforms inhistorical perspective"，*Journal of Asian Studies*，47.3（1988）：6-7，11-19；and Philip Kuhn，"The development of local government" in *Cambridge History of China：Republican China*，*1912-1949*，Part II，ed. John K. Fairbank and Albert Feuerwerker（Cambridge：Cambridge University Press，1986），329-360（339）.

组织了反中医活动。这些人既试图消除在医学领域中的竞争，又用中文去创建详细的解剖学知识，这些人是由汤尔和（1878—1940 年）、俞凤宾（1884—1930 年）和余云岫（1870—1954 年）所领导的。

上述批评者批判中医的根本原因是他们认为中医缺乏解剖学知识。[1]自从 19 世纪开始，欧美医学已经发生了转变：从希腊体液医学转向对所有的诊断都用解剖学进行局部疾病鉴定的医学。解剖学所见的就是真实所见的，不用正确的解剖学知识所见的就是盲目的、迷信的。一篇刊登在《中华医学杂志》第一期中未署名的文章总结到，新式医生使他们自己摆脱了旧的形式，他们用的方法是比较了中国视角下身体"不准确的"图像与西医视角下"准确的"图像。对于这些医生来说，解剖学的视角是唯一正确的视角。[2]

比起西医，中医根本的不足之处在于前人所建立的错误的基础。以人体结构为例。中国的书籍中所画的图像和对图像的描述大多不够精确，这一点可以通过解剖学来证明。如果现代的中国医生继续基于这种描述性的知识去治疗病人，会给病人带来伤害。在当代，知识的每一个分支必须准确化，医学是最重要的分支之一。为了显示这些旧观点的谬误，我拍了一张中医所描述的人体各个部位的照片（图 6.1），旁边放着一张精确的人体的照片。差异是明显的。[3]

---

[1]　一个复杂的反论点，参见 Wu Yi-Li, *Reproducing Women : Medicine , Metaphor , and Childbirth in Late Imperial China* （Berkeley : University of California Press, 2010）, esp. 84-119 ; and Pi Guoli, *Jindai zhongyi de shentiguan yu sixiang zhuanxing : Tang Zonghai yu ZhongXiyi huitongshidai*（*Modern Chinese Medical Conceptions of the Body and Intellectual Transition : TangZonghai and the Era of Chinese-Western Medical Convergence and Communication*）（Beijing : Sanlian Shudian, 2008）.

[2]　不要在意"准确的（西方的）第二张图片的准确性"。洛林·达斯顿和皮特·哈里森讨论了在科学表征中真实到自然的变化模式，从 18 世纪理想化的图像到更客观的平版印刷，再到 19 世纪和 20 世纪的照片 ; Lorraine Daston and Peter Galison, *Objectivity*（New York : Zone Books, 2007）.

[3]　*National Medical Journal of China*，1. 1（1915）: 51-52.

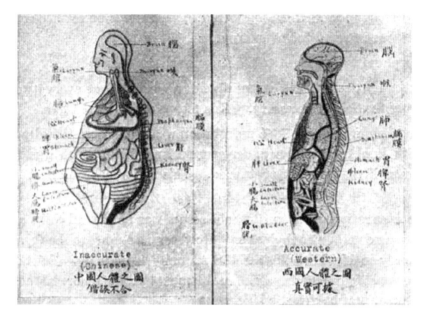

图 6.1　"不准确"的中国身体观与"准确"的西方身体观的对比

人们或许想知道这种差异有多明显，是否这种低质量的"准确的"图像可以让更多人相信西医。没有证据显示它们确实做到了。相反，发表在《中华医学杂志》的文章和图像只是向这些已经开始研究尸体改变信仰的人说道。对于普通民众来说，这场战役并非是一场用在专业化杂志上宣传这种手段可以获胜的战役，其实由政府推动来创立身体解剖学很有必要。

余云岫明确说到，如果没有政治权力在背后支持，基于解剖学的医学不会在日本变得普遍，因而，如果没有立法权和治安权，它也不会在中国变得普遍。[1] 同样，汤尔和也认为在医学和政治之间有紧密的关系。把这种对政治权力和医学的评论解读为医生赤裸裸地抓住政府的缰绳去建设医学。人们很容易将这种关于政治权利和医学的评论解释为医生试图利用政府的控制权来发展医学——存在两种情况。如果你更深入地研究了医学与政治之间更广泛活动的结果，那么你可以看见，它暗示了一种治理术医学新的逻辑，结果是，如果汤尔和的政治派别不受欢迎，或者余云岫的政治阴谋被驳回，那么，就会导致一种新型医学渐进式的官僚成就发生改变。

---

[1]　Yu Yunxiu, "Yixue geming de guoqu gongzuo, xianzai xingshi he weilai de celue" ("The past work of the medical revolution, its present state and future strategy"), *Zhonghua yixue zazhi*, 20.1（1934）: 11-23.

他们试图用强制手段废除中医的做法出现了意想不到的结果，即中医自身的治理术。强制手段、知识的再次分类、中医自身的治理术产生了作为一种标准化医学新形势的追溯，这种标准化的医学必须考虑身体的解剖医学视角。这一论题的关键是尝试用联合术语委员会的工作去制约和废除中医。

联合术语委员会的计划是通过医学院的医学教科书和讲座规范化医生的培养。同时，也允许原始的科学研究进行清楚的沟通。命名统一化成功的目标是产生一个又一个与之对应的术语，能够为中国或者其他国家的医学快速而准确地进行翻译，并传播到全球医学网络所覆盖的所有地方。这被诸如余云岫和汤尔和这样的医学政治家认为是建立西医堡垒必要的一步。然而，在另一个层面，合理化术语的这个过程是在中国治理术医学重要的一部分。"新医学"支持者的重要目标是根据国际上认可的标准去建立"新医学"，然后规范、纳入和（最极端的情况下）废除"旧医学"。事实上，他们与一小部分精英阶层的美国医生和教育者的步调是一致的，这些医生和教育者得到了洛克菲勒基金会和卡耐基基金会的资助。他们正通过各种威逼利诱的方法在美国、加拿大、欧洲，也在中国标准化医学教育。[1] 顺势疗法、非常规医学，独立的助产士（和其他女性医疗实践者）和医学校都明确了在欧美医学市场"二次转化"所产生的歧义，因此，他们会更加努力地去消除这些歧义。[2] 在中国，这种对于医学的标准化的推动得到了在日本受过教育的余云岫和汤尔和的回应。

接下来，解剖医学的倡导者如何能取代中医的倡导者？除了有效的监管措施以外，完全废除、合理化、标准化和新医学传统的制度化都是必要的。制度化包括专业协会和标准的形成：允许规范的解剖学鉴定的司法改

〔1〕 参见 Abraham Flexner，*Medical Education in the United States and Canada：A Report to the Carnegie Foundation for the Advancement of Teaching*（New York：[n.p.]，1910）；Abraham Flexner，*Medical Education in Europe*（New York：[n.p.]，1912）；and China Medical Commission of the Rockefeller Foundation，*Medicine in China*（Chicago：University of Chicago Press，1914）. 值得注意的是，中国医学委员会认为英语是向中国传播标准化医疗版本的首选语言。

〔2〕 Paul Starr，*The Social Transformation of American Medicine*（New York：Basic Books，1982）. 参见 the essays in Norman Gevitz，*Other Healers：Unorthodox Medicine in America*（Baltimore：Johns Hopkins University Press，1988），美国非正统医学的命运。

革。这些目标将通过在任何可能的地方，把新医学与政府权力相融合而得以实现。

没有什么比被翻译术语的标准化对形成一种地方性的、自我复制的信仰更重要了。你不应感到惊讶：最有权力的两个中医的反对者余云岫和汤尔和，他们参与了联合术语委员会的事务，中华医学会的成员俞凤宾和刘瑞恒（1890—1961 年）也参与了联合术语委员会的事务，他们有提升中医的强烈要求。

1916 年到 1920 年，汤尔和是中国教育部委员会的代表，同一时期，他也根据明治日本的汉方制药去标准化中医。1922 年到 1927 年，余云岫是委员会的代表，在这些年，他与中医实践者之间的战役也进入了生死存亡的斗争状态，因为在接下来的十年中，余云岫与国家卫生部的刘瑞恒将联合起来废除中医。

在进一步讨论术语标准化工作作为传统知识再次分类的大型计划的一部分之前，我先介绍一篇俞凤宾发表在《中华医学杂志》上的具有开创性的文章，这是一篇关于中医是否值得挽救的文章。然后，我将详细叙述汤尔和与余云岫标准化和废除中医的企图。本章我将得出结论，面对解剖医学实践者废除中医的企图，中医以自我政治化作为回击。

提升和保留：作为国粹的中医

中华医学会最初由伍连德、俞凤宾和颜福庆所组成，他们都在英国或者美国接受过教育，中华医学会推进了一种医学转变的自由观点。这种观点不是完全地改革和废除中医，而是用英美人所采取的一种更为自由的方法，在提升中促进一种新的医学，但是也保留旧医学，这种做法与在日本接受教育的汤尔和与余云岫的目标一致。如果说欧洲大陆和日本倾向于一个大型的政府，然后对医学领域实行自上而下的管制，那么英美传统更倾向于较少的政府管制和更多市场的自我调节。我在别处已经表达过支持用这种方法去理解英文版的《中医史》的重要性，这一著作是由伍连德和他在中华医学会的成员王济民所编著的。这本书以及王济民精心保存的从博物馆收集的手稿和器物，其目标都是保留 20 世纪以前的中医，去展现它是国粹的本质。[1]

有一些与这个问题有关的重要讨论出现在《中华医学杂志》的中文网页上，包括俞凤宾的一篇文章。俞凤宾是联合术语委员会成立以来的关键成员，从 1916 年到 1930 年，以联合术语委员会为单位发表在《中华医学杂志》的文章有 66 篇，其中有许多篇都是他所写的。1916 年，余云岫发表了一篇有实质性内容的文章《论古代医学的保留》（Adiscuss of the presevation of ancient medicine），他认为，虽然古代医学已停滞不前，但是它也包含有价值的和值得保留的要素。引自《中庸》和《大学》，"知识必须不断地自我更新"。余云岫（错误地）认为，自从古代的《神农本草经》起源于神秘的人物神农开始，中医几千年来都没有更新，且一直遵循着旧的方法。[2] 余云岫认为，西医和中医是完全不同的，西医有科学作为基础（通过这一基础，西医似乎是在不断地追求真理），然而，中医所遵循的东西似乎已到达尽头。换句话说，对于余云岫来说，西医的优势是不断地追求新的知识，然而，中医的缺点是满足于古代的知识。[3]

然而，俞凤宾的立场与那些在日本受过教育，想完全按照明治模型彻底改革医学的医生有所不同。因此，余云岫认为，在中国这种对抗的方法导致了医学政治的两极化，结果是那些推进新医学的人可能不再和中医的

---

[1] David Luesink,"The History of Chinese Medicine：Empires，transnationalism and medicine in China，1908-1937" in *Uneasy Encounters：The Politics of Medicine and Health in China，1900-1937*，ed. Iris Borowy（Frankfurt am Main：Peter Lang，2009），149-176. 王济民的收藏成了那些令人印象深刻的收藏品得以被收藏的基础，这些藏品现在存于上海中医药大学博物馆内。

[2] 关于《神农本草本草经》，参见 Paul U. Unschuld，*Medicine in China：A History of Ideas*（Berkeley：University of California Press，2010），113-114.

[3] Yu Fengbin,"A discussion of the preservation of ancient medicine"，*National Medical Journal*，2.1（1916）：4-6. 这被不断证明是对中国医学的一种不准确的描述，参见 Carla Nappi，*The Monkey and the Inkpot：Natural History and Its Transformations in Early Modern China*（Cambridge，MA：Harvard University Press，2009）；Scheid，*Currents of Tradition*；Marta Hanson，*Speaking of Epidemics in Chinese Medicine：Disease and the Geographic Imagination in Late Imperial China*（New York：Routledge，2011）. 我认为在 "The History of Chinese Medicine" that even K. Chimin Wong and Wu Lien-Teh，*History of Chinese Medicine*，2nd edn.（Shanghai：National Quarantine Service，1936）出现了两种关于中医是否停滞不前的声音。

支持者交流；它的反对者认为中医是落后的，必须被废除。同时后者不去研究新医学，认为他们的医学完全是有益的，甚至有超自然的力量。余云岫的立场似乎介于两者之间：中医的不足之处是几千年以来缺乏重要的改变。但是它对应的优势是积累了几千年重要的经验和为人类服务。考虑到这种被认可的贡献，如果将中医完全废除，将会是一件很遗憾的事情。谈到中国应该跟随日本，在法律上废除旧医学的论断时，余云岫认为，这两个国家存在着极大的差异。日本只不过是从中国引入了旧医学，所以它并没有赋予这种医学国粹的实质意义。[1]但是，在日本，由于中医积累的长期的经验，旧医学仍然获得了人们的信任。但是余云岫在想，在日本，中医能在多大程度上展示其是中国的国粹这一本质呢？另一方面，西医是在19世纪才开始实验和发展的，所以如果说西医全部都是好的，而中医全部都是错的，那么这两种说法都是错误的。余云岫提出的解决办法是，对古代的医学去其糟粕、取其精华，同时保留最好的特性。他主要研究的是药典，他与他的同事负责用化学和药理学的方法严格地测试草药的成分，去掉那些危险的，保留那些有活性的和有用的。他认为，不应完全废除中医，每一种医学传统中最好的特性，包括西方科学和古老的中医经验都应该被结合起来，以便大力推进中医的蓬勃发展。[2]

余云岫的方法是现在所谓的一体化，这是目前中国非常流行的立场。[3]正如我们下面将要看见的，"传统中医"中所包含的，正如现在已存在的，都在有效的程度上进行一体化——它由于遭遇了解剖医学而发生了转变。然而，问题是谁为这种融合设立规则？一般来说，解剖医学有可能去设立规则，坚持用还原论的解剖学、化学和生物医学去解释所有可接受的传统中医的实践形式，甚至在中国以外的地方使用传统中医的药

---

〔1〕　比较 Margaret Lock，*East Asian Medicine in Urban Japan：Varieties of Medical Experience*（Berkeley：University of California Press，1980），50-66.

〔2〕　Fengbin，"A discussion." 参见 Wang Songyuan，"Zhongguo gudai yixue shifou you baocun zhi jiazhi"，*National Medical Journal*，8.3（1922）：152-153，直接回应了俞凤宾的文章，认为中国古代医学只有历史参考价值，没有保存价值。

〔3〕　参见 Kim Taylor，Chinese Medicine in *Early Communist China*，*1945-1963：A Medicine of Revolution*（London：RoutledgeCurzon，2005），136-137；T. J. Hinrichs and Linda Barnes，*Chinese Medicine and Healing：An Illustrated History*（Cambridge，MA：Belknap Press，2013），especially Chapters 7-8.

物和疗法也更应如此。但是，在 1916 年和 1939 年中西医第一次大规模的相遇期间，这个结果是不确定的，在这个时期，中国尝试采用德国和日本的模型，这种模型使用了新的政治权力去规范化医学领域，支持生物医学。

强制性：日本医学的管制方法

19 世纪后期，日本采用了德国政府医学化（Staatsmedizin）的模式。1893 年，日本人已经把公共卫生移交给警察局（police department），1895 年，日本官方禁止了传统中医的实践。[1] 在 20 世纪的前 20 年，汤尔和（20 世纪）和余云岫（20 世纪 10 年代）迎着这股禁止的浪潮，让一万多个优秀的中国学生去日本学习，[2] 日本已经在很大程度上废除了大多数汉医（中医生），开始对在我国台湾（1895 年）和韩国（1905 年）殖民地的实践者进行限制。汤尔和与余云岫受到日本医学精英通过管制成功地废除中医这一事件的激励。汤尔和是 20 世纪 10 年代到 20 年代在中国建立解剖医学中起关键作用的医生。同时，伍连德、颜福庆和其他受到过英美教育的医生也获得了很多的关注。[3] 这些大型的庆祝活动故意不邀请汤尔和，因为他在 1937 年和 1940 年这段时期与侵略中国的日本人合作。[4] 余云岫也因

〔1〕 参见 Angela Leung and Charlotte Furth, *Health and Hygiene in Chinese East Asia：Policies and Publics in the Long Twentieth Century*（Durham，NC：Duke University Press，2010），280. 更多关于日本采用的政府医学化模式，参见 Michael Shiyung Liu, *Prescribing Colonization：The Role of Medical Practitioners and Policies in Japan-Ruled Taiwan，1895—1945*（Ann Arbor：Associationof Asian Studies，2009）.

〔2〕 除了医学，这些学生还在军事院校和各种技术学校学习。1898 年到 1901 年，这一时期的人口增长是惊人的，然后每年增长一倍或两倍，直到 1905 年、1906 年达到顶峰，达到 12000 人；Sanetō Keishū（实籐惠秀），*Zhongguo yi Riben shu zonghe mulu*（Hong Kong：Chinese University Press，1980），47.

〔3〕 Qian Yimin and Yan Zhiyuan, *Yan Fuqing zhuan*（*Biography of Yan Fuqing*）（Shanghai：Fudan daxuechubanshe，2007）；Wang Zhe, *Guoshi wushuang Wu Liande*（*Man of Superior Talent：Wu Liande*）（Fuzhou：Fujian jiaoyu chubanshe，2007）.

〔4〕 中医史学家赵红军说，汤尔和已经成为医学界的笑柄，因为他从敌人那里拿钱；Zhao Hongjun, *Jindai zhongxiyi lunzhengshi*（*A History of the Controversy between Chinese and Western Medicine in the Modern Period*）（Hefei：Anhui Kexue-

为极力想废除中医，获得了很多关注，但是他作为中华民国时期医药协会、全国重要的江苏省教育协会以及汤尔和圈子中的成员的背景并没有被提出。在这关键的阶段，这些人是日本医学知识和机构向中国转移的中心。

汤尔和在北京建立了政府医学校，这所学校是以日本学校为模型，并申请教育部批准将解剖合法化和制度化为医学教育的基础。1916 年，作为教育部和医学术语联合学会的代表，他把一份建议书递给了教育部，要求沿着明治时期的规章制度路线去培养所有的中医实践者。[1] 历史学家赵红军写道："1916 年，（汤尔和）把这份建议书交给了教育部，让其实施日本明治时期的卫生措施，这对北洋政府有重要的影响。"[2] 中华民国医药学会杂志的第一期刊登了汤尔和向教育部提交的关于 1916 年和 1917 年联合术语委员会前三次会议的报告，随后他"递交给教育部的申请书是要求对即将从业的医生进行程序上的整改"，这是赵红军评论的来源。

根据汤尔和回忆，他对于医学的国家标准化的提议是通过前太医张志廷和赵存仁得以推进的，[3] 他们要求用国家考试去规范化培养医生。国民政府并没有接受这一要求，相反，转向了汤尔和和他的专业协会提出的第二个建议。汤尔和建议，采用韩国殖民地的措施去管制医学，这是比早期明治时期日本所执行的措施更为严格的。在他的记忆中，汤尔和在一篇论文中嘲笑了张志廷和赵存仁建立考试体系的建议，即用论文作为规范中医生的一个考核体系。在中国社会科学知识水平如此低且几乎没有机构去改善这种情况的时期，他们所提出的考试体系是不切实际的。汤尔和认为，中医的实践者对解剖的基本原则毫无头绪。因为合格的高水平的医学人员很少，他建议对中医的实践者应该加以利用和管制，而非废除，尽管废除

---

jishu chubanshe，1989），102.

　　[1] 他在 1917 年到中国东北、朝鲜和日本进行实地考察时，继续研究解剖学和中国医学规范之间的深刻联系；Tang Erhe，"Dongyou riji"（"Diary of a journey to the East"），*Zhonghua minguo yiyao xuehui huibao*，1（1917）：1-48.

　　[2] Zhao，*Jindai zhongxiyi lunzhengshi*，102.

　　[3] 同上，103 页说这大约是在 1915 年，尽管汤尔和最初的记忆已不清晰："Chengjiaoyubu qingzhengqing yishi yubei kaiye shiyan you"（"A request for the Ministry of Education toenact procedures to regulate physicians"）；Tang，"Dongyou riji"，5.

可能在将来是可取的。[1]

根据汤尔和的纪念物与之前人们提议制度化和规范化解剖作为医学职业的基础（1912 年）一样，汤尔和的申请书被北洋政府所接受。第一阶段是进行人口普查，调查所有中国的医学实践者，但是因为袁世凯企图称帝（1915 年），不久又逝世（1916 年）之后，中国缺乏民族团结，大多数省并没有太多关注于这一普查，所以它失败了。因此，尽管汤尔和成功地影响了北洋政府，却没有办法实施对医生的监督。[2]

1917 年，汤尔和继续在满洲里有日本人的区域、被日本人占领的韩国和日本本国去进行他有关教育的实地调查，花大量的时间去调查殖民地警察（the colonial police）之间的关系，他们奔波在实施公共卫生措施（包括规范中医的实践者）的前线；医学教育的解剖学（包括通过各种手段获得尸体供学生学习和进行前沿研究）；医学，尤其是解剖医学，正在日本进行术语的标准化。[3]

《狂人日记》与对三焦的批判

当汤尔和的朋友陈独秀在《新青年》上发表了一封私人信件时，他对中医观点的批判变得明确和公开。《新青年》这本杂志的主旨是批判传统落后的中国文化。[4] 随着杂志的开办，这本杂志遭遇了所有激进的杂志都会遇到的问题，在这本杂志中，鲁迅（周树人）发表了他的第一篇短篇小说《狂人日记》；蔡元培发表了他对于大学改革的计划；钱玄同、李大钊、周作人、胡适和刘半农权衡了废除旧语言和建立新文化的问题。[5] 这些人大多数来自浙江且在北京大学位高权重，还有其他在全国高等院校有影响力

---

〔1〕 "Request to regulate physicians"；同上。

〔2〕 Zhao, *Jindai zhongxiyi lunzhengshi*, 103.

〔3〕 Tang, "Dongyou riji." 汤尔和没有理由不去调查在中国台湾的日本医学的发展。

〔4〕 Chow Tse-tsung, *The May Fourth Movement：Intellectual Revolution in Modern China*（Stanford：Stanford University Press, 1960），41-48 页即是很出色的概括。

〔5〕 这些人中有几个是中国共产党的创始成员，还有一些是 20 世纪 20 年代及以后的著名自由主义知识分子。

的人，他们都曾是在日本学习的学生和改革者。汤尔和是这些人中著名的一个领导者，早在 1903 年，他积极地组织了数百名在日本的中国学生，去对抗在满洲里俄罗斯的侵略。[1] 陈独秀打电话给汤尔和进行交流。然而，那时鲁迅还未崭露头角，他写的《狂人日记》的故事揭示了宣传仁、义、德这些存在于 4000 年的中国文化的封建礼教"吃人"的本质，这一点会在下文中加以解释。[2]

汤尔和 1918 年的信"三焦！丹田！"明显是对陈独秀私下所提出的问题的回应，陈独秀曾去请教汤尔和这些中医的概念。在两个简短的词语中，汤尔和指出，中国脏腑三焦是与内脏中"腔"（cavity）相近的解剖学位置。但是对于汤尔和来说，那些在金元时代提出这一概念的人是盲目的，因为验尸解剖并没有发现这些器官。[3] 汤尔和发现，比起三焦，丹田是更加荒谬的概念——它在肚脐周围的地方，胎儿通过脐带和黏膜进入子宫。[4] 汤尔和用解剖学的术语对陈独秀所询问的中医的这些概念进行了简要的回答，这表明他对于中国概念的解释几乎没有什么耐心，因为这些概念不可能都能与解剖学的身体进行一一对应。

陈独秀发表了文章去回应汤尔和，哀叹中国的学术思想仍然处于宗教和迷信的时期，所以他们被迫向西方寻求可以被证实的知识。根据《新青年》，中医、正统的儒家经典、中国的自然研究、历史和纯文学都应该被抛弃。鲁迅的《狂人日记》寻找那些没有同类相食的年轻人："没有吃过人的孩子，或者还有？救救孩子……"[5] 陈独秀将这些私人的交流发表了出来：

[1] Tang Yousun（Tang Qi），*Tang Erhe xiansheng*（Mr. Tang Erhe）（Beijing：Yadong Shuju，1942），19−23；也可参见 Timothy Weston，*The Power of Position*（Berkeley：University of California Press，2004），61；Paula Harrell，*Sowing the Seeds of Change：Chinese Students，Japanese Teachers，1895−1905*（Stanford：Stanford University Press，1992），135.

[2] Chow，*The May Fourth Movement*，308.

[3] 蒋熙德认为，中医之流早在经典《难经》之时，就停止了将三焦的功能与具体的解剖结构联系起来；引用《难经》的话，三焦有名字，但没有形体；Volker Scheid，*Chinese Medicine in Contemporary China：Plurality and Synthesis*（Durham，NC：Duke University Press，2002），28.

[4] Tang Erhe，"Sanjiao！Dantian！"（"Triple Burner！Cinnabar Field！"），*Xin Qingnian*，4.5（1918）：483.

[5] Translated in Chow，*The May Fourth Movement*，308.

"引导青年走出歧途，走上正确的道路。"[1]

汤尔和与陈独秀坚信他们是正确的，他们不相信中医的概念，他们也不相信他们所认为的在中国文化中落后的那些东西，但是余云岫在这一点上讨论得更加深入。

"医学改革"和标准化术语委员会

到 20 世纪 20 年代中期，余云岫已经成为反对旧医学的有争议性的人物。他发表了无数的文章去探究、谴责中医的教学和实践。接下来，在 1929 年，他发现了一个机会，即通过最新建立的南京政府卫生部去完全废除旧医学。余云岫试图去废除中医的做法在其他地方已详细探究过，所以在这里，我将总结这些做法并探究一些之前忽略的联系。[2]

在汤尔和之后，余云岫在日本学习了几年，最著名的是提出了一项中国"医学改革"的观点，这被记录在 1928 年之后的各种出版物中。[3] 他对于中医的反感引起了与他思想背道而驰的对手的冷嘲热讽，尤其是 20 世纪 20 年代的恽铁樵。[4] 但是直到他试图通过新兴统一的民族主义的政府权

---

[1]　Duxiu,"Sanjiao! Dantian!", 484.

[2]　Ralph C. Croizier, *Traditional Medicine in Modern China: Science, Nationalism and the Tensions of Cultural Change* (Cambridge, MA: Harvard University Press, 1968); Zhao, *Jindai zhongxiyiluzhengshi*; Bridie Andrews, "The making of modern Chinese medicine, 1895-1937" (Ph. D. dissertation, Cambridge University, 1996); Sean Hsiang-lin Lei, "When Chinese medicine encountered the State: 1910 1949" (Ph. D. dissertation, University of Chicago, 1999); Xu Xiaoqun, *Chinese Professionals and the Republican State: The Rise of Professional Associations in Shanghai, 1912-1937* (Cambridge: Cambridge University Press, 2001); Scheid, *Currents of Tradition*.

[3]　Yu Yunxiu, "Yixue Geming de guoqu gongzuo, xianzai xingshi he weilai de celue" (The past work of theMedical Revolution, its present state and future strategy), *Zhonghua yixue zazhi*, 20.1 (1934), 11-23; *Yu Yunxiu, Yixue Geming lunwenxuan* (*Collected Essays on Medical Revolution*) (Taipei: Yiwenchubanshe, 1976).

[4]　这些是其他的作者，如 Qin Danwei（秦但未）、Zuo Zhihen（邹趾痕）、

力，希望在四年内完全废除中医，他全部的意图才变得清晰："废除旧式实践的目的是移除发展医学和公共卫生的障碍。"[1]

余云岫废除中医的原因包括谴责中医的理论"没有一条是真理""是荒谬的""可能与占星术分为同一类"。[2] 而且，因为中医的诊断根本上都是错误的，所以中医"对于官方/政府来说完全无用。"[3] 最后，旧式医生的"保守思想"是（人们医学信仰）"科学化的一个障碍"。[4] 如果前两个原因的目标是再次分类中医知识，那么第二个原因指出了卫生领域的一种治理术——从特殊个体的疾病和治疗到整个人口的管理，都归入到了国家标记之下。[5]

为了厘清联合学术委员会和余云岫试图在 1929 年废除中医之间的政治联系，我们必须回到 1925 年。在这一年，中医的实践者和他的同盟在教育促进会上见面，提出新兴建立的中医学校应该被教育部认可。这个提议被协会采用，呈交给教育部考虑。在 1926 年，全国教育会议在汉口举行，浙江和湖北的地方教育协会递交了相似的提议，这些提议被集体通过。同时在上海，科学术语委员会的年会也正在举行。关键的成员余云岫和俞凤宾提出发出一封电报给各省教育协会，劝告他们支持科学的医学，而不要"倒转历史的车轮"，并赞同中医的制度化。中华医学会、中医药协会和上

Li Weinong（李慰农）and Yun Tieqiao（恽铁樵），出现在中医杂志上，像三三医报（*Minguo yixue，Republican Medicine*；1923-1929，published in Hangzhou，Shanghai Library［2004］；22），余云岫倾向于在德国的医学杂志上发表他对恽铁樵的反驳，民国医学杂志（1923-1932）or the women's literary supplement *Xinsheng*：*Funu wenyuan*（心声：妇女文苑）.

　〔1〕　K. Chimin Wong and Wu Lien-Teh，*History of Chinese Medicine*（Shanghai：National QuarrantineService，1936），162.

　〔2〕　同上，162.

　〔3〕　Chen Bangxian，*Zhongguo yixueshi*（*History of Medicine in China*）（Shanghai：Shangwu yinshuguanm，1937），267.

　〔4〕　Translation，Lei，"When Chinese medicine encountered the State"，83.

　〔5〕　参见 Hsiang-Lin Lei，"When Chinese medicine encountered the State：1910-1949"（Ph. D. dissertation，University of Chicago，1999）；Ruth Rogaski，*Hygienic Modernity*：*Meanings of Healthand Disease in Treaty-Port China*（Berkeley：University of California Press，2004）.

海医学协会联合抵抗，结果导致了汉口会议通过的决议流产了。[1]

在术语工作和余云岫试图废除中医之间的联系可以看出他在广泛地参与协会，汤尔和在 20 世纪 10 年代的这些协会中是重要的成员之一，俞凤宾仍然是重要的参与者。在导致首次政治冲突的六年（1921—1926 年）中，中华民国医药协会和江苏省教育协会，担任执行小组委员会和生理学、病理学、寄生虫学和内科学的各种技术委员会的成员。在余云岫废除中医请愿书上的 17 个签名中，5 个是 1916—1926 年之间联合学术委员会活跃的成员，还包括委员会的主席、卫生部副部长刘瑞恒。我认为，这不会只是巧合。标准化术语的逻辑与在医学领域消除歧义的逻辑是相同的。

然而，在 1929 年，余云岫和他的同伴尝试让卫生部废除中医的企图失败了。本土实践者联合会成立了一个监督委员会——本土医学的中央局，它们并非直属于对立的卫生部。然而，我们应该超越这一时期的个性化特征和政治性，去看到其中存在着的更明显的主题。关键的主题是在中国西医的治理化，袁世凯逝世后的早期阶段，国家处于一种混乱的状态(1916—1926 年)，接下来是国家开始强大的十年（1927—1937 年）。治理化的逻辑使得汤尔和与余云岫这样的人能够通过建立医学教育中明确的标准（基于解剖学的干预和标准化的术语），去消除在医学领域中的歧义。中医药的存在阻碍了他们的发展，但是如果中医知识可以被同化和纳入，这将不再成为一个障碍。关键的问题是重新分类这些知识，这些知识可能通过科学的医学而被快速地纳入。

重新分类

> 因为从根本来说，他们（旧式的医生）并不知道诊断，对他们来说，证明死因、分类疾病、抵御流行病是不可能的，更不用说优生学和种族改良，这完全超出了他们的能力范围。
>
> ——余云岫，1929 年

重新分类是一个过程，这个过程在"无知学"（agnotology）这个新术

---

[1] Yu,"The past work of the Medical Revolution", 13.

语的其他语境中被长期深入探究过。[1] 自乔治·巴萨拉以来的欧洲科学史家认识到，每一个殖民语境都提供给普遍科学一些东西——原始材料。[2] 这些材料最初以疾病和植物知识的形式存在，它们从自身"非科学"的形式中被提取出来，然后欧洲探险家／收藏家（在 19 世纪 80 年代之前）根据当前民族文化中主流的欧洲分类体系对其进行分类和组织，之后通过国际委员会和条约进行标准化，在 19 世纪 80 年代之后，在各种各样的科学场域中被普遍化。[3] 然而，正如席宾格尔（Londa Sciebinger）所描述的，如果某种特殊植物的药用用途的知识不符合欧洲文化优先权和性别权力之间的关系，那么它是不能被接受的，正如西印度洋奴隶岛堕胎药这一著名的案例。

　　值得注意的是，在中国草药知识的案例中，除非它可以进行化学分离，否则就不可能在当时新兴的全球制药行业中被大规模生产。首个全球化网络的科学家"发现了"这种或者那种草药的特殊性质，那么他们会得到职业上甚至经济上的回报。[4] 因此，在中国，受过西方和日本训练的科学家，不乏有为了得到这些回报而这样做的人，正如上述对俞凤宾的文章分析中所见。在余云岫 1929 年试图去废除中医的做法失败的前后期，余云岫执行研究"旧医学著作，以进行药物研究"的治理术工作。[5] 然而，这类知识首

────────────

〔1〕　Londa Schiebinger，*Plants and Empire*：*Colonial Bioprospecting in the Atlantic World*（Cambridge，MA：Harvard University Press，2004）；Robert Proctor and Londa Shiebinger，eds.，*Agnotology*：*The Making and Unmaking of Ignorance*（Stanford：Stanford University Press，2008）.

〔2〕　对于巴萨拉来说，每个"殖民地"（他的殖民地包括除西欧以外的整个世界）都是西方科学工作者收集数据和样本的白板；没有具体提到从现有知识中剽窃或剔除。George Basalla，"The spread of westernscience"，*Science*，new series，156.3775（1967）：611–622.

〔3〕　直到 1895 年，在瑞士的巴塞尔，解剖学家才开始标准化术语。那时，氯仿的发明使大手术成为一种常规的治疗方法。

〔4〕　参考 Fa-ti Fan，*British Naturalists in Qing China*：*Science*，*Empire*，*and Cultural Encounter*（Cambridge，MA：Harvard University Press，2004），特别是 20 世纪初北京药学教授伯纳德·里德（Bernard Read）的大量著作；例如，*Botanical*，*Chemical*，*and Pharmacological Reference List to Chinese "Materia medica*，"（Peking：Bureau of Engraving and Printing，1923）.

〔5〕　Scheid，*Currents of Tradition*，213 页仅指出余云岫在其失败的尝试之后

先不得不从它所在的中草药手册、翻译、分类中剥离出来,使其符合于流行的拉丁语术语。

这里的重新分类是指知识从一种分类形式中剥离出来,进行重新命名和分类,目的是把它嵌入另一种形式中。我们已经看见了汤尔和与余云岫对于中医知识轻蔑的评论,这展示了他们公开废除中医的政治意图。然而,考虑到他们在政治上的失败,人们认为更为重要的工作是更为日常的工作——术语标准化。

1916 年,在日本、欧洲和美国受过训练的中国医生开始在上海联合医学传教士、出版商和教育学家去标准化医学术语,他们很大程度上忽略了现有的中医思想的类别和分类。对他们来说,解剖学中描述的身体并非与中医书籍中所描述的身体是等同的,比如六脏、三焦,这样的术语。在中国,被制度化的解剖医学对健康进行去本土化(deterritorialized)的操作,目的是使用自己的另类权威和知识对它进行再本土化。[1] 在与西欧接触之前,健康、疾病和自然世界一直在东亚被进行研究,但是"这种本地的尝试很快地被欧洲人用他们优越的分类体系所占据"。[2] 然而,这种优越性并非通过逻辑或者固有的准确性所展示出来,就像巴萨拉的错位记忆中所说的那样。[3] 余云岫和汤尔和认识到科学的医学的"优越性"在中国医学市场中并非是不证自明的:它必须基于政治而建立,并与国家结盟。正如余云岫所说的,问题是中国人是否有能力同时保留两种有竞争性的观点。[4] 这要求取代各种各样现有的分类体系、实践、语言、医疗机构和自然知识。

传教士和在国外接受过教育的中国人可能会声称,所有译著和字典所

才继续追求这一主题,但早在 1923 年,他就在术语委员会介入的中期发表了这一主题。参见 Yu,"Yixue Geming", 11-14.

〔1〕 James L. Hevia, *English Lessons*: *The Pedagogy of Imperialism in Nine-teenth-Century China*(Durham, NC: Duke University Press, 2003); Gilles Deleuze and Félix Guatarri, *Anti-Oedipus*: *Capitalism and Schizophrenia* (Minneapolis: University of Minnesota Press, 1983).

〔2〕 Basalla,"The spread of western science", 156.

〔3〕 19 世纪英国博物学家和中国博物学家的相遇,参见 Fan, *British Natu-ralists in Qing China*.

〔4〕 Yu,"The past work of the Medical Revolution", 16.

做的事都是给予"新的观点以新的术语",[1] 但是事实并非如此。在 19 世纪晚期的中国,西方解剖学的译著受到很小一部分人的欢迎,被视为经典医学知识复兴的一部分——中医回归到了《黄帝内经》所处的那个黄金时代。[2] 在 1884 年,学者唐宗海使用西方解剖学的插图去攻击当代中医。解剖学知识使中医知识得以复兴,这是向诸如《黄帝内经》这类经典真谛的一种回归。[3] 然而,唐宗海没有像余云岫 40 年后一样进行了一场医学改革。相反,解剖学知识恢复的仅仅是对尸体基本构造的一种鉴定,并非是中医经典明确强调的在活生生的病人身上可观察到的气的转化。比起汤尔和对于西方解剖学知识不支持、不反对的态度,[4] 大多数中国的精英阶层也不会走得很远,因为他们只是把解剖学作为工具去改革中医,让其回归古代的地位。然而,在中国 1895 年不幸地战败于日本后,许多精英的心境发生了快速的转变。"中学为体,西学为用"的体用论被用于清朝晚期的政治家张之洞和李鸿章的自强改革中,不过,用唐宗海的话来说,现在看来似乎都过于保守。

1895 年败于日本和 1898 年戊戌变法的失败所产生的影响是极大的,参

---

〔1〕 这个短语来源于 19 世纪末 20 世纪中国词汇变化的两本书的标题:Ada Haven Mateer, *New Terms for New Ideas*: *A Study of the ChineseNewspaper*(Shanghai:Presbyterian Mission Press,1917); and Michael Lackner, Iwo Amelung, and Joachim Kurtz, eds. , *New Terms for New Ideas*: *Western Knowledge and Lexical Change in LateImperial China*(Leiden:Brill,2001).

〔2〕 这种古典学术的复兴在中国语境中被称为"革命性的古学"。19 世纪古人的复兴与汉学有关。参见 Benjamin A. Elman, *From Philosophy to Philology*: *Intellectual and Social Aspects of Change in Late Imperial China*(Cambridge,MA:Council on East Asian Studies,Harvard University Press,1984).

〔3〕 比较一下这种利用解剖学知识来促进欧洲古代学术研究的做法,即所谓的"解剖学复兴"。参见 Andrew Cunningham, *The Anatomical Renaissance*(Aldershot:Scholar Press,1997).

〔4〕 与王清任颇具争议的 1830 年解剖学著作 *Correcting the Errors of Physicians*(医林改错)相比,它宣称"根据第一手资料,认为古代医学经典的解剖内容都是错误的";trans. Andrews,The *Making of Modern Chinese Medicine*,36. 虽然王清任的批判比唐宗海的更有力,而且比唐宗海早了大约 50 年,但在逐渐向西方解剖学开放思想方面,它仍然是一部有争议的(如果说是开创性的)著作。

与其中的谭嗣同认为，中国缺乏解剖学的知识是落后的一个标志。[1] 谭嗣同成了 1898 年改革失败的牺牲者，他的著作流传甚广。像谭嗣同和余云岫这样优秀的中国学生开始选择在日本学习而不是准备科举考试。对这一代人来说，解剖学正随着中国精英阶层的增多而发生转变，从作为一种更新中医经典可能的来源，转变为人与现实关系的绝对真理。然而，这并非是关于"人们自己身体"唯一可见的真理，尽管这种真理对于汤尔和与余云岫来说都是重要的。正如余云岫所说的：

> 我大声疾呼，有没有其他的原因去促进医学改革和帮助含泪请求我的人民？让我深感痛苦的是如下事情：旧医学并没有遵循科学，医学管制并没有实现统一，公共卫生建设在许多方面受阻，"东亚病夫"这个令人羞愧的名号并没有消除。[2]

在 20 世纪 10 年代之后，对于汤尔和与余云岫来说，正确的科学的解剖学知识是一种新的治理术的基础，包括种族医学、优生学和公共卫生，这种治理术试图去管理全国的人口——这个概念是最近才发明的。[3] 第一批被重新分类和标准化的术语来自解剖学中关于人体的术语，这绝非偶然。

---

[1] Tan Sitong, "Lun quanti xue" ("Treatise on anatomy," 1898), in *Tan Sitong Quanji* (*Complete Works of Tan Sitong*), Taibei: Zhonghua shuju, 1981, 403.

[2] Yu Yunxiu, "Preface", *Xingyi yu Shehui Huikan* (*The Collected Papers from the New Medicine and Society*), 1(1928): 1-2, trans. Lei, "When Chinese medicine encountered the State", 80.

[3] 参见雷祥麟对余云岫废除中医和国家事态之间关系的意义的讨论，即政府收集"国家生命统计数据"的做法，如"确认死因"(classifying diseases), etc.; 同上, 86-87. 参见 Malcolm Thompson, "The birth of the Chinese population" (Ph.D. dissertation, University of British Columbia, 2013) 对生命统计的意义进行了深入的探讨，并创立了中国有人口的概念。更多关于民国时期优生的信息，参见 Frank Dikötter, *Imperfect Conceptions: Medical Knowledge, Birth Defects, and Eugenics in China* (New York: Columbia University Press, 1998); Juliette Yuehtsen Chung, *Struggle for National Survival: Chinese Eugenics in a Transnational Context, 1896 – 1945* (London: Routledge, 2002).

　　汤尔和在 1916 年向教育部所做的报道明确提出几点。[1] 汤尔和所描述的联合术语委员会的诞生表明了关于身体知识重新分类的一种转变。这种转变是：从传教士尝试让新的知识符合于中国的思想模式，转变到委员会中的现代化精英对经典术语的知识和全新的现代化概念都充满信心，因此，他们并不担心创造出新的术语。在 19 世纪和 20 世纪，新教传教士作家和翻译家尽力地使用先前已有的术语，甚至是晦涩难懂或者过时的术语，并用中文去表达它们的意思。自从他们第一次来到清朝，他们就将《康熙字典》作为权威的标准。一些关键的术语，诸如解剖（anatomial dissection）是使用委婉的表述方法，避免让人理解为用刀去切割身体。因此，不用日本的术语 "jiepou" 去表述西方的 "dissection"，或用 "jiepouxue" 去表述西方的 "anatomy"，许多传教士使用了 "全体学""体学" 或者 "身体构造学"等词语去表述。[2]

　　汤尔和委婉地指出了每一组使用术语的分歧，原因在于他们都有各自学术上的习惯。[3] 在有关重要术语的激烈讨论中，这一转变变得明显。自

---

　　[1]　Tang Erhe，"Cheng jiaoyubu qingzhengqing yishi yubei kaiye shiyan you"（"A request for the Ministry of Education to enact proceedures to regulate physicians"），*Zhonghua minguo yiyao xuehui huibao*，1（1917）：5.

　　[2]　"整体"和"整体学"这两个词都出自本杰明·霍布森（Ben jamin Hobson）的著作，后来被梁启超和谭嗣所采用，参见 Federico Masini，The *Formation of Modern ChineseLexicon and Its Evolution toward a National Language*：The *Period from 1840 to 1898*，*Journal of Chinese Linguistics* Monograph Series 6（Berkeley：Project on Linguistic Analysis，University of California，1993），192-193. 其他术语取自科学术语总务委员会，*Medical Terminology Serial No*. 1，*Anatomy*：*Osteology*（public domain，1919）骨医学术语清单，包括已存在的术语和经教育部批准的最终术语。实际上，"解剖"已经作为一个日本新词被许多中国学者接受，然而它第一次出现在 Lingshujing（灵枢经）中——唐代医学教科书——后来在中国被遗忘，但在 19 世纪的最后 10 年再次从日本引入。（Masini，*Formation of Modern Chinese Lexicon*，181）. 传教士对这个术语的使用及其替代方法的进一步讨论，参见 Gao Xi，"'Jiepouxue' zhongwen yiming de youlai yu queding-yi Dezhen *Quanti tongkao weizhongxin*"（"The source and determination of the Chinese translation of 'anatomy'：With reference to J. Dudgeon's *Reference on the Whole Body*［*Grey*'s Anatomy］）"，Lishi yanjiu，6（2009）：80-104.

　　[3]　Tang，"Cheng jiaoyubu"，5.2.

从威廉·哈维（William Harvey）发现心脏在全身血液循环中的作用，提出动脉和静脉的概念，关键的解剖学和生理学术语的中文表述的确发生了改变。传教士提出了对"脉"这一中国概念的再使用，方法是增加明确针对动脉的术语"管"（tube/ pipe），代表血液沿着血管向心脏外流动。同样地，他们提出了"盇"（很少使用的血的术语），加上"管"或者"迴"用以指静脉，代表毛细血管的血液回流。[1]

受到经典训练的语言学家、教育改革者沈恩福，江苏省教育协会最著名的代表者，贬低了传教士所依靠的去创造术语的《康熙字典》，他认为《康熙字典》作为"一本迟来的书"，缺乏合理的解释。沈恩福说，如果想要知道旧的术语，就像传教士一样，人们应该看《说文解字》，[2] 这是一本在清朝后期语言学家中颇受好评的汉代原字典。然而，在现代化的时期，沈恩福说："在文明世界中的对象每日激增，我们不应该害怕创造新的术语。"[3]

基于此，汤尔和参加了展览会，对传教士 30 年之前的辛勤劳动表达了极大的感谢，他们翻译了许多医学著作：

> 然而，（中国）社会一直都不能接受传教士所写的书籍。为什么会如此？这不是因为中国人不喜欢在东方医学著作中所展现出的技艺，他们不接受这些书籍最大的原因之一是用字生僻，读之无味。在早期，许多朋友对于购买医学传教士协会的书都有很高的热情，之后，很沮丧地把它们束之高阁。这种情况已经出现了很多次，原因仅仅是其中有太多生僻字。今天开始，我们必须改变我们的指导性原则，这将会使医学传教士的书籍不再是一种过

---

〔1〕 General Committee on Scientific Terminology, *Medical Terminology Serial No. 1,5,16*; cf. Yu Fengbing, "Yixue mingci shencha hui di yi ci kaihui jilu" ("Minutes of the first meeting of the Medical Terms Investigation Committee"); "Yixue mingci shencha hui di er ci kaihui jilu" (Minutes of the second meeting of the Medical Terms Investigation Committee), *Zhonghua yixue zazhi*, 3.2 (1917):34-35.

〔2〕 对这本书所扮演角色的详细解释，参见 William G. Boltz, *The Origin and Early Development of the Chinese Writing System* (New Haven: American Oriental Society, 1994), 142-143.

〔3〕 Yu, "Yixue mingci shenchahui di yi ci kaihui jilu", 35.

度的浪费。相反，医学传教士协会辛勤的努力将会变成所有中国人可能认同的东西。[1]

最后，协会倾向于接受"动脉"（dongmai）这个术语。[2]事实上，这是一个旧的术语，这个术语也是在日本被标准化的，"静脉"（jingmai）这个术语也如此。传教士试图通过增加一个词"管"，区分血液的流动和中医中的概念"脉"，然而，优秀的中国人觉得"脉"这一概念可能会沿着日本解剖学家在1905年的标准化路线进行有效的调整。这场讨论可能从这一视角去分析是更有力的：中国优秀的医生尝试在以国家为中心的计划中，升华和吸收传教士的观点，这一点在日常的知识分类中也能看见。

1916年到1919年之间，联合术语委员会标准化了的中国解剖学术语，有三种可能的命名来源：本国旧名、旧译名和日本名。已有的本国旧名占最后确定术语的18%。主要的选择标准是日常的使用，主要是对有形的或是众所周知的身体部位。这些旧名不一定是从中国医学经典中选出来的，它们通常是方言的一部分，尽管地区的方言和对话有时可能会混淆。联合术语协会的成员通常会在拥有大量中国医学文献和词典的大图书馆中开会。

从中医中提取任何术语或者对这些术语做出一些改变，用于描述解剖学的结构，这是可以接受的。然而，一些术语，诸如三焦、丹田，描述了一种功用，其功能不能轻易地定位在解剖的身体上，就被嘲笑和忽略。

俞凤宾、汤尔和、余云岫和他们很多同事的计划是重新分类知识，让这些知识从现有的形式（如中医）转变为解剖医学的形式，这是治理术的一种日常的形式，比起公开的废除中医的政治企图来说，它在限制和重新定位中医上是更有影响力的。解剖学的大多数术语都得到了联合术语委员

[1]　Yu,"Yixue mingci shenchahui di yi ci kaihui jilu".

[2]　魏迺曼（Nigel Wiseman）将"动脉"翻译为"stirred pulse"。这显然是一个与后哈维时代的西方观念截然不同的分类，"动脉"是指血液从心脏流出，而"静脉"则是指血液从相反的方向流动。"Yixuemingci shenchahui di yi ci kaihui jilu" "Yixue mingci shenchahui di er ci kaihui jilu", 34. Nigel Wiseman, *Ying-Han, Han-Ying Zhongyi cidian*（*Dictionary of Chinese Medicine*）（Changsha:Hunan kexuejishu chubanshe,2006）,447. 这种血液循环的概念在中医中并不存在,所以直到日本人创造了"静脉"这个词,才有了"静脉"这个词。

会的认可，这些术语起源于或者受到了新术语的影响，这些新的术语是在短短的三年间由日本人所创造的。公认的日本术语占到已采用术语的四分之一，委员会所修改的复合词占了50%，本国旧名和传教士翻译的术语构成了剩下的部分。

这些自称的医学科学家的活动转变的不仅仅是中文，还有宇宙的重新认识。旧的世界观在新术语的循环中被淘汰，一种新的、"更加技术化"的世界观在所有的领域（从科学界到人类世界）开始控制中国的思想世界。关于这一点，王辉认为大部分的现代汉语词汇是有意识的线性设计所创造的，这些词不是自然过程的产物，而是技术过程的产物。这种说法在联合术语委员会的工作中受到明显的控诉。大量术语的工具性的创造将会塑造中国人现在看世界的方法。语言促成了一场哥白尼式的革命，因而纵观整个20世纪，大多数受教育的中国人将会发现，把对中医的理解与生物医学术语和身体解剖医学的观点相剥离变得愈发不可能。对于王辉来说，"语言的技术设计满足了科学共同体和一种现代化社会和技术治国论结构的需要"。[1]

然而，王辉专门关注于中国科学社的参与，正如上文所展示的，在1919年，科学家参与到扩大委员会去标准化科学术语之前，这个过程在传教士、哲学家（如沈恩福）、医生（如汤尔和和俞凤宾）的活动中得以顺利进行。然而，王辉在有关现代中国思想起源的大型研究语境中，逐字逐句地、很好地捕捉到了在中华帝国晚期去地方化的"宇宙法则"作为日常工作的重要性，并用技术专家创造的"宇宙法则"去取代它——这就是我所说的治理术逻辑。

中医的自我治理术

诸如余云岫、汤尔和、俞凤宾和刘瑞恒这些解剖医学的现代化改革者，他们尝试去限制或者消除中医，但是他们可能也是中医生存的重要影响因素。陈志潜（C. C. Chen），一位在中国协和医科大学培训过的农村卫生专家，他并非全力地支持中医，但是他在回忆录中写道，这些"（20世纪20

---

〔1〕 Wang Hui,"Discursive community and the genealogy of scientific categories" in *Everyday Modernity in China*，ed. Madeline Yue Dong and Joshua Goldstein（Seattle：University of Washington Press，2006），80-120（91-92）.

年代的）现代医生……由于他们对于废除传统医学的要求，可能不经意间使得科学医学的发展延迟了几十年"。[1]

但是究竟结果如何？我将提供一些重要的近期关于传统中医的著作，尝试去得出汤尔和和余云岫致力于强制废除和重新分类中医，与继续尝试标准化所谓的传统中医术语、知识、实践和药物这两者之间的治理术逻辑。

像汤尔和与余云岫这样的科学主义者尝试去建立和制度化科学的医学和实践，方法是减少、改革、废除现有的知识和网络。然而，中医（在之前存在的其他的知识形式）并没有消失，甚至通过它所遭遇的科学—现代化—资本主义的制度化权力而彻底转变了。

中医史家通常追踪了在 1929 年政府企图废除中医，或者如上所述，在 1925 年尝试获得政府认可的这段时期，中医实践者尝试"科学化"和"再组织"它们实践的过程。然而，正如我们所见，早在 1915 年，在汤尔和首先尝试通过人口普查和严格的规章制度，规范在中国的医学实践者之前，一些医生已经开始进行中医制度化的尝试了。[2] 随后是中医人类学家和历史学家的工作，在这一时期，我至少看见了两个主题：第一，中医作为替代医学体系而生存，有效地治愈了生物医学无法治愈的疾病。第二，在科学世界观中的从属地位。从 2010 年代直到飞速发展的改革开放的 30 年，这两个主题一直在持续地辩证发展。

第一个主题——中医应该被理解为一种较之于西医的替代医学——早在 1921 年就很明显了。在那个年代出版的《中医学词典》的序言中，总编辑谢冠承认，尽管西医出现后，中医变成了被"公开谴责的对象"，但是有一些西医无法治愈的疾病，中医却可以治愈。[3] 这是 21 世纪人们所熟悉的

---

[1] 经过几十年中医被迫地去适应，陈志潜仍觉得，在他的脑海中，现代医学在我们自己的传统体系中的优越性仍然没有疑问；C. C. Chen, *Medicine in Rural China：A Personal Account* (Berkeley：University of California Press，1989)，3.

[2] 关于这一点的更多细节，参见 Scheid, *Currents of Tradition* , 189-222.

[3] Xie Guan, *Zhongguo yixue dacidian* (*Chinese Medical Dictionary*) (Shanghai：Shangwu yinshuguan，1921). 他成功地编写了一本新术语词典《词源》，上海商务印书馆（the Commercial Press of shanghai）出版的关于"新"和"旧"医学的医学著作，其中包括一种全新形式的著作——《医学词典》。参见 Scheid, *Currents of Tradition* , 357-387 for more on Xie Guan，Wu Jin，and the *Menghe* current of Chi-

中医的基本论据。 中医作为了科学医学例外的代表，这一点在詹梅（Mei Zhan）民族志文章中得以证实，在文章中，她探究了临床奇迹的作用：既作为中医有效性的证据，又作为它较之西医所表现出的边缘性和另类性的一种机制，而非是使它成为一种完全普遍化的治疗体系。[1]

第二个主题是继续尝试科学化和标准化中医，这对于本章的主题"治理术的逻辑"来说更具有说服力。冯珠娣（Farquhar）告诉我们："在中医学下一代的领导者（他们已经看见了全球科学的世界）之中……他们对于临床实践中'纯粹的'中医似乎没有什么怀旧之情。科学是他们这一代人的武器，他们为确保他们自己和学生的将来而努力斗争。"[2] 汤尔和和余云岫以及他们的同事使用了同样的方法，使西医在 20 世纪 10 年代和 20 年代成了一种科学的标准化的观点。人们尝试的最直接的方法是在实验室中分离出中药有效的化学成分，从而实现替代品和新药的标准化制药，以服务于更大的市场！这也是余云岫一生的研究，从 19 世纪医学传教士开始初步的科学研究，通过余云岫一生的研究，发展到了当下。[3] 自从 20 世纪 10 年代以来，一些中医的实践者试图去建立政府支持的医学校和开展统一的医学课程，这一过程在 1929 年和 1949 年及之后加速发展。中医继续去吸引病人和不以中文为母语的实践者，现在出现了一种标准化医学翻译的新的尝试，当时原语言只有中文，翻译的目标语言是英语（或者德语、法语）。想使用标准化语言的人，如魏遒曼（Nigel Wiseman）和帅谢忠（Shuai Xiezhong）以及他们在长沙的同事所面对的问题，与那些 1916 年聚集在上海的翻译家和提倡标准化语言的人所面对的是不一样的，但是原则是一

nese medicine. 在当代上海和旧金山，作为传统中医理论基础的临床奇迹被探索，Mei Zhan，*Other-Worldly：Making Chinese Medicine through Transnational Frames* (Durham，NC：Duke University Press，2009)，Chapter 3.

[1] 在当代上海和旧金山，作为传统中医理论基础的临床奇迹被探索，MeiZhan，*Other-Worldly：Making Chinese Medicine through Transnational Frames* (Durham，NC：Duke University Press，2009)，Chapter 3.

[2] Farquhar，*Knowing Practice ：The Clinical Encounter of Chinese Medicine* (Boulder：West view Press，1994)，19.

[3] Sean Hsiang-Lin Lei，"How did Chinese medicine become experiential? The political epistemology of *jingyan*"，*positions：east asia cultures critique*，10.2 (2002)，333-364.

样的。[1]

我认为所有这些标准化都代表了治理术的逻辑,这种逻辑正在渗透到传统中医。如果其他的学者称这个过程为中医的"世界化",[2] 或者"全球化"的一种产物,那么我也同意,但是会强调一点,西医和中医都是这些过程的主体:"在中国,(这种全球化)是指试图去渗透领土,这种领土是曾经被生物医学权力和技术所独自占领的。它是指教学、实践和官僚控制的标准化,这对于这样一种过程的成功是必须的。"[3] 所以,如果政治权力是科学主义者有意识的目标,无论是西医还是地方性医学,在中国,医学的治理化既包括中医,也包括西医,都是长期发展的结果,贯穿于 20 世纪 10 年代至 21 世纪 10 年代这 100 年间。在这段时期,国家变得很虚弱,两种医学传统的实践者开始用新的逻辑去组织他们和重建他们的知识。在英美接受过教育的医生在 1915 年创建了中华医学会;在日本接受过教育的医生在同一年创建了中华民国医药学会,同时,他们进入了在中国以北京和上海为中心的已快速现代化的医学领域。同样在 20 世纪 10 年代,中医生开始不局限于血统和师徒关系,形成强大的联合会,从个人诊所到医院,从通常针对子女和受青睐的学徒的非正式的指导到更大规模的教育机构。

本章论述了语言标准化的日常活动对于医学积极分子的公开政治目标和在中国医学领域的治理化的重要性。它试图进一步推进这个论断:语言标准化和相关流程治理术的内在逻辑不只是政客医生(如汤尔和和余云岫等)工具化活动的结果,而是对一种逻辑的运用,把这种逻辑纳入中国新

---

〔1〕　Wiseman, *Zhongyi cidian*; Shuai Xuezhong, ed. , *Han Ying shuangjie changyong Zhongyi mingcishuyu*(*Terminology of Traditional Chinese Medicine*)(Changsha: Hunan kexuejishu chubanshe, 2006). 尤其要参见魏迺曼(1-105 年)所作的冗长的双语介绍,它与飞利浦·高似兰(Philip Cousland)在其《英汉医学词典》(English Chinese medical lexicons)中的说法类似(*An English-Chinese Lexicon of Medical Terms, Compiled for the Terminology Committee*, 1st edn. 〔Shanghai: American Presbyterian Mission Press, 1908〕; *An English-Chinese Lexicon of Medical Terms, Compiled for the Terminology Committee*, 2nd edn. 〔Shanghai: American Presbyterian Mission Press, 1915〕; etc.). 1916—1927 年,俞凤宾在《全国医学杂志》(双语季刊《中华医学杂志》)定期发表的有关语言规范的专栏文章中,对语言规范进行了犀利的评论。

〔2〕　Zhan, *Other-Worldly*.

〔3〕　Scheid, *Chinese Medicine in Contemporary China*, 269.

旧两种医学疗法的结果。现在这种治理术的逻辑吸收了很多可见的中医的结构，尽管我们听到许多有希望的报道，多元性继续存在，甚至繁荣发展："多元性，正如我努力展示的，不仅是自然起源的重要要素，也是社会起源的重要要素。对多元性的压制——甚至或尤其是以科学为名所执行的——仅受到两个因素驱动，即无知和对权力的渴望。"[1] 在主张一种集中于欧美的科学的普遍化时，乔治·巴萨拉颇具讽刺性地引用了一句来自 19 世纪早期"中国显赫人物"的话，这个人指出仅仅支持一种只看细节的科学缺乏深谋远虑："用显微镜，你可以看见事物的表面。显微镜只是把事物放大了，并没有向你展示真实情况。它使得事物看起来更高或者更宽，但是不要以为你看见了事物本身。"[2] 人类学家蒋熙德（Volker Scheid）是这样评价那些试图废除多元性的科学主义者的："通过对一些非理性的法则持一种盲目的理性的手段去限制中医，最终获得了什么？从哪里获得的？去接受不同的实践的艺术又将会失去什么？"[3]

在 1916 年，与袁世凯身体有关的讨论可能会被认为是雷祥麟所描述的"当中医遇上国家"这一现象的一个早期插曲。[4] 新医学的实践者第一次尝试去运用特殊的权力，但是这种尝试失败了，如 1929 年废除中医的尝试失败一样。1916 年更重要的事件是在上海召开的术语会议，参与小组是俞凤宾领导的新兴的在英美受过专业训练的医生，以及由汤尔和所领导的在德国和日本受过训练的医生，这些人也代表着国家。这些委员会的日常工作建立了技术术语的基本路线，这将必然改变中国的语言认识论，至少是对受过教育的精英，他们将走向解剖医学，远离中医。

---

〔1〕　Scheid, *Chinese Medicine in Contemporary China*, 272.

〔2〕　Quoted in Basalla, "The spread of western science", 617.

〔3〕　Scheid, *Chinese Medicine in Contemporary China*, 273. 蒋熙德指出布鲁诺·拉图尔有关现代宪法的讨论坚持纯化自然和文化之间的联系（还原论和日益增加的学科化 increasing disciplinarization），即使事实上，这种纯化的行为会创造自然和文化杂合体的增殖，宪法不允许我们看到；Bruno Latour, *We Have Never Been Modern*, trans. Catherine Porter（Cambridge, MA: Harvard University Press, 1993）.

〔4〕　Lei, "When Chinese medicine encountered the State"; and Sean Hsiang-lin Lei, *Neither Donkey nor Horse: Medicine in the Struggle over China*'s Modernity（Chicago: University of Chicago Press, 2014）.

见效慢的医学：
中医是如何变成只对慢性病有效的？

艾理克（Eric I. Karchmer）

对在中国以外的许多观察家来说，中医的疗效仍值得怀疑或者仅仅是在一些特定的干预下，暂时通过了双盲临床试验的证实。在中国，这种情形更加复杂。尽管存在一些中医的批判者，但是这些人也反对把中医视作一种毫无临床价值的迷信，大多数人似乎也认可在大多数情况下中医的疗效。无论你哪一天去中医院，你都会发现病人排着长长的队，他们患有不同类型的疾病，包括类风湿关节炎、银屑病、多囊卵巢综合征、糖尿病、胃反流、脑卒中并发症、慢性乙型肝炎、不孕、充血性心力衰竭、哮喘、头痛等，他们为寻求当地专家的专业治疗而来。根据卫生部统计数据，2010 年，中医医院有超过 324 万门诊病人。[1] 广州中医药大学第一附属医院据说是整个广州门诊量最高的医院，2013 年，有超过 300 万的门诊量和急诊患者。[2] 然而，对于那些相信中医临床功效的病人和医生来说，他们也认识到中医的临床功效是有限的，"西医"（在中国以生物医学命名）疗

---

〔1〕 People's Republic of China Ministry of Health（中国卫生部），*2011 Year-book of China Health Statistics*（2011 中国卫生统计年鉴），People's Medical Publishing House，www. moh. gov. cn/htmlfiles/zwgkzt/ptjnj/year2011/index2011. html（accessed June 27，2014）.

〔2〕 Guangzhou University of Chinese Medicine（广州中医药大学），"First affiliated hospital of the Guangzhou University of Chinese Medicine"（广州中医药大学第一附属医院），Guangzhou University of Chinese Medicine，www. gztcm. com. cn/Default. aspx? tabid = 99（accessed July 2，2014）.

法有许多优点。中医临床功效被公认的最普遍的特点之一是见效慢，适合治疗慢性病，因为对于慢性病来说，见效快并非是治疗过程的一种要求。相比较而言，西医被认为见效快，更加适合治疗急性病。的确，这种比较指出了两种医学体系各自的优点和缺点，用老话来说，即"西医治急性病，中医治慢性病"。

外行人和医生的见解是一样的，用见效快和见效慢的医学分别针对治疗急性病和慢性病的这种二分法，似乎抓住了两种医学体系和它们治疗潜力之间固有的差异。20 世纪 90 年代后期，我作为北京中医药大学五年制中医专业的一名学生，至少在我学习期间，我没有听过任何人对这个论断有异议。然而，实际上，在民国时期（1911—1949 年），有关两个医学体系的认知是极其不同的。2008 年和 2009 年，我非常荣幸地采访了 39 个资深的医生，他们全都是年过九旬的老人，他们告诉我，在民国时期，在治疗急性病方面，中医疗法被认为是见效快的治疗方法。由于现在的大部分人对中医的看法已经根深蒂固，所以一些读者可能会对这些民国时期的观点感到很惊讶。作为一个中医的研究者和实践者，当我第一次听到这些观点时，我也产生过怀疑，然而，在进一步的研究和反思之后，我也逐渐地认可了这些观点。

我们如何去理解在相当短的时期内，人们对中医疗效的认知发生了如此大的转变呢？可能的原因难道是在 20 世纪早期的中国社会，西医没有被更好地理解？又或者是，可能病人对中医的熟悉程度使他们对这种医疗制度过分相信，慢慢地阻碍了现代教育体系的进步？在本文中，我列举了在民国时期有关这两种医学体系的看法并非如上述二分的错误认识所示的一个案例。基于我对在 1949 年之前接受过专业培训和有实践经验的资深医生的采访，我认为有足够的理由去对民国时期的中医进行考察，这是有价值的——中医曾经十分熟悉草药的使用，中医疗法能够产生快速的决定性的临床疗效。在中医实践的社会和政治情况下，它到底发生了什么转变？今天，中医和西医都是高度制度化的国家卫生保健体系的一部分，这种情况在 1949 年之前是不存在的。"中医是一种见效慢的医学"，这一观点是医学体系中一种更广泛的认识论转变的结果，所以通常被想象为这种情况永远不变，这也是制度化过程所带来的结果。[1]

急 诊 室

当代中医发展的缓慢在急诊医学上表现得最为明显，在急诊医学中，速度是最基本的。在当今中国，病人最有可能获得紧急医疗救助的地方是最近的医院或者医疗中心的急诊室，人们猜测在欧洲、南美洲和其他世界上大多数国家也是如此。然而，中国的急诊既可以在以西医疗法为主的医院进行，也可以在中医院进行，这是不同于其他国家的急诊医学的。中国的国家卫生保健体系是由各层级的国营诊所和医院所组成的，这些诊所和医院又被分成了两个平行的医疗机构，一个是中医机构，一个是西医机构。尽管西医机构在今天占据主导地位，大约占到75%～80%，包括医生、学校和医院，但是，中医的存在并非是无关紧要的。[2] 所有主要的城市都有中医院，早在20世纪80年代，所有的县级城市都被要求至少要建立一所中医院。除了为推进两种不同类型的医疗服务外，国家政策也鼓励医疗实践的融合。综合医院只有拥有中医门诊，才能获得他们所追求的更高的排名；中医院主要在诊断和治疗上依靠西医或生物医学技术。尽管国家支持中医机构，政策也在这两种主要的医学实践中保持着一种平衡，但是急诊医学对于西医仍有一种很明显的专业化的偏爱。无论病人去哪种医院的急诊室就诊，在急诊医学的救助中，都需要生物医学的帮助，这是病人所期望的，也是医生所传递的理念。

20世纪90年代后期，当时的我还是北京中医药大学的一名全日制医学生，在附属医院实习时，我便注意到了急诊医学对生物医学的偏爱。在急诊科做实习生时，我已经感觉到这个科室极其重视生物医学，但是我惊讶的是，在这里几乎完全没有中医疗法的干预措施。在医院的其他科室，虽

---

〔1〕 Eric I. Karchmer，"Chinese medicine in action：On the postcoloniality of medicine in China"，*Medical Anthropology*，29.3（2010）：226-252.

〔2〕 Editorial Committee of the China Medical Yearbook（中国卫生年鉴编辑委员会），*China Medical Yearbook 2001*（中国卫生年鉴2001）（Beijing：People's Medical Press，2001）. 参见 Editorial Committee of the *China Medical Yearbook*（中国卫生年鉴编辑委员会），*China Medical Yearbook 2002*（中国卫生年鉴2002）（Beijing：People's Medical Press，2002），454-455，499.

或多或少也在强调生物医学的重要性，但是中医的治疗方法也是临床工作中一个必不可少的部分。

在很长一段时间，学者和管理者也意识到，需要解决急诊医学领域中中医明显缺乏的情况。20 世纪 80 年代早期，卫生部中医司开始组织中医内科急诊进修班。20 世纪 50 年代后期，著名的内科医生黄星垣在学习中医之前，先学习了西医，他致力于把这些进修班的学习材料整理起来，汇编成教科书中有关中医急诊医学这一主题的一部分。[1] 诸如此类的计划最终促成了 1997 年一本新的教科书的诞生，这本新的教科书是《中医急诊学》。这本新书出版的时候，我已经是一个大四的学生了，这门课程被增加到了这一年医学院的课程表中。尽管比起中医内科、中医妇科、（西医）内科、外科等，这门课程被分配的课时较少，但是授课老师仍在不断地提醒我们这门课程的重要性。我们所在实习医院的许多优秀的医生都受邀前来讲授特定的主题，与其他的课程不同的是，其他课程通常都是由资深的老师授课。

不幸的是，这次试验的新的课程并没有加入临床培训。也许不用为此感到惊讶：只有较少急诊科的医生参与了授课。也有一个例外，那就是急诊科的所有医生都学习过中医。[2] 但是，在临床工作中，他们几乎全部都依靠生物医学的治疗方法，而非新的教科书中所教授的中医疗法。在我实习的时候，我的临床老师尤其关注大家对科室新的呼吸机的掌握，尽管她和她的同事为他们掌握了拯救生命的西医技术和药物用法感到很骄傲，但是他们并没有把他们的临床工作看作是对中医的反对，他们对中医仍然有很强烈的专业认同感。当然，他们也解释到，一旦病人的情况稳定了，他们就会转移到其他科室，得到更细致的治疗，也就有了更多的时间去感受中医的优势。

急诊科室中医的缺失并没有被定期讨论，这种现象太普遍以至于没有

---

〔1〕 黄星垣最初是作为一名西医生来接受训练的，后来他被招入中西医结合班，被培养成了中、西医都懂的医生。他在他的中医同事中很受尊敬，他的双重训练使他成为推进中国急诊医学的理想人物。Huang Xingyuan（黄星垣），ed., *Emergency Care in Chinese Internal Medicine*（中医内科急症证治）（Beijing：People's Medical Publishing House，1985）.

〔2〕 那时医院里有几名西医。他们这种看似反常的存在，其实可以追溯到共产主义初期中医院的建立。西医最初被带到这些新机构，是为了帮助那些不熟悉西医疗法的中医同事。

得到较多的关注。但是我遇到过一个高度理想主义的学生，这种情况令他感到心烦意乱。尽管当代中医教育中西医学的学习是十分重要的——这是大多数医生和学生所欣赏的一种融合的方法——但这个独特的学生只致力于学习传统医学。他从来没有对我们在课程中着重强调西医学而感到开心，这似乎给他在急诊科的实习带来了危机。他对于这个科室偏爱于西医学感到极度悲伤，有一天我的临床导师把他叫到一边讨论中医学的"现实"。她解释到，我们不可能忽略西医学的优势，尤其是在诸如急诊医学这样的领域，但是这一事实也并非意味着要忽视中医的优势。在当今社会，就我们所拥有的知识而言，我们不可能只学习纯粹的中医学。她说，每一种医学体系都有它的优势，我们不应该从认识上限制我们仅仅使用一种方法。

就我个人而言，我对我的老师提到的把更多中医疗法融入科室临床工作中做法的可能性产生了质疑，她给了我一个更加实际的回答——关注于科室所面临的逻辑障碍，尤其是中草药的制备。大多数中草药的处方是由十几味甚至更多草药组合而成的，而且在服用之前，必须称重、组合和冲泡。即使是在熟练的药剂师的帮助下，煎煮的时间也是很重要的，可能不少于15分钟，但是实际上需要约一个小时甚至更长的时间，因此时间上的延迟是关键性的障碍。而且，医院的药房和中草药制备科一直为门诊病人和住院病人服务，并没有适当的体系可以迅速调配急诊医学的订单。医院药房通常要耗费1～2个小时才能配好一个普通门诊病人的处方。住院病人的中草药订单耗时更长，因为这些订单必须煎煮并送到病房。因此，对于早上收治的病人，药方订单要直到中午甚至更晚些时候才能送给他们服用。更糟糕的是，医院在下午5点关闭中药房，仅留下西药房开至深夜，而这个时间是大量病人去急诊科的时间。

当然，这些问题并非不能解决，尽管如此，它们也加重了人们对中医学是一种见效慢的医学的认知。解决中草药制剂困难的一个可能和部分办法是，开发超越传统中草药汤剂的一种新的剂型，许多医生认为，这是该行业发展的当务之急。当今，能够快速在热水中融化的颗粒状中草药正在变得流行，尤其是对那些工作非常繁忙的病人，他们认为在家熬药非常烦琐。20世纪90年代后期，我的一些临床导师开始试验使用这些颗粒状中草药，现在大多数的中医医院都有这种颗粒状药物。

另一个对于急诊医学和重症医疗更有意义的新剂型是中药注射剂。20

世纪 90 年代，国家中医药管理局，中国中药行业监管最高的政府机构，拟定了一个遴选过程去证实在急症医学中最有必要的"中成药"。在中国有悠久历史的专利药，提前被磨成粉状、片状、丸状和其他剂型，除了草药汤剂外，其他剂型也被使用。新剂型的形成来自生物医学，如注射剂、胶囊和糖浆剂，现在也被用于研制中国的专利药。专利药的缺陷是，这些提前做好的剂型不能让医生按照病人个体的需求量身定制他们的药方，而这正是中医治疗的一个特点，大多数医生认为这对临床疗效是必不可少的。但是其他的特点——可以随时使用，适用于大规模生产——使得它们尤其受到急诊医学的青睐。1992 年，国家中医药管理局首先认证了在急诊医学中使用的 15 种必不可少的专利药，1995 年逐渐增加到 40 种，1997 年增加到了 57 种。[1]

国家中医药管理局认证的 57 种专利药，在我实习期间，我所看见的被定期使用的只有其中一种——注射剂清开灵，这种药的药方是基于很出名但是很贵的"安宫牛黄丸"配制的。在我实习的急诊科，清开灵有时候被用于治疗急性中风或者高烧，但是大多时候与西药或西医疗法联合使用。这一系列相关的新药似乎引起了医生的兴趣，但是主要还是作为他们经常使用的常规生物医学手段的一种补充。总的来说，在急诊室中，中医的治疗方法是如此罕见，以至于我清晰地记得，有一天所有的医学生都跑去急诊室看一位医生用针灸治疗的情景。这是我在急诊科五个星期轮转期间，所见到的唯一一次针灸治疗。病人已经中风，没有意识、呼吸困难、发烧，可能是一种不明原因的感染。一位住院医生已经进行了生物医学的干预，另一位住院医生决定尝试针灸的治疗方法帮助病人退烧。他刺了病人的十宣穴，从他的每一根手指都挤出一点血。我们激动地看着病人的体温慢慢下降，在 15 分钟之内下降了 1 摄氏度。

---

[1] State Administration of Traditional Chinese Medicine Department of Politics（国家中医药管理局医政司），*Application Guide to the National Essential Chinese Patent Medicines for Emergency Medicine at Chinese Medicine Hospitals*（全国中医医院急诊科（室）必备中成药应用指南）（Beijing：State Administration of Traditional Chinese Medicine Department of Politics，1997），1—2.

民国时期的急性病

最终，我开始慢慢适应这种偏见：中医疗法对于大多数急性病治疗效果缓慢。在我结束了急诊科的实习后，我开始回顾中医急诊医学的课程，这些课程对临床工作指导意义有限。直到九年以后，我才开始仔细思考我在急诊医学的实习工作或者相关的课程，这个时候我参与了一项新的研究计划——收集出生在民国时期并受过培训的医生的口述历史记录。这一系列采访中，最出人意料的发现之一是这些医生在民国时期所做的临床工作的性质。例如，南京的中医生周仲瑛回忆到，1946—1948 年流行病暴发期间，他协助他的父亲成功地治愈了许多例天花。[1] 他也记得在 1946 年另一种流行病肆虐时，他的父亲拯救了霍乱病人的生命，通常使用五苓散通阳化气。[2] 南通的医生朱良春告诉了我，他是如何在 1940 年登革热流行病肆虐时出名的。[3] 他描述了他在做学徒期间跟随两位不同老师的经历，他可以在短短的 3 天内就治愈大多数登革热病人。[4] 沈凤阁，出生在崇明岛，离上海不远，他记得陪他的老师去探望重病患者的场景。"那些患者都得了伴随着发烧的急性病。"他告诉我，"例如，肺炎、伤寒、痢疾、疟疾……他的医术水平是非常高的……他的威信也很高。"[5]

一开始，我对这些医生的说法半信半疑，因为现在的医生绝不敢单独用中医的方法治疗这些急性病。但当这些"奇闻轶事"越来越多时，我开始再次阅读这一时期的医学文献，不料竟然看到了无数相似的案例，这些案例是我之前没有注意到的。例如，孟河医派许多著名的内科专家，临床风格强调"和缓"，并符合那些温和疗法且经济尚可的患者的要求，这些专

[1] 2009 年 1 月 16 日，本人在南通采访了周仲英。

[2] Wang Zhiying（王志英）et al.，eds.，*Getting to Know the Great Chinese Medicine Master Zhou Zhongying*（走近中医大家周仲瑛），Medical Life Series（医学人生丛书）（Beijing：Chinese Medicine Press of China，2008），16–18.

[3] 2008 年 12 月 22 日，本人在南通采访了朱良春。

[4] Cao Dongyi（曹东义），ed.，*Getting to Know the Great Chinese Medicine Master Zhu Liangchun*（走近中医大家朱良春），*Medical Life Series*（医学人生丛书）（Beijing：Chinese Medicine Press of China，2008），92–97.

[5] 2009 年 3 月 15 日，本人在南京采访了沈凤阁。

家通过用中药快速地治疗急性传染性疾病而享有声名。巢少芳（1896—1950年），因治疗脑膜炎和其他传染性疾病而出名。[1]丁甘仁是民国早期著名的医生和改革者，1896年烂喉痧暴发时，他因成功的治疗方法而出名。[2]在接下来的采访中，我开始更为明确地讨论在民国时期临床医学的性质。张琪，来自哈尔滨的资深内科医生，很好地概括了这些受访者所展示的情况：一般来说，在民国时期，医生不但治疗急性病，而且"著名的中医都是因治疗急性病成名的"。

在民国时期最后一代做研究和实践的中医生的回忆中，他们描绘了一幅临床实践的场景，这与我在半个世纪后所见到的场景是极其不同的。在接下来的一个又一个采访中，我的侧重点逐渐开始发生变化：从对关键时刻中医的治疗方法能够快速见效感到惊讶，到探究当代急诊医学中中医是如何变成一个无力的"旁观者"。我的受访者并非都能够较容易回答这个问题，尽管他们所有人都在后期治疗某些慢性病的职业生涯中变得十分出名。然而，总的来说，这些采访确认了这种转变并不应该仅仅归咎于急诊医学中西医的快速发展。在他们的有生之年，他们见证了西医的一些突破性发展，这些发展彻底改革了急诊医学领域——从用抗生素治疗急性感染，到休克时用儿茶酚胺维持血压，到用呼吸机辅助呼吸，再到用CT做出快速的诊断评估。当然，他们所描述的这些暗示了当代中医发展缓慢的大部分原因在于知识传播上的失败。

知识体系的丧失——对于有关急性病治疗方法的集体性遗忘，最吸引我的是这样一个故事，这个故事是我在医学学校最后一年时，我的一位临床老师告诉我的。1999年秋天，我在急诊科实习不久，也是我进行口述历史研究计划的十年之前，我正在学校附属医院的老年医学科做实习生。我注意到任何入院有感染指标的病人都被用抗生素治疗。有一天，我问住院医生胡医生，是否有可能仅依靠中医的治疗方法去处理这些感染。她并不肯定，她告诉我，部门政策要求使用抗生素，这是一种指示。但是她沉思了一下，又讲了她的一次经历：在医院外治疗的一个朋友的家人——一个

---

[1] Volker Scheid, *Currents of Tradition in Chinese Medicine：1626－2006*（Seattle：Eastland Press，2007），150.

[2] Volker Scheid, *Currents of Tradition in Chinese Medicine：1626－2006*（Seattle：Eastland Press，2007），228.

年迈的妇女，感染了细菌性肺炎的案例。这位妇女拒绝住院，要求胡医生给她写一张处方。但是当胡医生把一张写有抗生素的处方给她时，遭到了这位妇女的拒绝，她需要的是一张中医的处方。胡医生很吃惊。肺炎对老年人而言是一种严重的疾病，有很高的致死率，并不能视为儿戏。她睁大眼睛继续说着故事："这位妇女被诊断出大叶性肺炎，但是她拒绝使用抗生素。我认为她有死亡的可能。但是她坚持，我毫无选择，只能给她写了一张中医的处方。让我惊讶的是，她接受治疗后逐渐好起来了！"

胡医生惊讶于她自己的成功。当时，她和我都没有把这个事件看作是中医可能对某些急性病有疗效的证据。集体性遗忘是这个故事所强调的，随后我的又一个受访者说了一个不知名的故事——指向当代中医本质上深刻认识的转变。那些医生、学者或者外行人普遍没有意识到这种转变，这可以通过托马斯·库恩、米切尔·福柯和其他历史认识论学者的工作得到最好的解释，这些人讨论到这种快速的认知的转变并非总能被认识到，甚至那些带来这些改变的行动者也没有认识到。例如，库恩的研究不断地展示了科学革命或者他所谓的范式的转变，众多的科学领域，在这种渐进的、进步性知识的积累叙事的重塑中发生了根本性的改变——过去的错误最终导致了今天正确的理解。[1] 在本文中，我将主要根据我的受访者的叙述来概括社会和政治上的转变所带来的认知上的转变。同时，这对我来说几乎是不可思议的：胡医生和多数其他的中医生仅用中医的方法就能治疗好大叶性肺炎。但是，我们首先必须通过民国时期所研究的医学去再次审视现在主流的叙事，即在快速发展的、现代化的实践者与传统的、落后的中医实践者之间的斗争。一旦我们认识到这种叙事的限制，我们就可以去探究更有力的社会和人口力量，它们正在改变医学领域。

---

〔1〕　Thomas S. Kuhn, *The Structure of Scientific Revolutions*, 2nd edn (Chicago: University of Chicago Press, 1970); Michel Foucault, *The Order of Things: An Archaeology of the Human Sciences*, 1st American edn (New York: Pantheon Books, 1971); Arnold Davidson, *The Emergence of Sexuality: Historical Epistemology and the Formation of Concepts* (Cambridge, MA: Harvard University Press, 2001).

斗争的历史

在民国时期的中国，医学史主要关注西医和中医之间的斗争。[1] 这种斗争之所以出现在这个时期，是因为一大批中国公民最后成了西医生，通过进入西方的医学学校学习。在这一时期，帝国主义入侵中国，这些医生通过西方科学学科的知识与中国社会的改革者结盟，这种结盟给予了他们重要的政治权力，尽管这些改革者规模不大。这些医生与许多著名的改革者，对中医一同持敌对的态度。在 20 世纪 20 至 30 年代所出版的中医杂志中，中医团体对他们新对手的政治力量感到焦虑。捍卫中医价值的论辩文章，政府官员对中医行业歧视的报道等，是这些期刊的一大特色。对于历史学家来说，这场充满政治味道斗争的高潮时期是 1929 年余云岫提案，新成立的国民政府中卫生部的成员禁止中医的实践。尽管这份提案最终没有变成法律条文，但是它象征着 20 世纪大多数时间该行业所面临的偏见。

历史学家大体上研究了民国时期这种冲突的两种特点。首先，诸如郭适（Ralph Croizier）和赵洪钧这些学者已经考察了关于中医价值的思想论辩。在五四运动激进主义的推动下，许多反对中医的知识分子在 20 世纪 20 年代开始呼吁传播科学。他们把中医看作是建立中国社会的一个障碍，把中医抨击为封建残余、一种非科学的实践，这种实践一直延续着迷信的信仰。诸如鲁迅、巴金、老舍和周作人，这些作家嘲笑旧式医生的无知。[2]

---

〔1〕 Deng Tietao（邓铁涛），ed.，*The Early Modern History of Chinese Medicine*（中医近代史）（Guangzhou：Guangdong Higher Education Publishing House，1999）；Ralph C. Croizier，*Traditional Medicine in Modern China：Science，Nationalism，and the Tensions of Cultural Change*（Cambridge，MA：Harvard University Press，1968）；Zhao Hongjun（赵洪钧），*The History of the Early Modern Controversy between Chinese Medicine and Western Medicine*（近代中西医论争史）（Shijiazhuang：Hebei Branch of the Integrated Medicine Research Center，1982）；Sean Hsiang-Lin Lei，"When Chinese medicine encountered the State：1910-1949"（Ph. D. dissertation，University of Chicago，1999）；Bridie Andrews，"The making of modern Chinese medicine，1895-1937"（Ph. D. dissertation，University of Cambridge，1996）.

〔2〕 Croizier，*Traditional Medicine*，72-77.

梁启超曾感叹："阴阳和五行理论是 2000 多年以来迷信的鼻祖……我们这一代人的生命所依靠的医学，竟是如此抽象的产物。"[1] 大多数有影响力的批判都是余云岫所提出的，在去日本学习西医之前他是一位中医。1916 年，他出版了专著《灵素商兑》，抨击了最古老也是最受到尊敬的医学经典《黄帝内经》，他称这本著作"有无数的错误"，依靠"粗率之解剖，渺茫之空论，虚无恍惚"。[2]

其次，诸如雷祥麟（Sean Lei）和安德鲁斯·布蕾迪（Bridie Andrews）也提出了一些政治上的斗争和制度上的发展，这两者是与这些思想论辩同步的。两位作者认为中国西医的发展并非是自然而然的或者是必然的。中国国民党在 1928 年建立国民政府后，两种医学团体为了获得政府资源的支持，展开了一些斗争。西医凭借他们自己与政府的生命政治目标相结合取得了成效，获得了政治优势。[3] 但是，中医团体通过来自国民党政府内的同盟者，有效地阻止了 1929 年废除法案成为法律条文，到 20 世纪 30 年代中期获得了与西医一样微妙但正式的在法律上的平等地位。[4] 雷祥麟客观地谈到，许多中医职业重要的改变都是因为"遇到国家"所推动的政策。他的论述中谈论了政府在两种医学冲突中所扮演的重要角色，解释了西医几十年来一直出现在中国社会中的原因，这是西方自 19 世纪 30 年代以来传教工作的结果，这仅仅对中医的实践带来了很小的影响。

在我对出生于这个时期的医生的采访中，我惊讶地发现，他们中的许多人对于中医生存的"生死斗争"是漠不关心的或者根本没有意识到。天津的李振华，20 世纪 30 年代时他还是一个十几岁的少年，那时他在家乡河北跟随他的祖父学医。"我那时很年轻，我甚至不知道有两种类型的医学"——他祖父去世几年后，他来到北京医学院学习时，他才发现这个事实。[5] 另一个与他同名的知名医生来自河南省洛宁县，这位医生告诉我，

---

[1] Zhao，*The History of the Early Modern Controversy*，225.

[2] Yu Yunxiu（余云岫），*Collected Essays on the Medical Revolution*（医学革命论集）（Shanghai：Great East Publishing House，1932［1928］），1.

[3] Lei，"When Chinese medicine encountered the State"；Andrews，"The making of modern Chinese medicine".

[4] Deng，*The Early Modern History*，177.

[5] 2008 年 12 月 15 日，本人在天津采访了李振华。

1949 年中华人民共和国成立之后，他才知道民国时期的斗争。[1] 何任，来自杭州的知名内科医生，他在 1938 年进入上海新中国医学院学习，他说他是家族中第三代从医的人："我们从来没有想过为什么要研究中医。我的父亲是从医的，所以我继续从医……在那时，中医和西医（生）都参与了激烈的讨论，但是我们并没有意识到。"[2]

在我所采访的 39 个医生中，只有两个医生似乎意识到了这种斗争。邓铁涛，出生于 1916 年，他还记得年轻时在广州报纸上的辩论，当他读到人参仅有等同于萝卜的临床功效这一说法时，他十分愤怒。但是，当他后来成为广州中医专业学校的学生时，他对于斗争的意识大幅度地被削弱了。他首先听到的是他的老师们的故事，一些老师请愿取消废除中医案。[3] 邓铁涛用一生的职业生涯强烈地捍卫着中医的科学价值，因此，我毫不奇怪他比其他人更密切地关注这些辩论。但是我十分惊讶另一位医生干祖望的回复，干祖望出生于 1912 年，是中医耳鼻喉方面的重要人物。他告诉我他十分欣赏余云岫，他认为余云岫的《灵素商兑》（通常被中医界斥责为是有偏见的、挑起争论去抨击中医的）是中医方面最重要的书籍之一。他欣赏余云岫颇具讽刺意味的观点，他认为余云岫"虽然批判了中医，但是他是正确的"。[4]

既然我们知道两种医学职业之间发生过斗争，尤其是废除中医案在中医界引起了强烈的政治反应，为什么我的受访者中有这么多人对这些事件感到困惑或者甚至都不知道？尽管他们当时很年轻，没有参与到 1929 年的巅峰事件和之后的余波中，但是我十分期望他们都像邓铁涛一样，敏锐地意识到随政策变化的环境，并在这种环境中开始他们的医学生涯。我的受访者的漠不关心或者毫不知情说明，我们需要重新评估这场中西医的斗争，这在民国时期的医学史中占据着主导性地位：这些事件受到极大的限制，可能只影响了少数城市的有名气的医生，对整个中医界的影响是很小的。的确，这可能就是干祖望如此欣赏余云岫的原因。余云岫只是对中医有深刻见解的批评家，他并没有能力去进行他所提倡的"医学改革"，可能国民

---

〔1〕　2009 年 3 月 30 日，本人在郑州采访了李振华。

〔2〕　2009 年 4 月 2 日，本人在杭州采访了何任。

〔3〕　2009 年 3 月 19 日和 2011 年 6 月 16 日，本人在广州采访了邓铁涛。

〔4〕　2009 年 1 月 17 日，本人在南京采访了干祖望。

政府也没有这种能力。历史学家赵洪钧指出，这两种职业的冲突无疑是一种以上海为中心的城市现象。在北京和天津也发生了一些激烈的交流，但是这些城市的许多医生都支持两种医学体系的融合。[1] 我虽然不能将我的受访者理想地看作代表了这个时代的情感（他们只是健在的少数人，愿意接受采访），但是我认为他们的确给出了面对这场斗争不同城市的合理反应。[2]

正如我们接下来会看到的，在我的受访者的其他回忆中，不再是以中西医实践者之间斗争的叙述为主，至少就临床实践而言。这些受访者回忆了在民国晚期和新中国早期的人口统计、临床机构和医学传播的性质，这暗示了这一另类的历史时期，这有助于去解释曾经见效快的医学现在为何会变成一种见效慢的医学。

数 字

民国时期第一个关键的事实是，也是大多数医生没有感受到两种医学斗争影响的主要原因是，中医生的数量远远超过西医生。几乎所有的受访者都说几乎没有西医生在他们附近工作过。李济仁，1931 年出生于歙县，他说出生的时候他家附近没有西医生，"在农村，你可以说 99％ 的医生都是中医"。[3] 郭中元，1924 年出生于北京周边的密云县（今北京市密云区），他回忆在他出生的小村庄有四个中医生，而整个城市只有两个西医生。"他们在军队里当过一段时间的护士，然后回到家乡来了诊所……他们的技能并不高……他们没有任何设备，不像现代化的医院。他们只会用听诊器……很多疾病他们都无法治疗，他们的治病能力比不上中医生。"[4]

西医生在城市的数量一直比农村多，但是仍然比城市的中医生少。这些西医生都用医院设施或者经营私人诊所，他们的服务和治疗方法所产生

〔1〕 Zhao Hongjun, *The History of the Early Modern Controversy*, 98−101.
〔2〕 因为那个时代的医生只有极少数健在，所以我去了中国很多地方，包括中国北方、东北省份、长江三角洲下游、中部、四川和广东进行采访。有些医生在大城市长大，但更多的医生是在农村开始他们的职业生涯的。
〔3〕 2009 年 4 月 4 日，本人在北京采访了李济仁。
〔4〕 2008 年 12 月 28 日，本人在保定采访了郭中元。

的费用远远超过了大多数人的收入。[1] 政府文件估计，1937 年中日战争全面爆发时，在城市中大约有 9 000 个登记的西医生，这个时候大多数的受访者刚开始他们的研究或者职业生涯。[2] 其中约 22% 的人在上海，剩下的人在其他城市或者更偏远的地方。[3] 张锡纯是倡导中西医结合的著名人物，他在所写的文章中概括了两种医学各自的优点，用以回应 1929 年废除中医案。

> 我最近了解了中央卫生部会议，在会议上，领导者支持西医，倡导废除中医和中药。（他们做出这个决定的原因是）领导者并非医学行业的成员，不知道中医和西医真实的情况。看看今天的情况，在大城市和商业区，去看西医的人不超过十分之一。在一般的区县，去看西医的人不超过百分之一或者百分之二。西医在中国已经存在很多年了，如果它真的明显优于中医，为什么只有如此少的人相信西医？这是明显的证据。《黄帝内经》理论指导下的中医保护了我们黄种人。无论什么时候暴发流行病，总是有有效的草药和处方能够拯救生命。这就是黄种人的数量要远高于其他种族数量的原因。中医的废除将极大地影响人民的生活和国家的富强。[4]

在这篇文章发表后的 20 年，也是共产主义革命的前夕，这时候来看，张锡纯对两种医学状态的总结仍然相当准确。根据官方的数据，西医生数量的增长已经超过了 4 倍，达到了 38 000 名，尽管其中只有 20 000 人可能是医学校的毕业生。[5] 在那时，没有对中医生做过类似的统计数据，但是

---

[1]　Deng, *The Early Modern History*, 15; Croizier, *Traditional Medicine*, 52.

[2]　Croizier, *Traditional Medicine*, 54-55.

[3]　Scheid, *Currents of Tradition*, 182.

[4]　Zhang Xichun（张锡纯），"A true comparison of the therapies of Chinese medicine and Western medicine"（中西医治疗上之真实的比较），*The Annals of Medicine*（医界春秋），35（1929），7-8.

[5]　Cui Yueli（崔月犁），ed., *Founder of the Chinese Medicine Profession in New China: The Collected Writings of Lu Bingkui's Sixty Years in Medicine*（新中国中医事业奠基人：吕炳奎从医六十年文集）（Beijing: Huaxia Press, 1993）.

1954 年中共内部文件显示，大约有 50 万医生，这个数据可能可以作为民国时期医生数量的一个粗略估计。[1]

　　无论实际精确的数字是多少，我的受访者都认为，在民国时期中医是占据主导地位的医学，这可能是更重要的。例如，在民国时期，杭州有两个主要的西医医院：法国的神爱医院和英国人创建的广济医院。何任（HeRen）记得这两家医院经营得很好，但是这并不会与父辈时期就很兴旺的诊所形成竞争。"大多数人给予中医很高的评价。"他告诉我。[2] 邓铁涛讲到，在抗生素出现之前的时代，中医在治疗急性感染疾病上的疗效甚至受到了西医生的尊重。邓铁涛回忆了在 20 世纪 40 年代晚期，治愈了一位发高烧的小男孩的事情。小男孩的父亲开了一个西医诊所（诊所靠近太平南路，就是现在的人民南路），但这位医生却向中医寻求帮助，这象征着两种医学都有各自的临床优势。[3] 张缙，一个来自哈尔滨的著名针灸师，1951年毕业于沈阳中国医科大学。他刚开始是一名西医，但是当他做临床医生时，他发现："西医几乎很少有治愈疾病的方法。在那时，一些人开玩笑说我们是'三段大夫'。头是一个部分，如果头受伤了，我们使用阿司匹林，中部胃肠道是下一个部分，如果胃有问题，我们会使用胃散（一种可能含有钙的化合物的药物）。最后，如果腿和胳膊受伤了，我们会使用苯基丁氮酮。"[4]

　　杨泽民尝试对这种情况给出一个更加哲学的解释："中医是知其然而不知其所以然，西医是知其所以然而不知其然。"这就是为什么会说中医疾病的命名是含糊的，而西医缺乏治疗方法的原因。"[5]

----

〔1〕　Editorial Department for the *Compilation of Chinese Medicine Work Documents*（中医工作文件汇编编辑部），*Compilation of Chinese Medicine Work Documents* 1949-1983［中医工作文件汇编（1949-1983 年）］（Beijing：People's Republic of China Ministry of Health，Chinese Medicine Division，1985）．

　　〔2〕　2009 年 2 月 2 日，本人在杭州采访了何任。

　　〔3〕　2009 年 3 月 19 日，本人在广州采访了邓铁涛。

　　〔4〕　2009 年 3 月 25 日，本人在哈尔滨采访了张缙。

　　〔5〕　Yang Zemin（杨则民），ed.，*Medical Discourses of the Hidden Hut*（潜厂医话）（Beijing：People's Medical Publishing House，1985）；Zhao，*The History of the Early Modern Controversy*，239-240．

私人诊所

在民国时期关于医学实践的第二个关键的事实是，临床护理的场所是私人诊所，几乎所有医院都是西医院。医院的数量相对较少，且都在城市里。一些新的中医学校也建立了医院用于临床培训，[1] 但是许多学校无法解决建设资金和运营成本的问题。[2] 结果，就连那些进入中医学校的受访者（有大约三分之一）都在他们老师的私人诊所进行临床培训，而非在中医医院。尽管有一些医生在城市里租了地方作为咨询处，但大多数医生在自己的家乡开有诊所。农村的医生能够接触草药的机会是有限的，很可能在他们的诊所中只有一个药房。城市的医生普遍提供咨询服务，有时也给患者做针灸。一般来说，早上是门诊，中午是出诊，这是服务于那些身体虚弱无法到诊所就诊的病人，或是那些会付额外的费用让医生在家为他们看病的病人。

因为医疗服务是私人的，病人需要为此服务付费，所以经济能力在开展临床工作中起着重要的作用。我的许多受访者认为，普通病人可能只在患急性病时才愿意花钱看医生，期望即刻有效。这意味着，在普通人的观念中，许多让人烦躁的需要长期治疗的慢性病或者只有一点痛楚的病，都是可以自愈的，不用治疗，只有富人才有财力去花钱治疗这种不舒服。金世元，一个很出名的中医药剂师，20 世纪 40 年代早期他在北京的复有药庄当学徒，他回忆道："从未听说过有 10 次计量的处方（像今天所做的这样）。我们开的最大计量的处方仅是 2～3 副，通常只有一副。"[3] 娄多峰，来自河南原阳县，他在年少时跟随他的祖父学习。南原阳县娄多峰跟随祖父学习，他的祖父是擅长温病疗法的一位专家，开不超过 3 副计量的药就可以治愈病人，对于普通疾病，只需让病人服用1～2 副药即可治愈。[4] 李今庸，出生于湖北省枣阳市的一个山区，他认为战争造成的贫困（掠夺式的日军和国民党军队所引起的）让农民没有能力去治疗除急性病之外的其他

---

[1] Scheid, *Currents of Tradition*, 196.

[2] Deng, *The Early Modern History*, 175.

[3] 2009 年 4 月 3 日，本人在北京采访了金世元。

[4] 2009 年 3 月 31 日，本人在郑州采访了娄多峰。

疾病，与此同时，这也为流行病的暴发创造了条件。"中日战争期间，在农村能够存活就已经很难了。农民可能只能支付得起一两副药的钱用于治疗急性病，如果吃了一两副药后没有效果，他们也不会再来。"〔1〕我的一些受访者，比如出生在广东惠州市的黎炳南，出生在辽宁丹东的周信有，他们看到大量的病人都患有急性病。〔2〕第一种情形反映出较为富裕的中国南方，而第二种情形反映出日本殖民政策的主导作用，这一政策规定了病人患有急性的、传染性疾病时都应在西医医院接受治疗。〔3〕

医学培训

民国时期关于医学实践的第三个关键的事实是医学培训，尽管在中国快速形成了一种现代化的、以学校为基础的教育体系，但是仍然以师父带徒弟的模式和学习中医经典著作为主。受访者中有接近三分之二的人通过亲戚或者是当地的老师以师承的方式学医。剩下的三分之一进入中医学校学医，这是民国时期的新发展之一。〔4〕但是在他们完成课程培训之后，几乎每一个人都有师父或者类似形式的临床老师对其进行培训。阎润茗，毕业于北京的华北中医学校，之后跟着赵树屏做了5年的学徒，也跟着僧人李春仙学习针灸。〔5〕何任在上海新成立的中国医学校进行一年的临床培训后，回到家乡跟随父亲学医。

学徒和学生所使用的书本有一些差异，但是比起当代学生的课程安排，这些差异可能十分微小。对学徒来说，关键的书本自19世纪以来基本没有什么变化——综合的启蒙书，如《药性赋》《本草备要》《汤头歌》和其他经典的书籍，他们的学习更强调由精通书本的老师进行教授。对于大多数

〔1〕 2009年4月1日，本人在武汉采访了李今庸。

〔2〕 2009年3月19日，本人在广州采访了黎炳南；2009年3月29日，本人在兰州采访了周信有。

〔3〕 Michael Shiyung Liu，*Prescribing Colonization：The Role of Medical Practice and Policy in Japan-Ruled Taiwan*（Ann Arbor：Association for Asian Studies，2009）.

〔4〕 这个2：1的比例不应该被看作是整个医生群体的反映，实际受过学校培训的医生在总数中所占的比例可能要小得多。

〔5〕 2008年12月16日，本人采访了阎润茗。

来自中国南方的受访者来说，经典著作是清代的文本《医宗金鉴》。在中国南方，学徒学习四部经典，意味着更重视温病的治疗方法。死记硬背这些书是学徒培训的重点，受访者仍然对 20 年前第一次背诵的那些章节记忆犹新。在新的医学校，学生使用的课本是由他们的老师编写的。尽管当时所写的教科书有很多复杂的内容，但是我们可以把内容大致地概括为对通常入门级的书本和经典稍做修改或做非常特殊的解读。但是与中华人民共和国成立早期集体编著的标准教科书相比，它们有更多共同之处，并成了现在中医药大学课程设置的基础。[1]

或许更重要的是，在那时，我的受访者很少或者几乎没有受过西医的培训。与现在的中医生相比，这种缺失是十分明显的，现在的中医生不仅集中学习西医，而且也是西医相当有竞争力的实践者。在民国时期，西医的知识被一小部分医生，如张锡纯、恽铁樵、陆渊雷和其他一些热衷于改革中医的人重视，这些人试图让西医变得更加"科学"。但是在这些精英的观点中，西医的重要性并非必须通过教育的改革来体现，这些医生的事迹广为人知，的确影响了一些更年轻的医生。新建立的医学校都设置了西医的课程，但是这些课程的设置通常没有超越解剖学和生理学的基础。进入这些私人学校学习的受访者都认为，这些课程是非常基础的。剩下的那些作为学徒来学医的受访者，除了可能通过偶然的机会遇到清代晚期的医生唐宗海（他的医学著作包括了一些基本的西医解剖学以外的知识），他们几乎没有过多的机会接触西医。这些回忆说明，在民国时期的普遍医生并不需要知道西医，这与现在的中医生形成了鲜明的对比。

有一个例子可以证实这一点。中日战争爆发后，朱良春来到上海跟随章次公完成医学培训。朱良春回忆到，他的老师，受人尊敬的章次公，把他的病人送到临近的实验室进行血液化验，推动了"双重诊断，一重治疗"的实践，即用中医和西医做出诊断，但是只用中医进行治疗。朱良春认为他对今天所谓的"中西医结合"的贡献，起源于他跟随章次公学习的经历。他清晰地记得，从他的老师那里学习到医学最前沿知识时的感受。但是他也回忆到，大多数医生把他的老师看作是中医的"叛徒"。"并非是我想要

---

〔1〕　Eric Karchmer,"Orientalizing the body:Postcolonial transformations in Chinese medicine"(post-doctoral dissertation,University of North Carolina,2005).

成为中医的'叛徒',"章次公回应道,"而是这个时代让我成为了一个'叛徒'。"[1] 许济群,作为备受瞩目的第五版《方剂学》的主要的编著者之一而出名,他也伤感地回忆到,他早年在上海学习了一点西医。他上了一个关于"三常规"的专业课程,这门课程在 20 世纪 40 年代就把血液、尿液、痰液的分析融入实践当中。他骄傲地讲述他曾经是如何使用这些技巧去诊断恶性疟疾,并成功地用奎宁将病人治愈的案例。我问他是否会觉得使用西医似乎是对中医的"背叛",他挥挥手否认了这个想法。他回忆到,那个时候上海的医学市场是极其有竞争力的,重要的是保持领先一步。[2] 西医被广泛地应用到了临床治疗中,这在如今的中国是很普遍的,但是在历史中的那个时刻它是很罕见的。

遭遇国家

在民国时期,中医实践的第三个特点,正如上述概括的——中医生数量上的优势,仅有少量的医院(几乎没有中医医院),人们很少接触西医——在中华人民共和国成立后发生了很大改变,因为国家开始建立一个全国性的医疗卫生基础设施。正如这些社会语境发生了改变一样,在中医中临床研究的性质也发生了改变。在 20 世纪 50 年代,中医的确在流行病的控制上占据主导地位,最著名的是 1955 年的石家庄和 1956 年的北京这两次流行性乙型脑炎的暴发。[3] 的确,第二次流行脑炎的暴发使蒲辅周成了那个时代著名的中医生。蒲辅周认识到,对石家庄暴发的流行病的治疗方法并不适用于北京暴发的流行病,他很快写了一篇简短的论文,提出了治疗乙型脑炎的 8 种不同的方法和 66 个处方,这不仅很快地提高了临床疗效,也将

---

〔1〕 2008 年 12 月 22 日,本人在南通采访了李良春。
〔2〕 2009 年 1 月 18 日,本人在南京采访了许济群。
〔3〕 China Academy of Chinese Medicine(中国中医研究院),*Research on the Prevention and Treatment of SARS with Chinese Medicine*(Ⅱ)〔中医药防治非典型肺炎(SARS)研究(二)〕(Beijing:Chinese Medicine Ancient Texts Press,2003),43,48,59.

民国时期对应的温病学派和伤寒学派的方法融合到了一起。[1] 尽管有这些成就，但是大众对于中医的偏见还是非常大的，路志正回忆，很快就听到"中医不可能治疗传染性疾病"的说法。[2] 根据邓铁涛所说，到 20 世纪 50 年代末，中医生已经开始把重心从治疗急性病转移到治疗慢性病。[3]

中医走向新方向令人惊讶的一个点是，它发生在国家对中医的投入最多的时刻。与国民党政府歧视、排斥中医的状况不同，中国共产党的政策是发展中医事业。现在，中国共产党可以很自豪地说，已经建立了 30 所中医学校、2500 所中医医院，培训了几十万的中医生。[4] 当时的中医药机构是私人的而非国家的，他们几乎采取了所有的措施来发展这些机构，这些成就令人印象深刻。然而，20 世纪 50 年代以来，中医生的地位已经降低了，他们临床工作的范围也受到限制。我们如何理解这些成就？"我认为 20世纪 50 年代国家重视中医的这个时候，并非是出于政治目的、为了争夺国家资源而斗争，"正如雷祥麟所认为的，"而是为了成为一个更大的舞台上的参与者，去创建国家医疗保健体系的基础设施。"周信有认为日本伪满洲国（一个西医有特权的地区）时期的医生和在中国共产党领导下辽宁省的医生存在生活差异，或许他对这些差异的评论也适应于中国所有的地方。"（1949 年之前）国家在中医生和西医生之间没有干预。即使国家不支持中医，也允许进行中医实践。在（1949 年）之后有了一些干预，西医在实践方面的地位超越了中医。"[5]

这种"实践的领先地位"表现在很多方面。第一，在中华人民共和国

〔1〕 Pu Fuzhou（蒲辅周）and Gao Huiyuan（高辉远），*The Pattern Recognition and Treatment Determination for the Chinese Medicine Treatment of Several Acute Infectious Diseases*（中医对几种急性传染病的辨证论治）（Beijing：People's Medical Press，1960），51-64；Eric I. Karchmer，"The excitations and suppressions of the times：Locating the emotions in the liver in modern Chinese medicine"，*Culture*，*Medicine*，*and Psychiatry*，37.1（2013）：8-29.

〔2〕 China Academy of Chinese Medicine（中国中医研究院），*Research on the Prevention and Treatment of SARS*（*II*）[中医药非典型肺炎（*SARS*）研究（＝）]，43.

〔3〕 2009 年 3 月 19 日，本人在广州采访了邓铁涛。

〔4〕 Editorial Committee of the *China Medical Yearbook*，*China Medical Yearbook*，*2001*，454-455，99.

〔5〕 2009 年 3 月 29 日，本人在杭州采访了周信有。

成立早期，更多的资源倾向于建立西医机构。根据官方卫生部的数据，在
1949 年中华人民共和国成立之后，西医生的数量增长得非常快。从 1949 年
初的 38 000 人，增长到 1957 年（8 年后）的 73 600 人，增长了接近 1 倍，
然后在 1965 年（下一个 8 年）后，增长到 188 700 人，增长了 1.5 倍。[1]
这一惊人的增长所付出的代价是医生水平低，正如一些观察者注意到的，
医学校的每一个班级都是 400 到 600 个学生。[2] 相比之下，1957 年官方数
据显示，中医生的数量是 337 000 人。比先前预估的 50 万人有所下降，这
可能是由于需要新执业证书。[3] 在 1957 年，药剂师金世元也参加了职业资
格考试。他回忆到，超过 1 900 人在 1957 年参加了职业资格考试，但是仅
仅 150 人通过了考试。他认为，这种高失败率或多或少可以看作是反映了参
与者的技术水平，而非是对这一行业从业人数的限制。20 世纪 50 年代早
期，受过教育的外行人仍然尝试着通过学习中医谋生。有些人可能读了一
些古代医学的著作，便觉得自己可以做医生了。[4] 无论这种考试背后的政
治动因是什么，最终的结果是西医的发展处于领先地位，同时，这一考试
筛选的制度仍然在中医界中继续施行。

　　同时，中医职业机构的建立推进得也更加小心谨慎，尤其是在 20 世纪
50 年代早期。到了 1954 年，对于中医的政策着重于"中医科学化"，这意
味着要重新培训医生，而不是建立新的机构。从 20 世纪 50 年代初到 20 世
纪 50 年代末，国家大力鼓励医生参加"中医进修班"，这种进修方式为学习
西医提供了机会。[5] 这些班级通常是根据医生的工作时间表，把课程安排
在下午或者晚上，培训的时间是六个月到一年。除了进行西医的培训外，
也鼓励医生研究马克思主义和毛泽东思想，有时也会举行正规的课堂培训。

〔1〕 Editorial Committee of the *China Medical Yearbook*, *China Medical Year-book 2001*, 455.

〔2〕 Victor W. Sidel, "Medical personnel and their training", in *Medicine and Public Health in the People*'s Republic of China, ed. Joseph R. Quinn（Washington, DC: National Institutes of Health, 1973）, 156.

〔3〕 Kim Taylor, *Chinese Medicine in Early Communist China*, 1945 - 1963: *A Medicine of Revolution*, Needham Research Institute Studies Series（London: RoutledgeCurzon, 2004）, 37 - 41.

〔4〕 2009 年 4 月 3 日，本人在北京采访了金世元。

〔5〕 Taylor, *Chinese Medicine in Early Communist China*, 38 - 41; 同上。

尽管大多数受访者抱怨这个时期政府官员对中医有偏见，但是他们普遍认可这是一个学习西医和马克思主义的好机会。来自河南的李振华以他的立场研究了辩证唯物主义，然后告诉我："这是理解《黄帝内经》的关键。"[1]在这个时期，中医生并不在医院工作，而是被鼓励成立"联合诊所"，创立一个通常只有十几个医生的小组实践。大多数受访者认为这种形式能够提升专业能力，因为它促进了知识交流，也减少了独立研究的财政压力。

从 1954 年开始，中医的制度建设开始正规起来。[2] 但是，中医的科学化以一种新的形式继续进行着。一种新的方法是"中西医结合"，通过让西医生学习中医来培养精通两种医学体系的医生，找到两种医学的融合点。1955 年，三年的培训课程开始了，中西医结合的课程以某种形式一直存在到现在（尽管在最近这些年受到了冷落）。虽然一些西医生不愿参与到这些试验的课程中，但是，他们中的许多人后来成了中医行业的代表性人物。另一种改革中医的方法是新建中医学校。除了原来在民国时期开办的一所私立学校外，其他的学校在中日战争期间及之后的国民党反对中医期间，都由于运行的财政压力而无法留存。1956 年，中央政府在北京、上海、广州、成都建立了 4 所中医学校，并快速地扩展到其他的省会城市，到1965 年已经建立了 21 所中医学校。西医的培训成为这些新学校课程设置的主要组成部分，占必修课程（医学相关）学时数的 50%。尽管大多数教育者认为有西医培训是必要的，但是中医课程和西医课程的比例也是讨论的重点，就这一问题，这些新中医学校的五个有名望的教授寄了一封信给卫生部。五位教授抱怨中医和西医课程各占 50%将会造成重大的教学问题，学生同时尝试掌握这两种类型的医学，会导致他们两者都不精通。[3]

与这些医学校同步发展的还有中医医院的创建。20 世纪 50 年代早期，建立"联合诊所"的经验以及借鉴西医医院的运作模型，使这些中医机构与民国时期建立的诊所完全不同，这些机构是把一系列重要的西医知识融

[1]　2009 年 3 月 30 日，本人在郑州采访了李振华。

[2]　Taylor，*Chinese Medicine in Early Communist China*；David M. Lampton，*The Politics of Medicine in China*：*The Policy Process*，*1949 – 1977*，Westview Special Studies on China and East Asia（Boulder：Westview Press，1977）.

[3]　Ren Yingqiu（任应秋），*Collected Medical Writings of Ren Yingqiu*（任应秋论医集）（Beijing：People's Medical Publishing House，1984），3.

入标准化的医院运作中。正如邓铁涛回忆的，在那个时期的早些时候，所有的病人不得不接受西医的诊断，少数西医生被指定到这些医院协助这项工作。[1] 正如知名的中医整形外科专家诸方受做出的解释，在新成立的中医医院，西医继续以其他的方式快速发展。诸方受有过一次去北京中医学校为中医生做西医全面培训的经历（1952—1957 年），这些中医学生在 1957 年获得学位后，把掌握的西医技能带到了新医院当中。在接下来的几年，西医生学习中医的培训班出现了，每一年都有新的毕业生。1962 年，来自这些新型中医学校的第一届毕业生开始在这些医院工作，带进了大量西医知识。[2]

中华人民共和国成立以后，中医学校和中医医院的创建是中医界的一个重要成就——这个成就或许对于民国时期的医生来说是无法想象的。但是这些新增加的机构也通过各种方法把西医带入每一天的临床实践中，最终导致了医学体系的混合，形成了具有当代中医特点的医学。[3]

从 20 世纪 80 年代开始，中医的地位有了明显的上升。的确，在 21 世纪，许多受访者都感觉，现在中医职业的前景比起他们曾经记得的更加光明。然而，20 世纪 80 年代开始复兴的中医是一种不同以往的医学。这种转变最重要的问题之一就是中医变成了一种"见效慢的医学"。

据邓铁涛所说，中医被认为是治疗慢性病的根源是，中医丢失了治疗急性病的"舞台"。他指出，在 20 世纪 50 年代早期，西医医院快速发展，并在 1951 年开创了一个新的医疗保障体系，即只报销医院服务费，推动了有保险的病人进医院治病。我们现在熟知的医院技术，比如实验室化验、X 射线以及其他的医疗设施，病人开始逐渐偏向使用这些西医设施去治疗急性病。[4] 李今庸指出，在武汉，医院的管理者在推动这种方式的转变中起了关键性作用。因为管理者通常都有西医的背景，对卫生部主管对于西医的偏见很敏感（可能也十分同情），他们可以根据自己的偏见，去减少中医

---

〔1〕 2009 年 3 月 19 日，本人在广州采访了邓铁涛。

〔2〕 2008 年 12 月 21 日，本人在南京采访了诸方受。

〔3〕 Volker Scheid, *Chinese Medicine in Contemporary China：Plurality and Synthesis*, ed. Barbara Herrnstein Smith and E. Roy Weintraub, Science and Cultural Theory（Durham, NC：Duke UniversityPress, 2002）；Karchmer, "Chinese medicine in action".

〔4〕 2009 年 3 月 19 日，本人在广州采访了邓铁涛。

生的工作量。

我们可以清楚地看到，20 世纪 50 年代乙型脑炎暴发期间出现了同样的抱怨声，那个时候中医生正在展示他们有能力处理国际紧急的公共卫生事件。河北省公共卫生工作协会于 1956 年出版的简要手册介绍了中医对这种疾病的治疗，协会的领导段慧轩肯定了中医生在治疗脑炎上所做出的贡献。

问题的一个方面是宣传中医疗法的经验，但是更重要的方面是紧密地与西医医院合作，这将使中医生成功的经验能够得以更好地传承。一些医院并没有给予足够的合作，影响了中医疗法的使用。一些医院在允许中医治疗之前，过度地强调以西医的诊断为主，引起了对于病人疾病不必要的延误，这是不合理的。现在，已经明确了中医对治疗脑炎有极好的疗效，我希望各地都能按照改革的人道主义精神执行，把救治病人放在首位，尽可能紧密合作，这有助于中医生发挥其最大作用。[1]

为什么如今年轻医生的临床水平无法与年老的医生相提并论呢？因为年老的医生积累了多年的经验，这些经验来自他们在社会中所治疗的各种疾病。但是，从第一批大学毕业生进入医院工作开始，无论什么时候病人患有急性伤寒病，病人都会被立刻送到西医医院进行诊治，中医生没有参与的机会……结果是，有资历的医生不能使用他们的经验治疗急性病，年轻医生也无法学习这些技能。[2]

结　尾

2003 年早期，非典型肺炎（SARS）席卷中国和全球的部分地区。中国的医疗保健机构努力医治那些已经感染了这种不明感染物的恶性传染病患者，中医在治疗急性病方面发挥了重要作用。汉森（Marta Hanson）已经注意到中医生在治疗这种流行病中所起到的积极作用，但西方媒体对此事

---

〔1〕 Hebei Province Association of Public Health Work（河北省卫生工作者协会），*Chinese Medicine Treatment Methods for Japanese B Encephalitis*（流行性乙型脑炎）（Baoding：Hebei People's Medical Press，1956），3.

〔2〕 2009 年 4 月 1 日，本人在武汉采访了李今庸。

关注甚微。[1] 但是在这场危机开始的时候，中国政府相关部门也无法预知中医对控制这场流行病能做出多少贡献。

中医生完全参与到"非典"的治疗中，可能是由于国内的疫情首先在广东省被发现。比起中国其他地方，人们普遍认为中医在广东省更受欢迎。邓铁涛是广州最有名望的医生之一，他骄傲地告诉我，因为中医做出的巨大贡献，比起中国的其他城市，在广州"非典"的死亡率更低。回顾 103 名"非典"病人在广东省中医医院从 2003 年 1 月到 4 月的救治过程，其中 7 名死亡，死亡率是 6.79%，与其他死亡率高达 15% 的地区相比，这一差别相当明显。[2] 邓铁涛认为这些统计数据虽然引人注目，但却不能说明全部的情况，因为他们排除了那些发烧的病人，这些病人在疾病发展到下一个可能确证的阶段之前，就通过中草药及时被治愈了。这些数据也没有包括那些由于服用了中药预防，所以没有发展成"非典"的病例，这也突出了中医的另一个优势——预防作用。[3]

广东省中医医院的治疗用了中西医结合疗法，但是西医的主要治疗（除了标准化的急诊和重症监护的干预）是使用大剂量皮质类固醇，这被证实仅有有限的疗效，甚至有时会带来严重的副作用。由于缺乏有效的西医治疗，医生再次发现中医在诊断和治疗急性病上有复杂的理论预设。广州中医医生的成功最终获得了其他暴发疫情地区的认可。同年 5 月 3 日，中国香港当地的官员邀请来自广东的中医生去协助他们的疫情管理工作。在广州，中医所起到的关键作用最终引起了中央政府的注意，许多研究机构开始研究他们的治疗结果。5 月 8 日，中医得以正式介入"非典"防治，当时的国家总理温家宝为一份建议书做了批示，"在防治非典中要充分发挥中医

---

[1] Marta Hanson, "Conceptual blind spots, media blindfolds: The case of SARS and traditional Chinese medicine" in *Health and Hygiene in Chinese East Asia: Publics and Policies in the Long Twentieth Century*, ed. Angela Ki-Che Leung and Charlotte Furth (Chapel Hill: Duke University Press, 2010).

[2] Lin Lin（林琳）, Yang Zhimin（杨志敏）, and Deng Tietao（邓铁涛）, "Clinical research on the Chinese medicine treatment of SARS"（中医药治疗 SARS 的临床研究）in *Research on the Academic Thought of Deng Tietao（II）*（邓铁涛学术思想研究[II]）, ed. Xu Zhiwei（徐志伟）, Peng Wei（彭炜）, and Zhang Xiaojuan（张孝娟）（Beijing: Huaxia Press, 2004）.

[3] 2005 年 8 月 13 日，本人在广州采访了邓铁涛。

的作用"。[1] 对于邓铁涛来说，他是广州最后一个被时代遗忘的代表之一，这个时代中医生建立了他们的威信，他们有能力去处理急性病，"非典"危机是一个中医期待已久的觉醒。正如他所说的，中医生"最终认识到他们又有了治疗急性病的能力"。[2]

---

〔1〕 Deng et al., *The History of Epidemic Prevention in China*, 703.

〔2〕 2009 年 3 月 19 日，本人在广州采访了邓铁涛。

IV 存　在

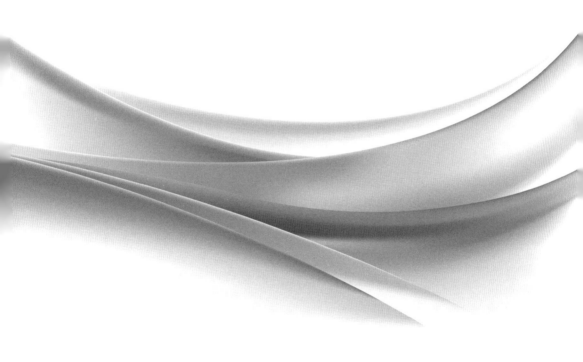

临床的形而上学

冯珠娣（Judith Farquhar）

形而上学

从西方哲学的视角看，什么是形而上学？尽管这个词有很多意思，但是，我在此使用的"形而上学"这一概念包括了亚里士多德、笛卡尔和康德的系谱学。这一好争辩但时常被忽视的传统把形而上学与科学对应起来（它们作为基础，或者在它们之上推理出最普遍的结果），假设了形而上学不同于经验的实证主义知识。亚里士多德的"第一哲学"被归为形而上学，与更多经验物理学形成鲜明对比。弗朗西斯·培根（Francis Bacon）的"自然哲学"被命名为（非形而上学的）科学的学科（包括魔法和宇宙学）。培根将亚里士多德确定的目的因和形式因归类到形而上学领域，并认为对动力因和质料因的研究是自然哲学，即科学所关注的问题。笛卡尔把知识的条件定位为形而上学的中心问题，因此，形而上学转向了认识论。康德认为形而上学的特点是用理性去假设"存在"的一种先验的形式，这是一种必然的趋势。在笛卡尔和康德之后，形而上学的设想被认为是关注于自身的整体性，这种整体性不可能被认识，因为它们超越了所有认知范畴。因此，在一个科学的时代，人们认为，形而上学最终可能被消除。

然而，我们不能驱逐形而上学，哪怕是从我们的哲学系中。一些现代的哲学家甚至认为，在哲学中的反形而上学都必须提出形而上学的假设。[1]后库恩时代的科学哲学和社会学已经去中心化了科学的理性本身，去重构

---

〔1〕 Karl Popper，*Objective Knowledge：An Evolutionary Approach*（Oxford：Clarendon Press，1972）；Peter van Inwagen，"Metaphysics" in *The Stanford Encyclo-*

在先验领域内集体思辨的兴趣，这就是康德所谓的无条件者。[1] 因此，在任何科学范式内或者集体性的思考中，所阐述的该理论具有的美学价值，可能与其具有的可证实性或可证伪性一样被提出。[2] 同时，一些理论或者知识体系的许多元素是意会的，因此，即使他们对认识论问题做出了重大贡献，也不会表现为有意识的知识。这可能就是科学史家罗琳·达斯顿（Lorraine Daston）介绍了一本关于科学对象的书，并评论道"这是一本关于应用形而上学的书"的原因。[3]

的确，正如达斯顿和彼得·哈里森（Peter Galison）极力展示的，科学中已知的对象（重力、蛋白质、无意识等）和我们生活中的对象（设备）的构成都有着深刻的历史进程。[4] 各种各样的对象从科学家工作的世界形成和消失，它们"紧密地交织进入"科学思想和实践的特定的历史舞台："如果纯粹的形而上学是从上帝的视角去看待无处不在的虚幻的世界，那么应用的形而上学是从实践中的科学家的视角去研究突现和消失的动态世界。"[5] 关于（终极）存在（being）本质的形而上学的问题与（特定）存

pedia of Philosophy, winter 2012 edn., ed. Edward Zalta, available at http：//plato. stanford. edu/archives/win2012/entries/metaphysics/.

[1] Graham Harman, *Prince of Networks*：*Bruno Latour and Metaphysics*（Melbourne：Re. Press,2009），也可参见姜学豪对这一文集的介绍。

[2] Ludwik Fleck, *Genesis and Development of a Scientific Fact*（Chicago：University of Chicago Press, 1981［1979]）；Karl Popper, *The Logic of Scientific Discovery*（London：Hutchinson,1980）.

[3] Lorraine Daston,ed., *Biographies of Scientific Objects*（Chicago：University of Chicago Press,2000）,1.

[4] 同上.,2 3；Lorraine Daston and Peter Galison, *Objectivity*（New York：Zone Books,2007）.

[5] Daston, *Biographies of Scientific Objects*,1. 近来,以物为导向的现实主义哲学家和思辨的现实主义哲学家（新形而上学家）密切关注着马丁·海德格尔的一篇重要论文《物》。在这篇文章中,海德格尔区分了有时作为科学关注的现成在手（状态）之物和（仅仅）作为上手（状态）之物——家具,达斯顿的比喻——作为广泛的"聚集"和"停留"过程的偶然结果而具有相对独立和不被注意的存在。重要的是,"现成在手（状态）"总是可以转换为对一些行动者或者主题的现成在手（状态）,而在某些时间和某些地方"现成在手（状态）"可以倒退到"上手（状态）"的背景中, 而不被考虑。参见 Martin Heidegger, "The thing" in *Poetry*, *Language*, *Thought*, trans. Albert Hofstadter（New York：Harper and Row,1971）；Graham Harman,

在（being）的存在（existence）和属性的问题是无法分开的；的确，后者的问题有时叫作特殊的形而上学，这个主题被认为是继续延续了超验的和无条件者的问题。

　　至少在科学哲学领域已经被理解和被讨论的形而上学的假设，它们都具有不确定性和基础性（foundational）。概念式大地总是在我们脚下颤抖。形而上学的思考被置于了一种状态，即：准确地说，所有的前提都并非是真的（因为它们不能够被证实），同时又被假定为是真实的（所有可知的存在都必然基于无条件者）。由于不可能去证实或充分地表征，因此，关于"存在"的假设就被置于本体论之中，宇宙学中的精致的宇宙想象之中，甚至在认识论中对认知基础进行批判之中，这些形而上学的假设造就了思想和行动，甚至完全有可能把思想造就成行动。我们所有的人都是形而上学者，因为我们行动，我们最终只有在未经证实的假设上采取行动。然而，通常来说我们并没有进行形而上学的思考，我们无须面对我们日常知识的先决条件，或者偶然性。的确，按照定义来说，去思考存在、宇宙的形式、知识的前提几乎是不可能的。当每一件事似乎都在根据自然的法则进行时，形而上学离我们更远了。

　　然而，达斯顿提议，科学史家展示了一种应用形而上学，关注了在对象中可能起作用的基本原则，这些对象被在早期现代画室、实验室的工作台前、医院床边工作的科学家们所认知、操作、建构、放弃。这样一个领域就是临床医学，在现代性中骄傲地宣称它是科学性的。临床中的"传统的中国"的制度化也一直致力于某一特定的第一哲学。[1] 然而，勤勉的现代医生和传统中医的管理者尝试在他们的实践和机构中塑造医院和诊所、

"Technology，objects and things in Heidegger"，*Cambridge Journal of Economics*，34（2010）：17-25；Jane Bennett and William Connolley，"The crumpled handkerchief" in *Time and History in Deleuze and Serres*，ed. Bernd Herzogenrath（New York：Continuum，2012）；Ian Bogost，*Alien Phenomenology*；*or*，*What It's Like to Be a Thing*（Minneapolis：University of Minnesota Press，2012）.

　　[1]　本书的其他章节证实了这一点。对于这种早期论断，参见 Judith Farquhar，*Knowing Practice*：*The Clinical Encounter of Chinese Medicine*（Boulder：West-view Press，1994）；Ted Kaptchuk，*The Web that Has No Weaver*：*Understanding Chinese Medicine*（Lincolnwood，IL：Contemporary Books，2000）；Manfred Porkert，*The Theoretical Foundations of Chinese Medicine*：*Systems of Correspondence*

手写病例、疾病分类和制药学的现代化形式，可是他们却每天见证着一些现代科学所不熟悉的对象的出现和消失。为了从根本上起作用，他们必须把一种古老的但是一直在改变的形而上学转译为现代的理性，同时，试图不丢失专属于它们"传统"特性的权力。如果没有一种应用的形而上学，这项工作不可能获得成功。

在本文中，我探讨了中医的这一历史性时刻，此时，形而上学并非仅仅在脚下，而是在手边，已被提上了议程。我十分想通过医务人员每天从事的活动去彻底弄清存在、宇宙和真理之间纠缠的问题，沿着这条路，我将通过拉图尔（Bruno Latour）和同事有关物和聚合的观点去激发一些思考：在中国 20 世纪 80 年代的一些优秀著作中，"认识论和方法论"是重要的专业关注问题，是一种临床景象。我们从后者开始讨论。

临床中的形而上学

1983 年，我在广州做有关传统中医论文的田野调查时，去看望了在医院的一位朋友薛冉。我的朋友薛冉是一个受欢迎的睿智的年轻学者，他在院系主要讲授临床经典《伤寒论》。那时他患了严重急性呼吸道感染，其临床症状为高烧，所以被迅速送到广州大学附属医院救治。当我在医院病房看到他的时候，他病情已有所好转，那时治疗已经进行了 36 个小时。我知道他是一个持批判态度的知识分子，比普通医生懂得多，我问他是否在自我治疗，他虚弱地说他身体实在太差了，无论如何，都不允许这样做。他的院系主任、医院的大部分高级住院医师都在负责他的治疗，不允许他干预。"但是，他们怎么确定你到底是什么情况，应该如何做？"我问到。"通过讨论。"他回答我。

他幽默地描述了他的一些前辈在他床边的讨论，他明确地提醒我，在这所精英式的中医学术医院以及离得不远的学院的学术研究中心中，每一件事情都可能被公开地质疑。病理过程的本质，疾病的阶段，内脏系统或

（Cambridge：MIT Press，1974）；Nathan Sivin，*Traditional Medicine in Contemporary China*（Ann Arbor：Center for Chinese Studies，University of Michigan，1987）；Geoffrey Lloyd and Nathan Sivin，*The Way and the Word：Science and Medicine in Early China and Greece*（New Haven：Yale University Press，2002）.

循环路径最主要、最敏感的治疗原则，精确的草药和药物的配比——所有这些东西都需要集中起来，总结出一个战略性的干预措施。甚至关于人体本质的医学知识在这一情境中都受到挑战：正如我接下来指出的，疾病是否通过六经而进行辨证，这是伤寒学派所强调的，或者，是否与卫气营血紧密相关，这是相对应的温病学派所强调的，这些都是现在还解释不清楚的问题。[1]

当我看见薛冉的时候，他的医生对于生物医学诊断和中医辨证模式还没有达成一致，尽管正在进行的几点详细描述已经形成。最终，一位资深的医生赢得了最初的讨论，获得了首个 24 小时开处方进行治疗的权力。第二天，在观察到病情有所好转之后，第二名医生在之前商定的基础上，对同事的方案做了一点修改，增加了一些自己的观点。尽管这所医院的其他医生不同意这样做，但是这两位伤寒学派医生的诊疗方案的确是有效的（薛冉也属伤寒学派）。但是，在不远处医院里，资深的医生更加倾向于通过温病学派的逻辑去治疗"温病"。只有这样做，他们才能观察到不同物的症候（symptomaticity）：卫气营血，而非六经。

令人欣慰的是，这种情况已经得到改善，薛冉和我都认为这两位资深的中医很可能会针对他们"神秘"的处方进行长时间的讨论。随着时间的流逝，薛冉对于已经发生的事情有了自己的解释，尽管他会对前人的思想持批判态度，但是同样受惠于经典医学学派的思想——伤寒学派的六经辨证方法。[2]

毋庸置疑，医学知识的临床应用在很多方面都危如累卵。人们通常都认为生与死、许多不便与不适，都取决于疗法的正确使用。我刚刚所说的这个故事仅仅来自一个目标明确的标准化现代临床背景下的常规情景：从明显的病理状态恢复到健康的状态。从这个意义上说，它可能发生在任何地方（尽管人们怀疑是否西医医院在同一时间也有很大的辩论空间）。但

---

〔1〕 参见本书中吴一立的章节，她主要的资源之一王士雄，是温病学的创始人。也可参见 Marta Hanson，*Speaking of Epidemics in Chinese Medicine：Disease and the Geographic Imagination in Late Imperial China*（New York：Routledge，2011）.

〔2〕 我不打算解释为什么在这一章中六经和卫气营血是不同的、不相称的科学对象，虽然我相信它们是相同的、相称的。下面讨论的对象更容易被描述为常识性的对象和形而上学的问题，而不是这两个巨大的范式系统，它们控制着生理学和病理学，而这两个学派有时会相互对立。

是，这种斗争在薛冉的床边以及他喝着自制草药的虚弱的身体中持续进行着，这极具历史和地方特点。

在 20 世纪 80 年代早期的中国，中医现代化领域积极地和创造性地将自己重塑为具有现代性和传统性，同时兼具科学性、临床有效性的医学，并建立与国家深厚的文化遗产和临床经验档案的联系。[1] 无论是在战国时期，还是汉末或清初，无论是在赤脚医生的手中，还是在民间的稻田和森林里，无论是现代主义者还是传统主义者，都对中医一直以来的发展有许多不同的看法。历史学家和临床学者既各自工作，也共同研究中医的"本质"（与西医相比，其本质通常被定位于过度简单），以对中华科学文明"取其精华，去其糟粕"。

从 1978 年开始，在民国早期新成立的实验室和诊所获得了许多政府的资金去打造未来的融合医学。在这场运动中，一些研究者希望中国的这种中西医结合医学可以变成一种新的全球化标准，抛弃所有地方性的糟粕，鼓励研发一大批有价值的药物和技术，这对于世界医学是至关重要的。他们希望，中国的新医学也能包括一些关键的非西方的概念化的对象。[2] 20 世纪 80 年代早期，随着全球化的推进，形而上学是许多专家提出的一个明确的问题。中医领域的"认识论"和"方法论"构成了专业会议、期刊论文、医学院的课程，甚至流行的教科书主题。在某种程度上，可以说这些争论仍然十分激烈，尽管它们的影响力和受欢迎度在每年和每一代都在发生变化。1983 年，我的朋友薛冉发现了应用形而上学的吸引人之处和重要性，尽管他总是坚持寻找临床意义。相反，到 21 世纪早期，与我交流的医学生甚至都不知道认识论和方法论这些词意味着什么。

20 世纪 80 年代早期，随着改革的推进，越来越多传统医学的研究者走上了改革的道路。许多人希望，科学（尤其是临床试验的形式、化学分析、动物模型的研究）能把中医的物（接近于穴位的经络、有效的草药、通过其他医学形式未被认识到的症状、伤寒论的六经和温病学的营气卫血）转译为生物医学中可以被认识到的对象，以此方法来解决这个领域所关注的问题。这些被转变的"传统的实体"，就是现在被讨论的诸如内啡肽、维生

---

[1]　Farquhar, *Knowing Practice*.

[2]　David Palmer, *Qigong Fever：Body, Science and Utopia in China*（New York：Columbia University Press，2007）.

素或免疫反应等，它们仍然被保留在中医中，作为当今医院工作和以往的历史记录中来回穿梭的中介者。剩下的呢？对于进行基础研究的科学家来说，所有的"迷信"（五行、六经、胸闷、内脏系统的损耗）可能都作为糟粕被丢弃。

在那时，并非每一个人都能接受西方生物医学对中国传统医学的影响。20 世纪 80 年代，作为讨论认识论和方法论而出名的许多学者医生意识到，尽管基于实验科学去保留和现代化合法化中医是一场败仗，但是中医是一种联系着有效临床实践的哲学，这可能提供了一线希望。这些作者转向了我们所谓的形而上学。可能他们感觉到，作为人民的医生和服务者，作为在他们领域有思想的读者，在辩论中，没有什么比存在本身更危如累卵了。正是现代科学的语言预设了在真实的物和理想的形式之间的本体论的区别，一种是牛顿力学的因果关系，另一个是身心二分。[1] 然而，许多真实的科学事实克服了或者违背了这些欧洲的形而上学的假设，让这些受过良好训练的中医深深地感觉到，对于在思辨世界中的这种思想和行动来说，一种"西方的"客观主义的形而上学仍然是起点，这与他们一直接受培训的领域有很大差别。

我再次讲到这个历史-知识（historical-intellectual）的领域，目的是强调一个事实：在 20 世纪 80 年代，形而上学不仅仅在像广州医院这类地方的临床上被默许了，而且至少有一些人支持它作为决策基础的积极的参与者。但是为了更好地去理解这一时刻，我们必须回到薛冉的病房中。

此时，我对他的前辈医生所详细阐述的一些临床视角和对策的观点十分感兴趣：中医学派的思想或者早期的权威在哪一种视角中更有影响力？考虑到这些临床医生都是伤寒学派的老师，尽管他们在温暖、潮湿的南方，面对温病，伤寒论中的六经是否可以代替温病论中的营气卫血？两派的辩论者如何以不同的方式进行优先干预，以便根据薛冉的情况优先治疗最可控的方面，对慢性疾病制定长期对策？尽管我不赞成那些争论，但是我十分肯定，两派的论争者把他们的兴趣限定在了各种区别，这些区别是在相当纯粹的领域中所做出的，即他们所谓的中医或者更为特别的对伤寒论的

---

[1] 哲学家彼得·范·因瓦根（Peter van Inwagen）指出，在 20 世纪，著名的笛卡尔的身体-精神分界被认为是一种肉体-精神的分界，这种分界是形而上学中最基本的本体论的分界之一。

研究。为什么他们不考虑其他可供选择的临床方案，即他们所谓的"西医"的这一领域（甚至更加纯粹）？为什么在退烧之后，他们不开抗生素的处方，并且在退烧之后不再担心其他健康的要素？为什么不采用世界性的和本体论上混合的已经在大城市医院中常用的医学方案所提供的临床经验呢？

还有更多的故事。薛冉和他的老师当时在广州属于很有影响力的一批学者，他们致力于证明传统中医可以有效地治疗急性病。这一说法是基于卫生部的政策和许多关于中西医独特优势的普遍假设而提出的。大家都知道（正如我们经常听到的）中医擅长于治疗和改善慢性病，而西医更加适合治疗急性病。[1]

这个广州小组在中医学校工作，这所学校有一所附属医院，这所医院服务于城市北郊珠江下游的一个区域。急症医学是这所医院职责中一个重要的元素。但是医院传统医学的学术专家对他们在急诊室治疗急性病时，必须使用西方生物医学感到恼火，因为他们认为这是具有"危险性"和"侵略性"的。而且，在中国共产党的领导下，许多高级的住院医师是早期医疗动员中有着丰富经验的人。他们经常讲述他们为人民服务的历史——在农村地区和缺乏生物医学服务的地区，仅仅使用他们传统的医学技术治疗急性病甚至全部疾病。[2] 在"文化大革命"时期，薛冉是在农村工作的一个中医生，他的许多病人除了使用定时的食疗、针刺和地方医学的治疗外，没有其他医疗服务，他认为自己是一名有作用的初级保健医生，能干预各种各样的医学危机。

他在病得很严重时，仍拒绝西医的治疗方法。他的医生并不感到惊讶，毕竟他分享了他致力于用中药学去治疗急性病的经历。1983 年他住院的那天晚上，尽管聚集在薛冉床边的"物"是"纯粹的"中医（异质性的，甚至在这纯粹的空间中有冲突的）仍有另外一个对话者的存在，那就是在所有本体论的现代主义中的西医。[3] 当然，人们可能会增加更多的对话者：

---

〔1〕 参见本书中艾理克所写章节。

〔2〕 *Shandong Zhongyixueyuan Xuebao*（*Newsletter of the Shandong College of Chinese Medicine*），Ming laozhongyi zhi lu（Paths of Famous Senior Chinese Doctors），3 vols.（Jinan：Shandong kexue jishuchubanshe，1981）.

〔3〕 在她经典的文章"Tenacious assumptions in western medicine"〔*Biomedicine Examined*，ed. Margaret Lock and Deborah R. Gordon（Boston，MA：Kluwer Academic，1988），19-42〕中，黛博拉·R·戈登（Deborah R. Gordon）没有使用形而

欧洲帝国主义的技术史，欧洲自然科学的全球化呼声和权力，中国人虚弱和怯弱的全球化形象，实用主义和激进主义，伤寒、温病与那些来自现有区域的知识谱系的对比等。我们可以想象，那两位资深的医生为该做什么而争吵时，他们一定会有这种感觉：他们不仅想要拯救他们优秀的年轻的同事，使他远离下一步的疼痛（或者长期的肺部问题，或者由于高烧而造成的脑损伤），而且想要很好地、具有说服力地、快速地做好这件事。尽管他们不会公开这一案例，尽管中医界的许多案例不会被当地的专家和公众所读到，尽管有关这些辩论者的"物"与在生物医学中任何可见的"物"十分不兼容，但是他们仍然想要证实一点，即隐约的"他者"："全球化的生物医学"。他们说，在他们生病的同事的床边，"我们可以做的太多，不仅仅是减轻慢性症状"。我们所知道和我们所使用的物，比如我们的草药、针刺、处方、案例归档、理论、教育、诊断技巧、系统的分类、地方性的知识体，我们的祖先，甚至我们中国的"空气和水"，这些物用很长的时间，塑造了一种完整的医学，即随时可以干预各种疾病。

物

我一直在用一种相当不合适的方法使用单词"物"（things）。事实上，我一直尝试着去把它作为一个技术术语来使用，这得感谢在此还未讨论过的几个权威人物：布鲁诺·拉图尔和彼得·韦尔布，他们合写了《公之于众》一书；哲学家黄稷堂，也是在广州医学圈中的杰出人物；陆光鑫，一位北京的医学思想家，我将简要介绍他的工作；甚至战国时期的哲学家庄子，默默地热爱"物"这个词。所以必须更仔细地研究"物"。

2005 年，拉图尔和韦伯把许多物聚集在一起，在卡尔斯鲁厄进行展览。在介绍展览目录时，指着海德格尔（上述引用），称他们进行的关于词源学的研究会满足任何一位中国的语言学家。许多用来指称物（Ding，res，

上学或本体论的词汇，有说服力地描述了在日常临床生物医学工作中的某些首要原则。也可以参见Michael T. Taussig，"Reification and the consciousness of the patient"，*Social Science and Medicine*，14B（1980）:3-13. 从某种意义上说，我在这里所做的论证只是重复了这些研究的贡献，除了一点，生物医学的形而上学很少被认为是戈登和陶西格（Taussig）所观察的欧美医院的临床工作条件。

ens）的旧式欧洲词汇包括的不仅涉及物质性、对象的存在性（object-be-ing），而且还涉及一种聚合（gathering）、一种关注（attention）。在古老的德国和冰岛的语言中，物是一种议会，一种去思考共同关注的问题的聚合。被聚合在一起的集体之物（thing－collective），同时汇集了自然和文化的张力，这构成了关注的焦点，一种物之主题（topic－thing），尽管人们可能会有分歧，但是这种物的存在（使在手）使其政治活动成为可能。这种物，这种对于问题的关注，并非是在召开这场有争议的议会之前就存在的，或者如果它确实在之前就存在，那么它并非如过去那么重要。在这种政治意味上的物仅仅是为了辩论目的、决策行为而聚集起来的对象。而且，这种物不是与辩论者真正分离的，是这些辩论者把它们聚集起来的。这些辩论者和他们所关注的是被称之为"物"的复杂聚合物的一部分，而非全部。正如拉图尔和韦尔布所说的：

> 长时间以来，对象一直错误地被描述为纯事实。这对它们来说是不公平的，对科学、对客观性、对经验来说都是不公平的。比起哲学家长期所提供的令人厌恶的版本来说，对象是更有趣的、更富于变化的、更具有不确定性的、更复杂的、更遥远的、更具有异质性、危险性、历史性、地方性、物质性和网络化的。石头并非仅仅是被踢的，桌子并非仅仅是被敲击的。"事实就是事实之物所展现的真实状态"？是的，但是它们也指称其他大量的额外之物。[1]

你听到有两位伤寒学派的医生正在薛冉的床边就此进行讨论，并产生反响吗？但是，从某种更大的集体性的观点看，他们所聚集的物毫无问题。太阳经和少阳经（伤寒六经的两种）以及它们与脏腑、感觉器官、医案、药材性质等之间的联系，对于他们来说是真实的，因为他们知道如何注意它们在经络活动中的变化，如何对它们采取措施以改变它们被网络化的活动。但是，这些专家是在一个与科学事实的世界（即医学之物应该在显微镜、X射线或者解剖尸体中是可见的，应该是可以重击、踢、培养、穿刺或

---

[1]　Bruno Latour and Peter Weibel，*Making Things Public*：*Atmospheres of Democracy*（Cambridge MA：MIT Press，2005），20-21.

者切除的）形成鲜明对照的世界中进行研究的。[1]

我们有许多来自 20 世纪 80 年代中医的文献中的证据，"事实就是事实之物所指的事实"的全球文化是一个需要被提出来的问题。许多调查者同意，太阳经需要被呈现为一种物、一种事实、一个合法化关注的问题。这样做的唯一的方法是，不去回避中国长期以来临床医生所认知的每一件事情，而是把它们进行形而上学的研究。

气的转化

对于物的担忧是造成 20 世纪 80 年代中医入门培训中坚持传授"理论基础"的原因。这种担忧要求学生和外国人接受阴阳、五行和脏腑体系知识，而非具体的解剖学器官知识。更重要的是，掌握气的运动（气机）是必须的。[2] 从聚合之物的政治视角看，我们现在可以更清晰地看见：如果中医

---

[1]　正如海德格尔在《物》一书中所论述的，现代主义科学的发展就好像所有的物都处于现成状态，而且是以一种"距离消弭"的客观性进行的，这种客观性（我想加上一句）类似于实证主义经验论的形而上学的扁平化。

[2]　中医理论基础教材，参见 Deng Tietao（邓铁涛），ed.，（中医基础理论）（Guangzhou：Guangdong Science and Technology Press，1982）；Liu Yanchi（刘燕池）et al.，eds.，*Questions and Answers about Chinese Medicine's Theoretical Foundations*（中医基础理论问答）（Shanghai：Shanghai Science and Technology Press，1982）；Yin Huihe（印会河）et al.，eds.，*Fundamental Theory of Chinese Medicine*（中医基础理论）（Shanghai：Shanghai Science and Technology Press，1984）；and Huang Jitang（黄吉堂），ed.，*Introduction to Chinese Medicine*（中医学导论）（Guangzhou：Guangdong Higher Education Press，1988）. 对认识论和方法论有贡献的文章讨论了实体和力量的问题，包括 Jin Guantao（金观涛）and Hua Guofan（华国凡），"Information and feedback in epistemology"（认识论中的信息和反馈），*Ziran bianzhengfa tongxun*（自然辩证法通讯），4.3（1983）：16-25；Lei Shunqun（雷顺群），"Reading systems theory and visceral systems imaging（1-4）"［读系统论与脏象学说（1-4）］，*Liaoning Journal of Chinese Medicine*（辽宁中医杂志），8（1983）：15-17，9（1983）：9-11，10（1983）：10-11 and 17，and 11（1983）：12-13；Qin Baolin（覃保霖）and Qin Zirong（覃自容），"*New explorations of qi transport in the Inner Canon*"（内经的运气论新探），*Henan Chinese Medicine*（河南中医），2（1983）：12-14；Lü Meixing（吕美行），*Modern epistemology and the modernization*

的物被认为是有事实依据的和真实的，那么在 20 世纪 80 年代支持中医的临床医生和学者需要放下自己的担忧，重审基础，采用一种现代科学的形而上学的假设。在临床中，从关注之事（matters of concern）来看，如果自然之力与过程比牛顿力学与笛卡尔的生物学的原因与质量更为灵活，那么，这些在床边需要（重新）聚集之要素只能以一种合理的实践方式来聚集。

在广州大学的黄稷堂是我的老师，在 20 世纪 80 年代晚期脱离了这一方向，同时，他写了一本《中医学入门》的书。正如你从以下提取出来的信息可以看见的，他并没有为了向读者妥协而将形而上学介绍得容易。相反，他所写的似乎是关注于第一原则，这对于正确地理解中医是必须的。

中医中气的起源学说：气（气之能量）是世界的起源——气是世界原始的根源；天地和万物都是由气所形成；人体的生命也起源于气的运动和发展；（经典的引用被删除）……所以医学问题的研究是对自然世界发展规律的模式进行研究，为了更好地去促成身体的健康和疾病的预防。

气在不断地运动和变化，这就是所谓的"气的转化"。气的转化产生了万物，包括人体。《素问·六节藏象论篇第九》云："气合而有形。"万物的有形化生，都来自阴阳精气的聚合，而有形的万物是生化运动的状态，这种生化运动有赖于气的转化。《素问·六微旨大论》云："升降出入，无器不有，故器者生化之宇器散则分之，生化息矣。""器"是有形之物，有形之物的存在形式是气的转化，气的转化形式是升降出入，如果有形之物消失了，原来的气的转化就会停止，与此同时，另一种气化开始形成，也就是所说的；"物生谓之化，物极谓之变。"人体也是一个对象，也是"气合而有形"的一个实例。在这儿，生命的过程是气不断转化，升降出入的运动。中医的生理学是对人体中气升降出入转化过程的研究。如果身体中气的转化失去规律性，那么升降出入的运动会变得混乱；如果一种稳定的状

of Chinese medicine"（现代认识论与中医现代化），*Medicine and Philosophy*（医学与哲学），9（1983）：45-46；and Lu Guangxin（陆广莘），*The Way of Chinese Medicine：Collected Medical Works of Lu Guangxin*（中医学之道陆广莘论医集）（Beijing：Renmin weishengchubanshe，2001）. 在很长一段时间，比较权威地提出形而上学问题的是刘长林 *Chinese Medicine's Methods and the Philosophy of the "Nei jing"*（内经的哲学和中医学的方法）（Beijing：Sciences Press，1983）；Liu Changlin，China's *Systems Thought*（中国系统思维）（Beijing：China Social Sciences Press，1990）.

态被破坏到某种程度，一种好的平衡不能够被维持，那么疾病就会出现。这种对人体中不规律过程的研究就是中医的生理学。[1]

我把对这一问题的密集讨论，归纳为突出了在各种事物之间的一些细微的差别，黄教授从宇宙论到生理学和病理学的视角去阐述他的方法——气是世界原始的根基——通过气的结构性质，生命的方法逻辑与这种方法一致，物具有偶然聚集的特点，是无休止的变化中所有物质实体的基础。"物化"（thinghood）这个可用的词语——包括无差别的"万物"、事物、对象（气）都是由气（气的能量）所聚集而成的——在这种解释中很好地被展示。我已经提取了如此多的东西，为了去展示每一种事物都是整体的联系的，都处于动态变化的体系中，这是一个自发的自然过程，是人类无法控制的。

在这个宏观层面上，邪气传变理论实际上有助于我们理解临床上对薛冉（音）（病例）的争论：温热（病邪）之气在其体内是通过六经传变还是卫气营血传变？临床医生基于理论判断，确定是通过六经（传变），但是（目前病邪之气）在何经？医生能否察觉到（正气和邪气）相争最激烈的阶段，邪气顺传或者逆传的变化，（进而）通过运用（中药）药物治疗，使在里之邪气达之于表，驱邪外出，正气得复？黄稷堂在这篇文章中运用（气）的"聚合"概念是源自公元前四世纪的（古代）哲学家庄子（的理论）。回顾一下他是如何解释"聚合"的重要性：

（"气合而有形"）气相合、相聚在一起就有了形状（有形之物）。每一个有形之物都是由最细微的气聚合而成的。但有形之物的结构化存在是一种相对暂时的状态，（有形之物）物质形态也会遵循气的转化随之离散和逝去，而变化本身就是一种变化的事物（实物）……当事物（开始）离散时，所有的东西都（逐渐）变得破碎，（上述病例）生命的转化就停歇了。[2]

---

[1] Huang Jitang,"Qi is the original root of human life "（气是生命的本源），in *Introduction to Chinese Medicine*（中医学导论），ed. Huang（Guangzhou：Guangdong Higher Education Press，1988），43-44.

[2] Huang Jitang,"Qi is the original root of human life "（气是生命的本源），in *Introduction to Chinese Medicine*（中医学导论），ed. Huang（Guangzhou：Guangdong Higher Education Press，1988），43-44.

庄子做出了类似的、更早期的观察："人类的生命是一种气的聚合，气聚合起来就有了生命，气消散的时候人就死了。"[1] 想想那些我们所亲近的人体和生命（庄子的这段著名的文章让他拒绝去哀悼他妻子的死亡），他正在提醒我们，不要把死亡看作是在万物的形式中，除预期的转化之外的任何东西。

而且，如果事物是一种聚集，那么它唤起了同样的特点，这些特点是拉图尔在古代欧洲物的概念中发现的：《辞海》《词源》字典告诉我们，在这儿所使用的关键词"聚"，首先，是人聚集起来成了村庄；其次，是一种物的聚集［"方"（place）来自万物的聚集，物是从众多中切割出来的］；最后，物的收集和存储。[2] 社会的、概念的和经济的观点都聚集起来成了物的特点。

黄教授正在为那些对医学感兴趣的初学者或者外行人写书，他陷入了物化的形而上学，有了一种反堕胎（pro-life）的性质，从一种更宏观的形而上学的本质和方法转变到努力去理解和对待生理学和病理学。因此，他与庄子关于人体生命和死亡的轻微的相对主义倾向形成对比。在这一讨论中，我所提出的最后一位物化的哲学家，像黄稷堂教授，尤其关注于聚合和保护人的生命。毕竟，他是一位医生，所以他反堕胎的立场是必然的。

向物学习

大约在同一时间，类似于薛冉床边的景象正在广州中医药的圈子中上演，这时，黄稷堂正在写中医入门的书籍，另一位在北京的学者医生陆光鑫，正在以他自己强有力的方式把形而上学和临床诊断联系起来。他一直工作到 2014 年，是临床医生、老师、政治家和哲学家。他以一种简洁的辩论，推动中医生提出一些形而上学的问题。例如，他讨论了所谓气(气——能量）的物不仅要坚持汉语情境中的常识，坚持与量子物理学的理论保持一致，而且作为中医学整个领域的物质基础也是必要的。陆医生也讨论了

〔1〕 参见 Chinese Text Project，ctext. org/zhuangzi/knowledge-rambling-in-the-north（author's translation）.

〔2〕 Cihai Editorial Committee,eds.，*cihai*（*Word Ocean Dictionary*）（Shanghai：cishu chubanshe，1979），s. v. ju.

中医"疾病症候"的认识论特点。在官方的实践和"传统中医"的教育学中相对新的关注点是，症候部分占据了生物医学"疾病"的逻辑空间。但是陆医生认为症候并非与疾病在本体论上使用同样的方法，尽管症候是十分真实的。这是另一个令人惊喜的讨论领域，概念化的工作很容易（至少）从科学技术论领域中一种新的物性的理论视角去理解。但是，我很想加入那些在中国十分支持传统中医的我的同事当中，并认为陆光鑫（和他在中国 20 世纪中期哲学家的同事，以及自战国时期以来，在 2 500 多年中经历了无数次复兴的中国哲学家）。是此时第一个关注到此问题的人。[1]

我的目标是进一步打开在广州临床的景象，现在我想要关注的是，20世纪 80 年代陆光鑫医生的著作中对物的理解。他的研究领域曾出现过大量的系统化与全球化的项目，在对这些项目的思考中，他清晰地认识到，缺乏想象力的提问者要求每一个技术术语在本质上都要有明确而稳定的指称。在此时，医生正在思考，"什么是气?""什么是症候（如果它不是一种疾病)?"对于如此问题希望得到的答复是，对一个对象本质上的描述，一种物的稳定状态，这种物不会改变其存在的形式去适应人类的环境。这种对象可能被发现，但是将不会取决于任何聚合的过程。[2]一种指称必须有一个与之对应的指称之物，一个对象所提出的每一个名词，所形成的术语，必须对大部分的对话者来说始终具有意义。但是，陆光鑫坚持认为物并非

[1] 其他人类学家认为，正是在殖民接触的条件下（就像 20 世纪中医所面临的情况），本体论和形而上学才成为一个特别有活力的问题。参见 Marisol de la Cadena,"Indigenous cosmopolitics in the Andes:Conceptual reflections beyond 'politics'", *Cultural Anthropology*, 25. 2（2010）:334-370;Michael T. Taussig, "Fetishism:The Master Trope", *The Devil and Commodity Fetishism in South America*（Chapel Hill:University of North Carolina Press,1980),1-38;Eduardo Viveiros de Castro,"Exchanging perspectives:The transformation of objects intosubjects in Amerindian ontologies", *Common Knowledge*, 10.3（2004）:463-484. 路德维克·弗莱克（Ludwik Fleck）更接近 20 世纪医学科学的大都会,他很早就（但却被忽视了）展示了思想的聚集是如何创造物的。

[2] 在科学研究术语中，这是一种"分裂和倒置"：医学语言实践建构了可以被诊断学家发现和命名的预先存在的自然对象。参见 Bruno Latour and Steve Woolgar, *Laboratory Life:The Construction of Scientific Facts* [Princeton:Princeton University Press,1986（1979）];Steve Woolgar, *Science, the Very Idea*（London: *Tavistock Publications*,1988）.

这么简单。什么是一个物？对于陆光鑫而言，它就是一个对象。

去看看他是如何使用"中国"这一特殊的物的概念的，为此，我们可以思考一些他所做出的评论，比如 2001 年他的论文集的序言中使用了"对象"这一术语，我在这里把"对象"翻译成拉图尔的"物"。他在这里认为医学是关于人的，在更加宏观的立场上，是一种人道主义的形式（自从 20 世纪 80 年代以来，人道主义在中国的词汇中一直是一个所涉范围非常大的术语）。在下面这个段落中，提出了中医研究者的责任：

> 人类生命产生之气具有自我恢复健康的能力，这种气就是我们所指和所研究的物。正是通过这种物，中医研究者必须努力成为"大众的伟大医生"。气成了中医研究者能否成为一名真正的中医生的试金石。如果我们脱离了这种人类生命产生之气，这个在培育生命和治疗疾病中必须寻找的生命"之根"，那么我们就不要期望任何中医能存活下来。
>
> 因此，中医的疗法告诫："这种疗法不能够远离人，让病人的身体成为你尊敬的老师。"
>
> 中医疗法的根基是对于人的研究：从你所服务的物（例如，病人、学生、身体）中学习，从医学基于的物（例如，药物、症候）中学习，从形成医学的物（例如，科学的成果、历史的研究）中学习，从实践中的生命滋养和疾病治疗中学习，不能离开实践而寻求发展。医学的根基是人道主义。[1]

这种一般的评论挑选了很多主题，纵观陆光鑫的职业生涯，这些主题一直是非常重要的。所以，他所说的人道主义是一种关系的集体主义，一种社会体制，通过这些，所有的物都行动起来。拉图尔把这称为一种物之议会。尽管他是知名的理论学者，但是陆医生认为，对理论，甚至对知识来说，并不存在抽象的概念基础。"真实世界"不可能以这样一种方式来表征，即能指恰好对应着所指，词无遗漏地对应着物。这种理想领域压根就不会存在。相反，他是从实践中的物之聚集或分离中学习，通过参与到实践中而成为一种伟大的医生的。

----

[1]   Lu, *Zhongyixue zhi Dao*, 7.

对于"物"这个词的使用，与英文对比，中文中有更多更加清晰的哲学内容。"对象"，从字面上翻译，就是我们所面对的形象。它是可感知世界中的可感知元素，并非必须是一个巨大的对象，它不可以简化为相关性。一个对象的存在仅仅是有关一个认知者或者一个行动者——一般把这个词翻译为"目标物"（target）或者"参与者"（partner），或者在一些语境中也翻译为"对话者"（interlocutor）或者"客体"（objective）。[1] 一个对象也是一个复杂的实体，这个实体从实践中出现，但是并非是作为研究者想象的产物——如果这个对象仅仅是被想象，那么人如何从中学习？（正如陆光鑫一直建议的）[2] 隐晦地说，为了临床与理论的关注，人类与非人类的整个行动者网络会积极去聚合机遇性对象。例如，人类生命生成之气的自我保健和自愈能力都是复杂的对象，从这一复杂的对象中，人们可以获得自然发展过程中的各种见解。异质性的实体，如病人的身体（承载着他/她的历史）或者一种草药处方的功效（由物质所组成，每一种物质都有自身的地域性、瞬时性、相关性甚至文字特点），这些实体暂时聚集在一起成了一种独一无二的聚合物。[3] 因此，物是一个场所，在这个场所中，特定的过程（总是不止一个过程，绝不会完全受一个行动者的控制）聚合起来。如此的物的定义是时空上独一无二的，如果它是完全存在的，那么需要一个语境化的认知者。对象物是我们知觉中的参与者，并非仅仅是我们认知的对象。陆光鑫说，从每一个这种语境化的状态中，我们都可以学习一些东西。我们从对象中学习东西的情况尤其如此，它是积累式的、聚合的，

---

〔1〕 对象客体的感知者或行动者不一定是现代主义的人类主体。在中医所宣扬的生机勃勃的世界里，许多非人类的演员都有自己的意图、认知和取向，因此也就有了对象。在文言文的字中，［法］朱利安对"势"（propensity）这个字进行了讨论：François Jullien, *The Propensity of Things: Toward a History of Efficacy in China* (New York: Zone Books, 1995).

〔2〕 莱恩伯格在他的生物科学的历史认识论中提出了一个类似的观点，这一点特别有效。参见 Hans-Jörg Rheinberger, *An Epistemology of the Concrete: Twentieth-Century Histories of Life* (Durham, NC: Duke University Press, 2010)；参见 Tim Lenoir's foreword, "Epistemology historicized, making epistemic things", xi xix.

〔3〕 Hanson, *Speaking of Epidemics*; Carla Nappi, *The Monkey and the Inkpot: Natural History and Its Transformations in Early Modern China* (Cambridge, MA: Harvard University Press, 2009).

或者是以实践医学服务为导向的。中医知识的地方特性不仅仅被发现在一种现代化的国家、语言共同体或机构的设置中，它还被发现在之上的所有各种各样研究中的实践者和研究者中，他们聚集了其他的人和物，它从中学习，这些实践者和研究者聚集在哪里，其他的人和物就在哪里。

陆医生解释到，在讨论薛冉的病例时，学者医生们习惯于（注重）"取类比象"和"既病防变"（薛冉这样认为，我作为人类学家也这样认为，尽管这种说法有些天真和含糊不清）。他们认为，选择注重"既病防变"和"取类比象"的治疗干预，疗效会不同（也许更好）。太阳经功能失调，如果是这样，那么哪些络属的系统受到的影响会最严重？外邪是否已侵袭肝脏系统（络属于太阴或少阴经），并影响所有与之相互连接的部位和功能？内热是否已达到心脏系统，火（少阴经）应该被当作是干预的目标吗？降火方会不会加重病情，而这种疾病可能源于深层次的衰竭（例如，在厥阴经），其本质是真寒（假热）？临床上的困境不仅仅是要找到疾病的病变部位，病变所在部位可能还源于（发病前）身体内部（出现异常）的假设。在这个时候的广州，（面对）疾病导致的身体功能紊乱和这种身体状况，没有人能正确预见疾病发病的本质（身体小宇宙正确的景象）。而且，尽管所有相关人员都认为可以找到解决问题的最佳方法，但问题不仅仅是找到一个大家都同意的固定治疗方案。在广州的那天晚上，（由于）时间紧迫，情况危急，大家不得不把所有的治疗方法集合在一起，并迅速采取行动。在疾病发病最可怕的和活跃的时期，薛冉身体功能的紊乱和外界环境（的影响），都需要利用各种治疗方法去控制，进而使疾病向愈。在一个条件匮乏的环境中（没有仪器都被视为理所应当的世界），这需要意志坚定、当机立断。

"针灸辅助技术下的婴儿"
是如何诞生的?

乐怀璧

"这些遭遇,平凡又不非凡": 中医的叙事

与生物医学专家之间的互动,与来回穿梭在生物医学和传统中医之间的病人之间的交往,与健康卫生政策和立法机关之间的协商,这一切并非只是偶然的事件,相反,它是中医的日常事务。同时,通过这些平凡又不凡的遭遇,传统中医的"核心"呈现出特定的模样。[1]

本文考察中医叙事,显现出这一大研究项目的第一步。[2] 我认为,我们应该重视中医的"叙事学""叙事行为"及认识论研究。通过突出"叙事"的问题,我认为最重要的不是抓住中医知识的建构,而是考察这些知识是如何通过某些"故事"或"情节"被塑造的。给这些叙事贴上"故事"

---

〔1〕 Mei Zhan, *Other-Worldly: Making Chinese Medicine through Transnational Frames* (Durham, NC: Duke University Press, 2009), 12.

〔2〕 我特指中华人民共和国国家管理机构教授的中医"标准化"形式,时会使用"traditional Chinese medicine"这个词,否则我都会使用"Chinese medicine"这个词。"TCM"仅仅是世界上众多"Chinese medicines"中的一种,它甚至不是中国唯一的中医疗法。Kim Taylor, *Chinese Medicine in Early Communist China, 1945 - 1963* (London: Routledge Curzon, 2005); Volker Scheid, *Chinese Medicine in Contemporary China: Plurality and Synthesis* (Durham, NC: Duke University Press, 2003); Elisabeth Hsu, "The history of Chinese medicine in the People's Republic of China and its globalization", *East Asia Science, Technology and Society: An International Journal*, 2 (2008): 465 - 484.

或者"情节"的标签，这并非意味着它们在某种程度上是"虚构的"或者"不真实的"，也并非暗示了如此制造出的叙事是一种独特的"补充与替代医学"。相反，这些故事赋予了诸如中医这类的知识体系连贯性，这些故事使得中医对于受众来说是方便的、可传播的、可理解的、可识别的和有吸引力的。

我是通过生命科学史的开创性工作而知道叙事学这一主题的，尤其是19世纪自然史的历史，20世纪遗传学和进化科学、灵长类动物学和古生物学，在这些科学中，学者一直认为所有的"情节"并非是"外在的"，而是内在于这些科学中的。[1]"寻找情节"与制造事实一样重要。在本文中，我的概括也受到人类学家詹梅（Mei Zhan）的文章《他者的世界》（other-worldly）的启发。她追踪了长长的网络，从上海延伸到旧金山港湾区，包括全球各国的实践者和精明的企业家，正是这些人推动了中医的发展。詹梅把中医的发展概括为"世界化"，而非是"全球化"，超越了传统时空的叙事，这假设了人们可以识别"中医"的一套连贯的知识和实践，从起初一个确定的点或者被认知的中心（"中国"）辐射开来，然后在移植的过程中转变为各种各样的形式。[2]大量缠绕和交织的中医"世界"在多个地方共同涌现，以行动者、文本和人工物的形式在这些地方循环——从中国的国家管理机构、唐人街的药店、跨越欧洲和非洲的私人诊所，发展到在美国和澳大利亚建立的拥有认证课程的新训练学校等。

詹梅十分关注多维又频繁的"中医的日常"——活跃在世界各地的中医药活动群。[3]例如，詹梅仔细地观察了黄济贤（上海曙光医院的一名医

[1] E. g., Gillian Beer, *Darwin's Plots: Evolutionary Narrative in Darwin, George Eliot and Nineteenth-Century Fiction* (Cambridge: Cambridge University Press, 1983); Donna Haraway, *Primate Visions: Gender, Race, and Nature in the World of Modern Science* (London: Routledge, 1989); *Donna Haraway, Simians, Cyborgs, and Women: The Reinvention of Nature* (London: Free Associate Books, 1991); William Clark, "Narratology and the history of science", *Studies in History and Philosophy of Science*, 26 (1995): 1-71.

[2] Mei Zhan, *Other-Worldly*, 23-24, 195-201; Mei Zhan, "A doctor of the highest caliber treats an illness before ithappens", *Medical Anthropology: Cross-Cultural Studies in Health and Illness*, 28 (2009): 166-188(170-173); Mei Zhan, "Worlding oneness: Daoism, Heidegger, and possibilities for treating the human", *Social Text*, 29 (2011): 107-128.

[3] 参见 Mei Zhan, *Other-Worldly*, 12, 27.

务人员）与国际学生和本地病人之间进行的各种对话，并围绕对话展开分析。黄济贤通过与上述学生和本地病人的每天的转译实践，不断地对中医进行策略性地调整和定位，创造出了一种独特的传统中医，这种中医与生物医学有所不同，但又有相似之处。[1] 詹梅认为，通过这些"令人兴奋的时刻""平凡的遭遇""表述的行为"，中医变成了能"被转译的""被重新解读的""被挑战的"和"被表述的"，即"世界化的"。[2] 对中医来说，这些时刻和遭遇并非是"外在的"，而是建构性的：通过每天的经历和实践，传统中医的各种知识和意义相互被产生、被协商、被斗争和被合法化。[3] 基于詹梅的视角，我分析了中医中的那些叙事，这些叙事被嵌入在一些同样"平凡的"但具有说服力的对象中，即流行手册的小样本。[4] 令人惊讶的是，有关中药处方和药品、专利药物和食疗、针灸和针压法、推拿按摩和气功训练的这些出版物很少受到关注。

为什么使用这些手册作为引入点？因为我想考虑或者至少触及病人的视角和补充替代医学治疗的消费者视角。在过去的 20 年，开创性的学者已经做了突破性的工作，这些工作有关 20 世纪和 21 世纪中医的建构和中医的传播。[5] 所有的这些研究最初都围绕着在中国、欧洲、南美和其他地方的私人诊所、公共医院、研究机构和医学校工作的医生和专家进行；关注临

---

〔1〕　参见 Mei Zhan，*Other-Worldly*.，141.

〔2〕　参见 Mei Zhan，*Other-Worldly*.

〔3〕　参见 Mei Zhan，*Other-Worldly*，141-142.

〔4〕　我在这使用"popular"这个词，是指定关于补充替代医学（CAM）的书籍，这些书籍可供一般的非专业读者阅读，即没有接触过中医，也没有中医背景的读者阅读。

〔5〕　E. g.，Judith Farquhar，*Knowing Practice：The Clinical Encounter of Chinese Medicine*（Boulder：West view Press，1994）；Elisabeth Hsu，*The Transmission of Chinese Medicine*（Cambridge：Cambridge University Press，1999）；Scheid，*Chinese Medicine in Contemporary China*；Linda Barnes，"The acupuncture wars：The professionalizing of American acupuncture；A view from Massachusetts" in *Medical Anthropology：Cross-Cultural Studies in Health and Illness*，22（2003）：261-301；ElisabethHsu，"Chinese propriety medicines：An alternative modernity？ The case of the antimalarial substance artemisinin in East Africa"，*Medical Anthropology：Cross-Cultural Studies in Health and Illness*，28（2009）：111-140；Eric Karchmer，"Chinese medicine in action：On the post coloniality of medical practice in China"，*Medical Anthropology：*

床决定、指导和传播，以及把实践者和工作人员输送到全世界的所有活动。在对中医的理解上，一个值得注意的鸿沟是：病人的叙事、主体性和经历。我尤其对个体如何变成中医的病人感兴趣：在尝试了多种治疗方法之后，一个病人开始选择针灸和中草药治疗。

毋庸置疑，从重庆的工人到马萨诸塞州郊区的白领专业人士，病人在疾病和期望、财富和机会、性别和教育等方面有很多不同。调查病人和消费者的主体性显然需要漫长而艰苦的采访和定量研究，一种医学对称性（对专家与病人赋予同等的关注）的时常的重复要求完成起来非常具有挑战性。我建议启动一个平台来研究中医特定病人的群体（来自中高层阶级、有专业背景的英美国女性，她们有很高的收入，有时间和金钱去尝试补充替代医学），这个平台是英美流行手册的集合。这些手册写得通俗易懂，邀请那些之前从未接触过中医的人参与，让他们以一种不同的方式去思考健康，并在生病时考虑看中医生。这些手册包括不同程度的意识形态和修辞工作，设计了中医的特殊形象，这些描述通常与对生物医学特性的局限性的负面描述和冗长的批判相并列。这些手册是宣传中医的一种方式，写这些手册是为了提高中医的知名度，集聚文化资本并在医学市场中争夺潜在的消费者。

这些手册符合消费者的期望，给他们介绍一定的词汇或者框架，使他们可以通过这些词汇或框架了解自己的身体，以此来获得潜在的病人消费群体。在这个过程中，他们可能觉得自己有能力控制自己的健康。当个人购买和阅读这些流行手册，在互联网上查找信息，讨论他们的医学决定，寻求其他客户的评价，从更广泛的网络中交换信息时，这些手册的写作就成了事实收集和实验过程的一部分。这些读者可能会尝试中医简单的、快

Cross-Cultural Studies in Health and Illness，29（2010）：226-252；Volker Scheid，"Globalizing Chinese medical understandings of menopause"，*East Asian Science*，*Technology and Society：An International Journal*，2（2008）：485-506；Lena Springer，"Prekäreldentität und vielfältige Berufswege vonÄrzten für chinesische Medizin in der VR China：Zur Geschichtedes Arztes，der Nation und der Profession"（Ph. D. dissertation，University of Vienna，2010）；Lucia Candelise，"La médecine chinoise dans la pratique médicale en France et en Italie，de 1930 ànos jours：Représentations，réception，tentatives d'intégration"（Ph. D. dissertation，EHESS and Universitàdegli Studidi Milano-Bicocca，2008）.

速的和对身体无损伤的步骤，如基础的推拿按摩、呼吸训练、饮食改变。这些步骤可能会缓解他们的症状或者促进身体健康。在这种意义上，关于中医的流行书籍可能是不同于另一类型的关于饮食和营养的"自助"出版物的，因为中医书籍的目标是作为一种途径或者切入点，说服读者去中医门诊看病——通常该书的作者来自相应的中医诊所。与更独立的指南相比，它还包括了饮食控制和训练例程，普通读者无须专家的指导就能进行阅读。事实上，在中医生和病人之间的面对面的会诊是一个持续性协商达到高潮和初步诊断的过程。因此，流行手册应得到更密切的关注，以使我们理解人们是如何通过多种方法认识和变成"中医世界化"的一部分的。[1]

"这个医生可以让仙人掌受孕"：中医与不孕不育

> BITSY：你能相信吗？我怀孕了，是一个女孩……我把所有的信息都告诉了毛医生。或者正如我叫他的，"哇医生"。他是针灸师，是奇迹的创造者。认真地说，我再也无法忍受宫内人工受精（IUIs）和体外受精（IVFs），我放弃了。总之，我去找了这个医生，然后发出了惊叹的声音"哇"。我想要有一个孩子……我不知道这到底是怎么回事，但是他可以让仙人掌受孕。[2]

阅读完许多流行手册，我选择了一个讨论中医和针灸的小团体，这个

[1] 学术研究主要集中在英美"自助"的外行医学著作上。E. g., Charles Rosenberg, ed., *Right Living: An Anglo-American Tradition of Self-Help Medicine and Hygiene*（Baltimore: Johns Hopkins University Press, 2003）; Thomas Horrocks, *Popular Print and Popular Medicine: Almanacs and Health Advice in Early America*（Amherst: University of Massachusetts Press, 2008）; Guenter Risse, Ronald Numbers, and Judith Leavitt, eds., *Medicine without Doctors: Home Health Care in American History*（New York: Science History Publications, 1977）. 针对美国"自助"刺激的批判性工作，参见: Sandra Dolby, *Self-Help Books: Why Americans Keep Reading Them*（Champaign: University of Illinois Press, 2005）; Micki McGee, *Self-Help, Inc.: Make over Culturein American Life*（Oxford: Oxford University Press, 2005）.

[2] *Sex and the City*, Season 6, Episode 11, "The domino effect", broadcast by Home Box Office（HBO）on September 7, 2003.

团体包括不育不孕的女性患者和接受体外受精的患者。我认真阅读了三本十年内在美国出版的英文版小册子，包括：兰迪内·刘易斯（Randine Lewis）（2004 年）写的书《不孕不育治疗：中国古代的健康计划可以使人怀孕，并生下一个健康的婴儿》；安吉拉·吴（Angela Wu）写的书《生育的智慧：传统中医如何帮助克服不孕不育》（2006 年）；倪道士（Ni Daoshing）和达纳·赫科（Dana Herko）写的书《生育之道：为新生命调理身心和精神的中医治疗计划》（2008 年）。[1]

我为什么会选择这些手册呢？因为我想仔细地阅读不同种类的书，研究中医治疗具体疾病的方法，比如癌症、心脏病、呼吸系统疾病、过敏症、皮肤病、糖尿病、不孕不育症和更年期症，以及纤维肌痛等有争议的疾病。大致地来说，这些书中涉及的、用于去说服病人的中医相关内容不同于那些定位在特殊疾病的中医书籍的内容。例如，一些一般的建议是在中国普遍的宇宙观和新时代的哲学观下所概括的，或者优先提出关于健康和饮食的一般建议。还有部分指南关注于冥想、训练或者家庭治疗。另外有一些种类的书包含丰富的插图，这些插图似乎神化了中国和中医。[2] 与那些解

---

〔1〕 Randine Lewis, *The Infertility Cure：The Ancient Chinese Wellness Program for Getting Pregnantand Having Healthy Babies*（New York：Little，Brown，and Co.，2004）；Angela Wu，with Katherine Anttila and Betsy Brown，*Fertility Wisdom：How Traditional Chinese Medicine Can Help Overcome Infertility*（Emmaus，PA：Rodale，2006）；Ni Daoshing and Dana Herko，*The Tao of Fertility：A Healing Chinese Medicine Program to Prepare Body，Mind，and Spirit for New Life*（New York：Collins，2008）.

〔2〕 E. g.，Gail Reichstein，*Wood Becomes Water：Chinese Medicine in Everyday Life*（New York：Kodansha，1998）；Harriet Beinfeld and Efrem Korngold，*Between Heaven and Earth：A Guide to Chinese Medicine*（New York：Ballatine，1991）. Bob Flaws，*The Tao of Healthy Eating：Dietary Wisdom According to Traditional Chinese Medicine*（Boulder：Blue Poppy Press，1998）；Angela Hicks，*88 Chinese Medicine Secrets：How to Cultivate Lifelong Health，Wisdom and Happiness*（Oxford：How To Books，2011）. Roger Jahnke，*The Healer Within：Using Traditional Chinese Techniques to Release Your Body*（San Francisco：Harper Collins，1999）；Sandra Hill，*Reclaiming the Wisdom of the Body：A Personal Guide to Chinese Medicine*（London：Constable and Robinson，1997）. Penelope Ody，*Chinese Medicine Bible：The Defini-tive Guide to Holistic Healing*（London：Godsfield，2010）；Tom Williams，*Complete Chinese Medicine：A Comprehensive System for Health and Fitness*（London：Thorsons，2003）.

决特定疾病，对中医进行概述的书不同，这些书并非一定包含了生物医学
和中医分类之间"转译"的内容，或者持续不断地在两种医学体系之间建
立平等性的内容。我推测，一般来说，那些对中医和中国文化好奇的人可
能会被这些概述说服，但是，在目前的调查中，我把范围仅限定在这些手
册上，这些手册提出了一种特定的医学疾病，提供了对于这种疾病的治疗
办法。我从不考虑研究专业的教科书和有关生殖的训练手册，因为它们的
阅读对象是当前的实践者和临床研究者。[1]

　　我也被这些关于不孕不育、体外受精和中医的手册所吸引，因为在全
球医药市场中，女性医学对于中医的传播和生存来说是重要的。蒋熙德
（Volker Scheid）认为，生物医学可能无法直接"治疗"女性的妇科问题，
这为补充替代医学提供了一个相当大的客户群体和一笔巨大的生意。蒋熙
德认为，"接下来需要的实践，如（中医）很有可能渗透到整个中国，影响
着内科医生专门去设计一些治疗方法来处理这种疾病"。[2] 这种在东西方之
间的反馈，以及一套日益标准化、高效的模式的建立，最终把中医限制为
是一种只能治疗有限疾病的补充替代医学，而事实是：中医在解决生殖问
题上有悠久而丰富的历史，具有治疗"妇科"的专长。[3] 然而，正如蒋熙
德所观察到的，中医对于治疗更年期和不孕不育这类问题的治疗策略，事

---

〔1〕　E. g. ，Ansgar Roemer，*Medical Acupuncture in Pregnancy：A Textbook*，
trans. Ruth Gutberlet（Stuttgart：Thieme，2002）；Liang Lifang，*Acupuncture and IVF：
Increase IVF Success by 40-60%*（Boulder：Blue Poppy Press，2003）；Jane Lyttle-
ton，*Treatment of Infertility with Chinese Medicine*（London：Churchill Livingstone，
2004）；Sharon Yelland，*Acupuncture in Midwifery*，2nd edn.（Amsterdam：Elsevier，
2004）；Debra Betts，*The Essential Guide to Acupuncture in Pregnancy and Childbirth*，
ed. Peter Deadman and Inga Hesse（Hove：Journal of Chinese Medicine，2006）；Zita
West，*Acupuncture in Pregnancy and Childbirth*，2nd edn.（London：Churchill Living-
stone，2008）；Andreas A. Noll and Sabine Wilms，*Chinese Medicine in Fertility Disor-
ders*（Stuttgart：Thieme，2010）；*Giovanni Maciocia，Obstetrics and Gynecology in
Chinese Medicine*，2nd edn.（London：Churchill Livingstone，2011）.

〔2〕　Scheid，"Globalizing Chinese medical understandings of menopause"，499.

〔3〕　Charlotte Furth，*A Flourishing Yin：Gender in China's Medical History*，
960-1665（Berkeley：University of California Press，1999）；Yi-Li Wu，*Reproducing
Women：Medicine，Metaphor，and Childbirth in Late Imperial China*（Berkeley：Univer-
sity of California Press，2010）.

实上可以追溯到 20 世纪 60 年代到 70 年代。这包括严谨地借鉴一些旧的资料，并通过生物医学的框架对这些资料进行再包装和再概念化，然后，在全球范围内呈现出来，这似乎就代表着目前中国在生殖障碍问题上的诊疗方法是"系统的、连贯的，而事实上，这不外乎是最早的医学经典中包含的思想的逻辑延生"。[1] 同样的，我选择了一个需要紧急干预的领域：中医与辅助受孕之间的交集。

我也希望能够对辅助生殖技术的文化研究有所贡献。来自医学人类学和社会学的开拓者已经研究了辅助生殖技术的接受者，尤其是他们使用的方案、他们的观点和生活方式。[2] 在中国的情境中，冯珠娣（Judith Farquhar）和邵镜虹（Jeanne Shea）已经分析了在中国的更年期、衰老和不孕不育，然而，丽莎（Lisa Handwerker）专门写到中国女性被贴上了"不下蛋的母鸡"的标签。[3] 整个辅助生殖技术领域的文献太庞大而无法详细剖

---

[1] Scheid,"Globalizing Chinese medical understandings of menopause", 494.

[2] E. g. , Marilyn Strathern, *Reproducing the Future: Anthropology, Kinship, and the New Reproductive Technologies* (Manchester: Manchester University Press, 1992); Jeanette Edwards, Sarah Franklin, EricHirsch, Frances Price, and Marilyn Strathern, *Technologies of Procreation: Kinship in the Age of Assisted Conception*, 2nd edn. (London: Routledge, 1999); Charis Thompson, *Making Parents: The Ontological Choreography of Reproductive Technologies* (Cambridge, MA: MIT Press, 2005); Faye Ginsburg and Rayna Rapp, eds. , *Conceiving the New World Order: The Global Politics of Reproduction* (Berkeley: University of California Press, 1995); Carole Browner and Carolyn Sargent, eds. , *Reproduction, Globalization, and the State: New Theoretical and Ethnographic Perspectives* (Durham, NC: Duke University Press, 2011); Marcia Inhorn, *Local Babies, Global Science: Gender, Religion, and in vitro Fertilization in Egypt* (London: Routledge, 2003); Elizabeth Roberts, *God's Laboratory: Assisted Reproduction in the Andes* (Berkeley: University of California Press, 2012); Aditya Bharadwaj, *Conceptions: Infertility and Procreative Modernity in India* (Oxford: Berghahn Books, 2012); Monica Konrad, *Nameless Relations: Anonymity, Melanesia and Reproductive Gift Exchange between British Ova Donors and Recipients* (Oxford: Berghahn Books, 2005).

[3] Judith Farquhar, " Objects, processes and female infertility in Chinese medicine", *Medical Anthropology Quarterly*, 5 (2009): 370 -399; Jeanne Shea, "Chinese women's symptoms: Relation to menopause, age and related attitudes",

析，与此相关的是拉·富兰克林（Sarah Franklin）的《俱身性进步》（Embodied Progress），这本书详细地讨论了女性体外受精的经历，这些经历是"一种生活的方式"，一场"障碍赛"，以及"这些障碍所带来的持续不断的挑战"。[1] 这些女性展示了"一系列的策略去处理、去展示这个过程中一种复杂的自我意识"。[2] 富兰克林的民族志在补充替代医学作为一种对生育计划的补充或者辅助流行之前就出现了。我认为，中国的治疗方法正好可以被用于治疗这种疾病，它是众多策略或"辅助"方式中的一种，并通过这种方式展现出它的"意义"所在。凯伦·思罗斯比（Karen Throsby）写的书《当体外受精失败时》（2004 年）触及了体外受精和补充替代医学的交叉领域。思罗斯比挑战了把体外受精作为一种"成功的"技术而占据主导性的现象。在英国给她提供消息的人说，当她们尝试补充替代医学的时候，她们处于"极其绝望的境地"。她们的医生说，她们患有一种"无法解释的"不孕不育症或者异常症状。因此，她们正在寻找一个"奇迹"。一些人是体外受精的接受者，她们认为需要去尝试每一件事情以打败不利的因素——尽管她们从来不相信补充替代医学的功效。[3] 思罗斯比并没有问补充替代医学——它们可能有不同程度上对"科学的尊重"，具有不同的文化内涵等——被哪一类群体所选择，这些治疗方法通常包括什么，这些女性如何发现关于它们的信息。我希望能够思考在西方的医学市场中不孕不育、辅助生殖技术和补充替代医学之间复杂的情况。

各种独立的研究证实了少数不孕不育的夫妻开始选择补充替代医学，

Climacteric，9（2006）：30-39；Lisa Handwerker，"The hen that can't lay an egg（ buxiadan de muji）：Conceptions of infertility in modern China" in Deviant Bodies：Critical Perspectives on Difference in Science and Popular Culture，ed. Jennifer Terry and Jacqueline Urla（Bloomington：Indiana University Press，1995），358-386.

〔1〕 Sarah Franklin，Embodied Progress：A Cultural Account of Assisted Conception（London：Routledge，1997），165，131-167.

〔2〕 同上.，166.

〔3〕 Karen Throsby，When IVF Fails：Feminism，Infertility and the Negotiation of Normality（Basingstoke：Palgrave Macmillan，2004），72.

作为生殖技术的另一种选择或者辅助生殖技术。[1] 中医，尤其是中医中的针灸，是这种情况中最受欢迎的一种补充替代医学治疗方法。一项旧金山的前瞻性研究追踪了 428 名女性 18 个月。这些女性中"88％已婚，70％是白人，72％是大学毕业生"，超过一半的女性"平均每年的家庭收入不少于10 万美元（58％）"。[2] 这些女人中超过一半的人在这 18 个月的追踪期里尝试了体外受精，22％的女性使用了针灸，16％的人使用了草药治疗。[3] 把中医疗法作为体外受精的补充，这已经变成了一个有趣的科学"问题"，这在过去的 15 到 20 年中被大量的临床试验和元分析的陈述所表明，这些陈述

---

[1] James F. Smith, M. L. Eisenberg, S. G. Millstein, et al. "The use of complementary and alternative fertility treatment in couples seeking fertility care: Data from a prospective cohort in the United States", *Fertility and Sterility*, 93（2010）: 2169-2174; Dana Weiss, C. R. Harris and J. F. Smith, "The use of complementary and alternative fertility treatments", *Current Opinion in Obstetrics and Gynecology*, 23（2011）: 195-199; Catherine Coulson and Julian Jenkins, "Complementary and alternative medicine utilisation in NHS and private clinic settings: A United Kingdom survey of 400 infertility patients" in *Journal of Experimental and Clinical Assisted Reproduction*, 2（2005）: 5; Frank van Balen, J. Verdurmen and E. Ketting, "Choices and motivations of infertile couples", *Patient Education and Counseling*, 31（1997）: 19-27; Marcin Stankiewicz, C. Smith, H. Alvino and R. Norman, "The use of complementary medicine and therapies by patients attending a reproductive medicine unit in South Australia: A prospective survey", *Australian and New Zealand Journal of Obstetrics and Gynecology*, 47（2007）: 145-149; Jo-Anne Rayner, H. L. McLachlan, D. A. Forster, R. Cramer, "Australian women's use of complementary and alternative medicines to enhance fertility: Exploring the experiences of women and practitioners", *BMC Complementary and Alternative Medicine*, 9（2009）: 52; Jo-Anne Rayner, K. Willis, R. Burgess, "Women's use of complementary and alternative medicine for fertility enhancement: A review of the literature", *Journal of Complementary and Alternative Medicine*, 17（2011）: 685-690; Sheryl de Lacey and Caroline Smith, "Traditional Chinese medicine" in *How to Improve Your ART Success Rates: An Evidence-Based Review of Adjuncts to IVF*, ed. Gab Kovacs（Cambridge: Cambridge University Press, 2011）, 208-212, as well as Tarek El-Toukhy and Sesh Kamal Sunkara, "The role of acupuncture in IVF" in the same volume, 217-220.

[2] Smith et al., "The use of complementary and alternative fertility treatment", 2170.

[3] 同上。

来自支持或者反对中医治疗方法的欧美专业机构。在大众媒体中，也有关于中医治疗不育不孕或者作为西方治疗方法的辅助疗法的广泛报道。[1]

　　流行文化中可能也能发现中医"创造性"的实践者的代表。《性和城市》（Sex and City）中的主角之一夏洛特·约克（Charlotte York），在不断地接受体外受精却怀孕失败后，感到非常绝望。后来夏洛特听从了朋友的建议，去拜访了"毛医生"，也被称为"哇医生"，即中医的实践者倪茂士。[2] 在哇医生拥挤的候诊室中，夏洛特被病人围住了，这些病人坦白地分享她们自己的伤心事，以及在接受了哇医生的针灸之后成功怀孕的经历。夏洛特最终并没有怀孕，而是奇迹般地领养了一个中国的孤儿。然而，哇医生的治疗帮助夏洛克获得了一些内心的平静，让她学会了如何去屏蔽曼哈顿和曼彻斯特人的噪声。这是针灸用于提高生育率的媒体报道之一，尽管很难去评估这些电影和新闻报道的影响，但是它们都指出了中医与辅助生育技术的结合已经进入了意识的"主流"。[3]

　　接下来将讨论在有关中医和生育的流行指南中常见的三种主题。这些主题包括奇迹的创造，中国"智慧"的永恒，中西医之间的张力，还会介

---

　　[1]　在本文最后定稿时（2012 年 8 月），英国《时代》杂志刊登了一篇题为《一个孩子值多少钱？》的故事。"因为他们是值得的。"采访了六位母亲（2012 年 7 月 21 日），她们如是说；可以参考 www. thetimes. co. uk/tto/magazine/article3477318.ece（本文件于 2012 年 8 月 1 日通过）。儿童的画像并列放在一起，每个都有"价签"。母亲们描述了利用补充替代医学来补充她们的试管婴儿项目。一位母亲花了 3 000 到 4 000 英镑做针灸和催眠治疗，尽管她"对这类事情并不感兴趣"。年轻的 Liora 花费了 4 年时间和 10 万美元，包括体外受精、手术、咨询预约、药物治疗、咨询、针灸和维生素片。另一个例子是 Louise Carpenter，"The baby maker"，*Observer Magazine*，October 25，2009，which profiles Dr. Xiao-Ping Zhai，available at www. guardian. co. uk/lifeandstyle/2009/oct/25/infertility-treatmentbabies-doctor-zhai（accessed August 1，2012）.

　　[2]　倪茂士是倪道士的兄弟，他与达纳·赫科（Dana Herko）合写了《生育之道》一书，本文中也讨论了这本书。道士专注于生育，茂士专注于"道教抗衰老药物"。Ni Maoshing，*Second Spring*：*Dr. Mao's Hundreds of Natural Secrets for Women to Revitalize and Regenerate at Any Age*（New York：Simon and Schuster，2009）.

　　[3]　中国医疗从业者经常引用的著名例子是席琳·迪翁（Celine Dion），她在 2010 年通过针灸和试管受精的结合，成功地生下了一对双胞胎。

绍手册和作者的背景。在最后一部分，我论述了中西医之间的关系，以及有关中医药临床疗效评价的问题。

我们称为小奇迹的"在针灸帮助下诞生的婴儿"：无视概率和孕育生命

> 进入我们的诊所，你不可能错过一面墙壁，这面墙壁贴满了那些医生认为不能出生的婴儿的拼贴画。这面照片墙中"在针灸帮助下诞生的婴儿"，我们称之为小奇迹：这些婴儿的孕育和出生，源于针灸和其他传统东方治疗方法的帮助，无视了所谓的巨大的概率。[1]

《生育的智慧》一书的作者安吉拉·吴，在旧金山设有一个诊所，她有近30年从事中医的经验。[2] 她的第一个美国的"在针灸帮助下诞生的婴儿"出生于1982年，这个婴儿是在中医（特别是中医的针灸技术）与西方生育专家的合作下孕育成功的。[3] 吴宣称仅仅在2005年，她就帮助"79名生育困难的妇女怀孕"，其中39名使用了辅助生殖技术和吴的治疗方法相结合的方法。[4] 许多来吴这里就诊的病人坦承她们处于绝望的境地，想知道她们"是否真的会怀孕"。[5]

在中国出生的吴解释到，她是通过她的祖母艾玛（Ama）首次接触到中医的，祖母经常主动给吴提一些医疗保健的建议——"在冬天捂住你的头！""不要喝冷的饮品！""月经结束之后吃这些特别的去壳的水煮蛋！"[6] 吴记得她已经学习了"生辰八字"的技能，"在5000多年前形成的，基于《易经》中的相同概念"。[7] 的确，《生育的智慧》包含了大量通过风水去改变环境，从而提高怀孕机会的讨论。吴之所以对中医感兴趣，起源于她自

---

[1]　Wu, *Fertility Wisdom*, 2-3.
[2]　同上, 2。
[3]　同上, 3。
[4]　同上。
[5]　同上。
[6]　同上, 6。
[7]　同上。

己的困境。她曾因为没有意识到自己怀孕而经历过一次小产，之后，她又生过一个女孩，但这个女孩仅仅存活了 40 天。在这之后，她又成功拥有了两个健康的孩子，但是在生了最小的女儿之后，她开始持续地流血，因此她住院了。在她调养身体的这段时间，她开始进行冥想，感觉到了（她）"自己气的治愈能力"，生成了"一种深刻的使命感"——她要应用中医的智慧治疗所有生育困难的病人。[1]

吴接受了针灸和其他中医技术的培训后，在 20 世纪 70 年代后期回到了旧金山。她"采用了古老的自我治愈的实践——冥想和针灸法——多年来一直是道教圣人的专业领域"，挑战了"预先形成的概念"，获得了"意想不到的结果（奇迹般的小婴儿），为其他在生育道路上的尝试铺平了道路"。[2]吴说到，如果妇女根据她的嘱咐使用一些"生育的技巧"，再"与西方技术相结合"，那么：

> 她们发现自己更有能力调节身体的不适和这些治疗方法带来的情感上的压力。当她们怀孕的时候，坚持《生育的智慧》所提倡的做法，能够增加她们足月妊娠的机会。她们有更多的能力和活力，很少有恶心感，情绪波动少，有比较愉快的心情。当准备分娩的时候，分娩过程通常持续 4～6 小时而不是一天。妈妈没有抑郁或者肥胖，迅速地恢复了体力，有更好的长期的生殖健康。婴儿们也更安静，有更规律的睡眠模式，很少有健康问题。没有一个接受了我建议的妈妈，甚至年龄偏大的妈妈，生的婴儿患有唐氏综合征。[3]

吴声称她的计划已经得到证实是非常成功的，以至于它吸引了西方生育专家的注意，这些专家邀请她去参与他们在旧金山加利福尼亚大学的研究。她已经被她的病人和同事贴上了"生育女神"的标签，就如"观音"（原文如此）一样。[4]

---

[1] Wu, *Fertility Wisdom*, 8。

[2] 同上,9。

[3] 同上,4。

[4] 同上。

《生育之道》的作者倪道士，是另一个"奇迹创造者"。[1] 比起吴，倪医生几乎没用什么篇幅去介绍他的背景。倪医生所表述的是他的家族"长时间从事于这方面的工作"。[2] 他声称自己"大概是道家76代的传人"，他首选的别称是"道医生"，这反映了他致力于"道教传统"。[3] 倪道士讲述了他的成长过程中渗透着道教主义，他"注定会成为一个医者"。[4] 在他小学的时候，他开始学习太极和气功，之后接受了中医的培训。倪道士想要"帮助人们实现他们的愿望，激发他们的潜能"。[5] 他声称，通过实施他简单的28天的生育提高计划，生育孩子的奇迹是可能发生的。的确，这本手册是根据倪道士的小贴士和案卷中的"奇迹"完成的。

他非常详细地讲述了一个关于30岁的叫作丽塔（Rita）的女人的奇迹。[6] 经西医诊断，丽塔处于"绝经前期"，她卵细胞极少，月经非常不规律，她尝试过用激素替代疗法治疗绝经前期的症状。她还有其他不间断的健康问题，包括哮喘和过敏、家族遗传的糖尿病。她曾去咨询过一个"知名的生育专家"，医生给她开了雌激素补片，目的是注射人绝经期促性腺激素刺激卵巢。[7] 丽塔对医生的这种治疗方法极为不满："我认为他们仅仅是在尝试安慰我，他们知道这并没有用……可以肯定的是，没过多久，他们就会建议使用捐献的卵子。因为这些注射并不起作用，这些补片也没有作用。"[8] 有一个捐献者已经被安排，但是之后又反悔了。丽塔"开始再次希望能够有一些其他的方法，让她不使用捐献的卵子也可以怀孕"，但是医生坚定地认为这是不可能发生的，"除非有奇迹"。[9] 但是丽塔仍然坚持她的想法，于是她的医生给她介绍了心理治疗师。之后她继续去看另一些医生，这些医生把她介绍给了"道医生"。

丽塔起初非常不愿意看倪医生，因为她也十分质疑补充替代医学的功

---

[1]　Daoshing and Herko, *The Tao of Fertility*, 165.
[2]　同上, 4。
[3]　同上, 5。
[4]　同上, 6。
[5]　同上。
[6]　同上, 147-51。
[7]　同上, 148。
[8]　同上。
[9]　同上, 149。

效，同时她又是一个"十足的针头恐惧症"患者。[1] 她的丈夫说服她："为什么不最后尝试一下呢？"[2] 倪道士回忆到，丽塔是"非常敏感和情绪化的"。[3] 他给予她的第一个策略是"逆转卵巢的老化"。[4] 倪医生告诉她"不能做出任何的保证"，尽管丽塔对第一次针灸治疗的反应非常好。[5] 然后，倪医生建议她避免食用精制糖，增加蛋白质的摄入，每天锻炼。[6] 不久之后，丽塔"开始感觉到卵巢区域有刺痛"，然后在她"子宫处有真切的刺痛"。之后，她开始排卵，她的潮热症状没有了，在医生的鼓励与支持下，丽塔把她所服用的所有激素都停掉了。[7] 道医生继续每周给她针灸，丽塔排卵三次后，她发现怀孕了，在没有什么并发症的情况下，她生下了一个女儿。这真是一个奇迹，丽塔的医生为她做剖宫产手术时目瞪口呆，因为找不到任何卵巢组织。

还有一本流行指南是兰迪内·刘易斯的《不孕不育治疗》(The Infertility Cure)。安吉拉·吴使用中医技术进行产后恢复，"道医生"宣传了道教家族的传承和中医技术。另一方面，刘易斯首先接受了西医妇产科学和产科学的培训，使用辅助生殖技术没有成功，在中医的帮助下成功怀孕了，然后开始接受中医的培训——她从一个病人变成了一个实践者，从一名西医变成了一名中医。刘易斯也强调了中医"神奇的"和"奇妙的"特性，这曾经是一件如此简单的事情，却有着奇迹般的效果。刘易斯的书中也包括了已经被西医专家告知放弃努力，却成功生育婴儿的女性的详细案例。其中一个案例是伊迪丝 (Edith)，她经历了9次体外受精。

> 伊迪丝的输卵管和她的荷尔蒙水平被评估，并通过了克罗米芬负荷试验 (Clomid challenge tests)。医生用宫腔镜检查了她的子宫，做了子宫活组织检查和超声检查。她没有月经异常出血、卵巢囊肿、子宫内膜异位症、肌瘤或任何其他月经紊乱的病史。

---

[1] Daoshing and Herko，*The Tao of Fertility*。

[2] 同上。

[3] 同上。

[4] 同上。

[5] 同上，150。

[6] 同上。

[7] 同上。

但是她无法怀孕，甚至经过所有的测试，她的医生也无法清楚地解释她无法怀孕的原因。他们告诉她，唯一可能的原因是她的年龄。[1]

另一位人类学家拉·富兰克林指出，经历了各种的医学检查也无法通过体外受精怀孕的女人，通常会在最后被她们的医生告知，"没有什么问题"。[2] 这促使这些女人去接触补充替代医学，或者是为了最后的希望，或者是为了寻找一种答案。伊迪丝开始寻求兰迪内·刘易斯帮助的时候，她已经 45 岁了，"很明显，她不信任医生"。[3] 刘易斯一周给伊迪丝治疗两次，进行针灸和中药治疗。[4] 在治疗了 5 个月后，伊迪丝进行了多次的体外受精，并要求刘易斯"给她准备好装备"。刘易斯用针灸的方法去刺激她的卵巢，目的是让它有"更多的活力和血液"。[5] 伊迪丝最终成功地生了一个健康的儿子。刘易斯把这个故事看作是一个反抗的故事——伊迪丝蔑视了西方生育专家的诊断，继续寻求中医的帮助，最终成功生育（尽管最终是在体外受精的帮助下）。这是能够说得通的，刘易斯认为中医是在"聆听我们的身体"，"奇迹"可能会发生在任何一个人的身上："当我们愿意去聆听我们的身体，相信我们自己就如我们相信权威一样时，所有的规则都会发生变化。我们的生物学也是如此，数据不再适用于我们。我们进入了奇迹和所有可能不再是梦想的领域。"[6] 在詹梅的民族志研究中，她也详细地介绍了一个世界范围内的"奇迹的创造者"——李凤仪。[7] 像许多中医生一样，李凤仪是一个癌症和肝脏疾病方面的专家，尤其擅长于攻克主流生物医学所不能处理的病案，她毫无疑问成了具备专业素养的标志性人物。[8]

---

[1] Daoshing and Herko, *The Tao of Fertility*, 187。

[2] Franklin, *Embodied Progress*, 145–148.

[3] Lewis, *The Infertility Cure*, 187.

[4] 同上, 188。

[5] 同上。

[6] Christiane Northup, "Foreword" in Julia Indichova, *Inconceivable: A Woman's Triumph over Despairand Statistics* (New York: Broadway Books, 1998), xiii xv (xiv), quoted in Lewis, *The Infertility Cure*, 17.

[7] Zhan, *Other-Worldly*, 91–117.

[8] Zhan, *Other-Worldly*, 92。

这就是在西方医生的竞技场中进行角逐，并最终站在了游戏中心的位置。[1]
的确，詹显示了传统医学日常的话语和实践都与奇迹的产生密切相关。[2]
"奇迹的产生"也关乎在市场中策略性的定位和最终的生存："精心地去创
造一个以生物医学为中心的医疗系统中传统中医的合适位置。"[3] 中医的实
践者通常会处理"绝望的"案例——病人已经"放弃"生物医学疗法——
这些案例从开始的棘手的和有争议的疾病（这些疾病是生物医学所忽视的）
转变为慢性退行性的疾病（这些疾病是生物医学无法治疗的）。其中包括不
孕不育：辅助生殖技术的使用者已经尝试了所有其他途径，因此，她们把
中医视作一种"孤注一掷的治疗方法"。

因此，中医也被称为蔑视死亡或者克服一切困难去创造生命的医学。
这些流行的书籍列举了奇迹般的临床事情以说服读者，书中说明了中医的
功效甚至中医的优势。生物医学认为无法孕育生命的身体，中医却能成功
地帮助其怀孕。正如詹所指出的，与"科学化的"主流相比，诸如"离奇
的""不太可信的""不可能的"这些话语的展示，一方面挑战了西医，另
一方面再次展示了中医的神奇之处和另类性（otherness）。

> 这种非同寻常的感觉……强调了一个事实：生物医学的概念
> 框架和技术无法解释和概括中医治疗疾病的机制，但是却用生物
> 医学治疗疾病的结果从另一个方面证实了中医的疗效。因此，这
> 个"奇迹"所产生的意义是存在争议的：中医做到西方生物医学
> 所无法做到的事，但是成功背后的合理性无法通过权威的生物学
> 手段去解释，更不用说去标准化了。

詹认为，"奇迹不仅仅是把传统中医排除在科学和生物医学可能范围之
外的简单的行为"。[4] 安吉拉·吴、倪道士和刘易斯用简单的方法把他们遇
到的奇迹般的临床经历穿插到了医学实践和说服别人的叙述当中，再次强
调了中医作为一种补充替代医学的地位。

---

[1] Zhan, *Other-Worldly*, 114。

[2] Zhan, *Other-Worldly*, 92。

[3] Zhan, *Other-Worldly*, 93。

[4] Zhan, *Other-Worldly*, 101。

"聆听和关注你身体天生的感受"：中医和永恒的生育智慧

女人把人体看作一种生态系统，是因为我们的身体就是一个"环境"，在这种环境中，一个孩子被充满希望地孕育出来，然后长大。如果你聆听你意识深处的声音，我相信你能体会这种关于古代真理和治疗的传统智慧。[1]

人们如何确保能够在针灸的辅助下孕育生命？这三本书都展示了陌生和熟悉之间一种微妙的平衡。中医是"神奇的"，但是它"永恒的智慧"来自"常识"。一种外来体系需要几十年专门的训练来掌握，然而女性"自然的"和"天生的"感受是这种权威知识的主要领域。中医中的一些东西是神秘的，并不是那么容易可以被转换成西方科学的，与此同时，这些东西都是"已知的"。为了说服读者，倪道士、刘易斯和吴补充了之前病人的观点，展示了详细的案例记录。再者，在这些指南中，"永恒的智慧"的主要情节和"女性的声音"强调了中医的全球化扩散带来的张力和矛盾。

这三本书的主题是他们关于提高生殖潜力的一系列引导意见。我是从倪道士的"28天生育计划"开始介绍的。[2] 这个计划把饮食养生法、"自助针压法"和生活方式的调整与规律的月经相结合。这个计划需要28天，因为这代表了"理想的月经周期的长度（也大约对应月球运转的周期）"。[3]倪道士将中国女性生殖周期的季节观映射到生物医学观上，在这里"冬天"对应于月经期，"夏天"反映了排卵期。[4]

冬天近似于"重置时钟"，正如一个女性正在"增加一个新的机会去再次怀孕"一样，当春天（卵泡期）到来的时候，"植物开始生长……大地孕育了新的生命，是希望的开端"，早期的卵泡"就像是一个新娘准备入洞房"。[5] 接着，进入了夏天（排卵期），"此时生命开始处于全盛时期"。[6]

---

[1]　Lewis，*The Infertility Cure*，20.

[2]　Ni and Herko，*The Tao of Fertility*，85-105.

[3]　Ni and Herko，*The Tao of Fertility*，85。

[4]　Ni and Herko，*The Tao of Fertility*，86-88。

[5]　Ni and Herko，*The Tao of Fertility*，86。

[6]　Ni and Herko，*The Tao of Fertility*，87。

　　倪道士通过发芽、营养和培育介绍了他的生育计划。月经周期的第一个14天，从"冬天"到"夏天"，他的食物清单包括吃"许多健康的谷物和高蛋白的食物"。[1] 所有的东西都必须加热，生的水果和蔬菜不要吃，因为它们"很难消化"，会带走身体的能量。[2] 如果你有痛经，"实际上更健康的做法是做一些更剧烈的运动"，尽管你应该"避免过多地跳或者重击"去防止月经逆行。[3] 如果你感觉虚弱，那么"吃热的和温暖的食物以及'血腥'的食物——牛骨汤、牛髓汤、牛肉辣椒、丰盛的炖菜以及根菜类蔬菜是重要的"。[4] 但是正如上述，"（不要吃）生的食物和冷的食物——冰激凌或冰水"。[5] 倪道士列出了一些详细的菜单，例如，"有机的全麦麦片粥，混合一杯有机的低脂的普通大豆酸奶"作为早餐，"一个中等大小的切碎的甘薯或山药、甘蓝菜炒鸡肉、蔬菜或牛肉汤"作为中餐或者晚餐。[6] 月经周期的第二个14天，从"夏天"到"冬天"，子宫"就像添加酵母的面团，内层开始膨松起来，产生了空隙和裂缝，卵子可以进入"。[7] 倪道士建议此时多吃绿色蔬菜和浆果。[8] 剧烈的跳动和跑步，或者任何"直接导致血液从盆腔中流出的活动"都必须避免，"更好的选择"是普拉提、瑜伽和气功。[9] 倪道士提供了下一步的菜单和食谱，包括软炒豆腐或者水煮蛋作为早餐，柠檬、火鸡胸肉、甜菜沙拉或者瘦的沙朗牛排作为午餐和晚餐。道医生也简短地描述了中国的"药膳"文化——在烹饪食物的时候添加某些草药，比如大枣、黄芪、当归、甘草、山药。[10] 如果读者很难获得这些草药，那么他们"可以选用普通的调料，如茴香、肉桂和姜作为替代"。[11]

　　除了饮食上的改变，倪道士还建议女性在一些特殊的穴位上进行自助

---

[1]　Ni and Herko, *The Tao of Fertility*。

[2]　Ni and Herko, *The Tao of Fertility*, 88。

[3]　Ni and Herko, *The Tao of Fertility*。

[4]　Ni and Herko, *The Tao of Fertility*。

[5]　Ni and Herko, *The Tao of Fertility*。

[6]　Ni and Herko, *The Tao of Fertility*. 88-89。

[7]　Ni and Herko, *The Tao of Fertility*, 91。

[8]　Ni and Herko, *The Tao of Fertility*。

[9]　Ni and Herko, *The Tao of Fertility*。

[10]　Ni and Herko, *The Tao of Fertility*, 90。

[11]　Ni and Herko, *The Tao of Fertility*。

针压法——一天按压两次，保持健康。[1] 尤其重要的是"血海"（血海位于足太阴脾经上），这与"血液流动"有关。[2] 倪道士认为我们年轻的时候，血管"就像是新铺好的高速公路"，随着年龄的增长，血液流动变少，"道路"变得崎岖不平，更为狭窄。[3] 按压"血海"可以"改善包括子宫、输卵管、宫颈、阴道等生殖系统所有区域的微循环"。[4] 最后，倪道士介绍了一些"能做和不能做的"。能吃绿色蔬菜，水果和豆荚，[5] 能吃鱼和海鲜，但是不能过量，因为鱼中含有汞，如果有疑虑，可以吃鱼油作为替代物进行补充；能吃瘦肉和鸡蛋、更多熟食、黑巧克力和绿茶；能增加与伴侣的亲密关系；"接触自然"，适当锻炼。倪道士进一步说到，人们意识到"意念和确信的力量"是重要的。

> 作为你生殖计划的一部分——开始想象，开始创建精神图景，这些图景让人联系到生命和成长。想象一片森林散发着温暖和潮湿……万物都在生长；万物都被受精和移植；想象你的骨盆或者子宫就像是那热带雨林的地面……土壤充满了营养，掉在地面的任何种子都能生长和存活……（想象）能够帮助一个女人关注于把能量和血液循环带入到一个特殊的区域。[6]

在此，倪道士再次唤起了一个"女性的声音"。一个之前的病人说，她"听说过身、心的联系，特别是它如何联系着生育"。[7] 关于"变得精神集中和心气平和，释放压力"，通过中医，她开始理解"如何让身、心联系"，这帮助她"放慢脚步"和提高了"卵子的质量"。[8] 倪道士《生殖之道》的一个主要特点是一个灰色文本框的频繁出现，区别于主要文本，题为"女性的声音"——下文中我再讲这个点。

---

〔1〕 Ni and Herko, *The Tao of Fertility*, 92-97。

〔2〕 Ni and Herko, *The Tao of Fertility*, 96。

〔3〕 Ni and Herko, *The Tao of Fertility*, 95。

〔4〕 Ni and Herko, *The Tao of Fertility*, 96。

〔5〕 Ni and Herko, *The Tao of Fertility*, 98-105。

〔6〕 Ni and Herko, *The Tao of Fertility*, 97-98。

〔7〕 Ni and Herko, *The Tao of Fertility*, 98。

〔8〕 Ni and Herko, *The Tao of Fertility*。

　　吴的著作《生育的智慧》中大部分内容是：一种对于提高自然受孕和辅助生殖技术成功机会的指导，方法是准备以及滋养女性的"内部环境"。[1]对比倪道士的计划，吴所拟定的计划至少需要3～6个月，内容如下："播种：吃喝的智慧""滋养你的脏腑（organ）：针压法技术""微笑和深呼吸：道家的冥想""活动你的身体：气功锻炼""循环你的气：使用艾灸"及"调整你的环境：生育的风水"。[2]

　　吴所提倡的饮食方法与倪道士十分相似，尤其是他们都不断强调不能吃的食物，比如不能吃冷的食物或喝冰的饮料——冰激凌严格被禁止；不能吃加工食物和精制糖；所有的女性都应该"用天然的食物代替垃圾食品"；戒烟、戒咖啡；少吃生食，包括水果。[3]然而，吴根据阴阳五行理论（不同的食物包含不同的气或者影响气在身体中的运行），介绍了一个关于食物更具体的分类。基于个人身体的构成（内部温度），读者可以从吴的表格中查到某种食物是"有益的"还是"有害的"。[4]吴介绍了关于如何"储存一个有利于生育的储藏室"（在许多分类中都有新鲜的姜和低脂的松软甘露）的详细内容。[5]总的说来，目标就是"停止计算热量或者评估营养成分"，而去"努力达到平衡和和谐——饮食既不能太温也不能太冷，要品尝多种多样的食物、饮品、草药、香料、自然提取的调料"。[6]然而，除了书后仅两页的附录，类似于逍遥散、八珍汤和保产无忧方，其他地方并没有提及中国药膳的处方。[7]

　　吴的计划中接下来的四个方面涉及："身体运行"（body work）的针压法、冥想、气功和艾灸。针压法包括三种相应的技术："打开风门"（opening the Wind Gates）、"子宫提升"（Uterus Lift）、"腹股沟脉冲按摩"

---

〔1〕　Wu,*Fertility Wisdom*,71。

〔2〕　Wu,*Fertility Wisdom*,77-172。

〔3〕　Wu,*Fertility Wisdom*,79-80。

〔4〕　Wu,*Fertility Wisdom*,83。

〔5〕　Wu,*Fertility Wisdom*,99-101。

〔6〕　Wu,*Fertility Wisdom*,88。

〔7〕　Wu, *Fertility Wisdom*, 221-222. Volker Scheid, Dan Bensky, Andrew Ellis, and Randall Barolet,eds., *Chinese Herbal Medicine*:*Formulas and Strategies*, 2nd edn. (Seattle:Eastland Press,2009):"Rambling Powder", 120-125;"Eight-Treasure Decoction", 346-350;"Worry-Free Formula to Protect Birth", 360-362.

(Groin Pulse Acupressure)。[1] 在吴的计划中，所谓的"风门"并非是指穴位"风穴"（在足太阳膀胱经的风门穴），而是吴特殊的"腹式呼吸"方法和按摩肚脐周围各个区域的方法。[2] "子宫提升"是一个"重要的生育强化剂"，吴声称，"正如中医自身一样悠久"，且"可以被任何女性使用……去提升和加强她们的子宫"。[3] "子宫提升"的第一部分包括在排尿时不断地放松和收缩盆底肌肉，类似于"克格尔体操（Kegel exercises）"。[4] 接着，把指尖放在耻骨之上，向脊柱施压："你的指头将在你的子宫下面……轻轻地把你的子宫抬到你的肚脐上面……保持在这个位置 33 秒，然后放松。"[5] 最后，"腹股沟脉冲按摩"是"天然的伟哥"——一种通过按压腹股沟区域和内侧大腿改善生殖器血液循环的简单方法。[6]

吴称她的冥想技术为"发自内心的微笑"。她认为西医学仅"认识到了健康与幸福之间的关系"，而"古代的道家圣人"已经理解了幸福的力量："你对你的脏腑（organ）微笑，并感谢它们一辈子都在努力地工作，以确保你身体的运转。"[7] 进一步的锻炼包括"微观的生活常规的冥想（Microcosmic Orbit Meditation）""用你的舌头去触碰你嘴巴的顶部，就在你前牙的后面，去连接你身体中主要的能量通道"，以及"6 种有治疗作用的声音"(Six Healing Sounds)——健康的器官有"天然的频率"，通过发出特殊的声音让你的器官"产生共鸣"是可能的。[8] 在艾灸这个极其简单的介绍之后是关于风水的讨论："利用建一个房子，在房子中安置家具和其他的东西，选择装饰和衣服的颜色的方法，以及利用围绕我们的气的循环，可以拥有好的运气、健康和和谐，甚至是一个婴儿到我们的生命中。"[9] 吴建议他的读者放一个八卦镜在前门的上方，"目的是平衡家中的能量"；时刻记住以"最大的效益和最小的努力"去安置家具；整理卧室，因为"杂乱会

---

[1] Wu，*Fertility Wisdom*，103-116.

[2] Wu，*Fertility Wisdom*，106。

[3] Wu，*Fertility Wisdom*，110。

[4] Wu，*Fertility Wisdom*。

[5] Wu，*Fertility Wisdom*，111。

[6] Wu，*Fertility Wisdom*，112。

[7] Wu，*Fertility Wisdom*，118。

[8] Wu，*Fertility Wisdom*，123-129。

[9] Wu，*Fertility Wisdom*，163。

阻碍气的循环";使用吉利的颜色和"生育的标志"（大象、龙、红色的纸灯笼以及水果）去装饰生活空间。[1] 吴强调，这是为了产生奇迹，所以不得不进行整体的生物学和环境上的改造。

兰迪内·刘易斯对于"古老的中国生殖健康的计划"包括四步：(1)"平衡对立的能量"，为生殖系统做准备"；(2)改变饮食和生活方式，并用"温柔而自然的方法照顾身体"；(3)用针灸和针压法"净化能量"；(4)使用草药疗法"促进生殖健康让它充满活力"。[2] 在这三本指南中，刘易斯所谈及的针灸穴位点和草药疗法的指导内容是最长的。[3] 读者被邀请去"说出一个既让他们感觉舒服，又能坚持好几个月的计划"。[4] 然而，倪道士和吴都描述了5个穴位，刘易斯列举了50个，从"滋补肾脏""疏肝解郁"到"调节下丘脑—垂体—卵巢"和"解决不幸和呼吁未生育孩子的灵魂"。[5] 同时，倪道士和吴几乎没有对草药进行评价，刘易斯讨论了大约60种处方和专利药，[6] 并且有详细的清单、图片和表格，读者通过阅读可以一直监测自己的生殖循环系统。[7]

尽管有些地方是有差异的，但是刘易斯的建议与其他两位作者仍然相似。刘易斯没有像倪道士和吴一样对冰激凌进行严格禁止，刘易斯鼓励她的病人：吃碱性而不是酸性的食物；吃含有必需氨基酸的食物，比如未加工过的植物和深海鱼类；吃有机食物和无激素的肉；避免摄入咖啡因、尼古丁和酒精等。[8] 刘易斯也开出了许多按摩和气功锻炼的处方，帮助"呼吸进入子宫或者通过子宫呼吸"。[9]

最后，对于在针灸帮助下能够孕育生命的计划，我们不需要过于担心细节。真正重要的是通过同样的中医知识呈现出来的中医"永恒的智慧"。

---

[1]　Wu，*Fertility Wisdom*，168。

[2]　Lewis，*The Infertility Cure*，55-77，78-99，100-129，130-158.

[3]　Lewis，*The Infertility Cure*，109-129，139-156。

[4]　Lewis，*The Infertility Cure*，157。

[5]　Lewis，*The Infertility Cure*，109-129。

[6]　Lewis，*The Infertility Cure*，139-156。

[7]　Lewis，*The Infertility Cure*，70-77。

[8]　Lewis，*The Infertility Cure*，81-83。

[9]　Lewis，*The Infertility Cure*，88-89。

对于倪道士，他的权威来自一种独特的血统——第 76 代的道家传人。[1] 他没有特别强调他接受的训练和背景，这说明他的计划是基于秘密的"智慧"传承，这种传承是通过"奇迹制造者"的代代相传。在这三份手册中，倪道士的生育计划和治疗方法是最普遍和最简单的。

安吉拉·吴强调她"生育的智慧"的"实践性"和祖先所流传下来的"永恒的建议"，祖先们转而被赋予了具备"山上道教圣人"的知识以及生育上帝"观音"的称呼。[2] 吴联想到了她年轻时的经历，她与她的祖母住在一起的时候，她的祖母坚持让她吃一种特殊的"月经后的早餐"，比如在有鸡肉和剥壳鸡蛋的清汤中加入生姜、芝麻油和黄酒——现在，吴定期地给她的病人和读者开处方。她介绍说，在东亚文化中，年长之人被认为"拥有健康生活知识的源泉"，中国"到处都是忧心忡忡的祖母们，她们告诉繁忙的孙女不要湿着头发离开家"。[3] 这些来自唠叨"阿妈（amas）"以及长篇大论的"老奶奶"的日常小贴士被认为是源自中医原理中的一些东西，通常被现代人所忽略或者遗忘。吴更倾向于认为中医是真正的"平凡的"却"神奇的"小贴士，有一些东西已经被"我们"（中国人）所认识。吴的职责就是去介绍这些对身体健康的朴实建议，让人们能够生育更好的后代，这些建议已经被中国的家庭所提炼，并把这些生活的智慧运用到了更广泛的领域。

通过中医特有的经验（experiential），刘易斯在针灸技术下帮助孕育婴儿计划的叙事得以概括。她把她自己描述为一个从病人转变为实践者的角色，她在一开始就阐明她的计划"不是基于如何治疗不孕不育的观点，而是基于经验"。[4] 她通常用自身经历来讨论中医，以增加说服力。

> 当我面对自身生育挑战的时候，像许多其他绝望的妇女一样，我沉迷于确保我所做的每一件事都可能会帮助我怀孕，拥有一个孩子。我改变了饮食方式，停止摄入所有类型的动物制品，停止

---

[1]　Ni and Herko，*The Tao of Fertility*，6.

[2]　Wu，*Fertility Wisdom*，104－105. Wu refers to the "Quan Yin" (4－5)，which is "Guanyin"，the bodhisattva associated with compassion.

[3]　同上，70.

[4]　Lewis，*The Infertility Cure*，52.

了每天炝一片冰草……我也开始融入我正在学习的中医元素。中
医的理念是让身体的每一个方面都保持平衡，包括饮食和生活
方式。〔1〕

为了尝试每一种能提高自然受孕概率的方法，我第一次尝试了中药，
当时很绝望的我仍然尝试去怀孕……我在炉子上煮味道难闻的未经加工的
中草药的混合物，它们尝起来的味道没有比闻起来好多少。在进行传统中
医治疗后的3个月，我的激素问题解决了，我怀孕了。我的第二个经历是当
我在中国一所中医院实习的时候，我的身体状况非常糟糕。我正在母乳喂
养我的孩子，我有很严重的痛经、肥胖。一位内科医生为我诊脉，说我气
血亏虚。第二天，医院的午餐有黄芪当归羊肉汤。听起来很可怕，对吗？
我喝了一碗汤，尽管我已经惯于吃西餐，但第一碗喝下去之后，我想再喝
一些……是的，我开始感觉越来越好。〔2〕

刘易斯强调的是经历，嵌入了她自己的努力和成功，强调了"女性精
神"和"女性奥秘"。

神秘的和古代的（女性精神）是创世之母，孕育了天和地。
尽管我们有时候感觉这种精神是隐秘的，但是它总是在我们之中。
当面对不孕不育的挑战时，我们可以利用它的生命所赋予的潜能。
这种精神赐予我们生命，让我们保持健康，庇佑我们的孩子。我
们所要做的仅仅是顺应我们的身体。〔3〕

在其他地方，刘易斯写了存在于所有女性中的"女性的神秘之处"，以
及如何通过"温柔地滋养"它，让所有的女性都可以欢呼再次获得了生育
的能力。〔4〕然而，生物医学是"肯定有价值的"，但是它失去了"整体的意
义，对于我们来说，真正需要的是去与自然协调一致，从而诞生生命"。〔5〕

---

〔1〕　Lewis，*The Infertility Cure*，78-79。

〔2〕　Lewis，*The Infertility Cure*，130-131。

〔3〕　Lewis，*The Infertility Cure*，51-52。

〔4〕　Lewis，*The Infertility Cure*，54。

〔5〕　Lewis，*The Infertility Cure*，69。

如果我们使用中医治疗，接下来，我们就会"宣扬我们渴望与自然协调一致"，以及把我们所相信的定位于"我们身体先天的整体性，寻求方法去帮助身体回忆它所打算做的事情"。[1] 简而言之，刘易斯把中医定位于拥护"自然"，拥护"女性的身体"，同时，也定位于拥护一种神秘的"女性精神"，这种精神潜藏在所有女性之中，因而是"永恒的"。中医功效的源泉正是这一切——使用中医是"聆听和关注身体先天的感觉"以及相信身体"自然的"力量，"去经历宇宙能量的潮涨潮落"。[2] 比起"唯物主义"的西医，在刘易斯的计划下，中医在一种不同的、精神上的维度上运行。

由于倪道士、吴、刘易斯把中医看作是"永恒的智慧"，因此，他们的书中并没有表现出中医史和中医发展的内涵，不用为这一点感到惊讶。在三本书中，只有刘易斯以一种随意的方式明确地提到了中医文本的名字——《黄帝内经》和《难经》，没有讨论历史人物、特殊的治疗方法或者处方是如何改变和发展的。例如，在对针灸的解释上，刘易斯的叙述是这样的：

> 几千年以前，锋利的石头和燧石制成的短针被用于刺入皮肤中精确的穴位点，获得了非常可观的结果。这些穴位被绘制成经络图或能量路径，对脏腑（organ）系统具有复杂而迷人的生理作用。[3]

总而言之，这三个实践者都强调他们生育计划的本质是"做你自己"（do-it-yourself）。这个计划是自己做"创造者"和控制自己的生育，与"被动的"和依靠辅助生殖技术形成对比。这也正如安吉拉·吴所写的，"让你更好地认识你自己"。[4] 这三本书的作者都在最后一章讲述了中医的方法，即使它并没带来生命的奇迹，也不能否认它是一种智慧，这种智慧将造福

---

[1]　Lewis，*The Infertility Cure*。

[2]　Lewis，*The Infertility Cure*，138，69。See also 87。

[3]　Lewis，*The Infertility Cure*，101。

[4]　Lewis，*The Infertility Cure*，105。

于每个人的一生，因为它带来了整体上的健康。[1]

"猴王之路"：与西医的合作和觉醒

当猴王开始他的旅程时，他知道他将要去哪里，他必须做什么。他如何到那儿去则是一个完全不同的问题。当你开始一段旅程时，知道自己将要去哪里，总是一个好的主意。如果你已经明确了你想要当一个母亲的目标，很明显你正在朝着当母亲的方向前进，你也就能明白为什么你需要准备好你的身心和精神了。但是，你离你的目标到底有多远？如果当母亲是你的终极目标，那么，你愿意去使用辅助生殖技术还是你仍想执着于一种完全自然的和无入侵的生育？你将要"旅行"多久？在你决定对你来说是最好的"旅行路线"之前，这些问题都必须考虑。[2]

我认真读过一些关于中医和生育的流行小册子，它们分析的重点是语言和修辞——这些书传递给读者的信息既有相似之处，也有区别。我认为，为了更好地和更愉快地理解中医，这些流行的小册子展现了许多我们所认同的"情节"。这些书许诺"制造奇迹"，从一开始就控制读者的期望，声称即使中医没有功效，但是永恒的智慧也可以带来整体健康的新水平。我认为这些"语境"，正如它们可能是平凡的一样，是重要的"叙事的行为"和在中医持续的书写和改写中重要的过程。

这些书呈现出中西医两种医学的地位存在一种张力。一方面，他们批评西医，认为对于那些由于经历了生育计划而身心俱疲的女性来说，中医是一种更健康、更有爱心、更"自然"的医学。另一方面，这些书绝对不去否认西方治疗方法的功效，甚至有时会肯定，理想情况下，是把中医看作一种对于西方生育计划的补充或者辅助。看起来，这似乎也是病人所认识的中医——作为一种可能会增加怀孕机会的医学，但是并不一定是辅助生殖技术的替代物。这种对于批评西医和建立中医的吸引力的转变，总是同时需要再次声称生物医学的权力与权威以及最终中医"边缘化的"地位，这是"寄生于"生物医学的"失败"。

---

[1]　Lewis, *The Infertility Cure*, 277-283; Wu, *Fertility Wisdom*, 195-200; Ni, *The Tao of Fertility*, 227-238.

[2]　Ni, *The Tao of Fertility*, 122.

权力和权威的问题，迄今为止，我并没有考虑到明显的功效问题——中医的治疗方法有效吗？真的可以通过针灸帮助女性孕育生命吗？评价中医的临床功效的问题当然并非只是从事科学研究或者医学人类学研究的研究者的责任，在此，我仍然保持一个不可知论的立场。有冗长的、大量有关于中医及其功效问题（尤其是作为辅助生殖技术的辅助）的科学文献的讨论，包括了"生物医学化"或者证伪补充替代医学的认识论的政策，它们只能作为单独的论文。在此，基于三本流行的小册子，我提出一些简单的观点。

在这三本小册子中，只有一本特别提到了以证据为基础的研究——兰迪内·刘易斯引用了 2 个临床试验。刘易斯说，在 2002 年的春天，"德国的研究者在尝试过体外受精的女性中调查了针灸的效果"。[1] 尽管刘易斯并非明确地提到这个研究，但是，这项研究被德国乌尔姆的克里斯蒂安·芳里的研究所和同济医科大学的奥尔夫岗·保卢斯（Wolfgang Paulus）及其同事作为了参考。[2] 根据保卢斯等人所说，这项研究基于 160 个对象（其中 80 个对象利用针灸进行胚胎移植，另外 80 个不使用针灸治疗的对象作为实验的对照组）。在胚胎移植的前后，都会进行 25 分钟的针灸，之后记录临床受孕的比例（临床受孕即胚胎移植后六周内超声检查发现胎儿囊的存在）。保卢斯和其他人注意到，在记录的临床受孕的数据中，针灸组的 80 个人中有 34 个受孕，然而，对照组的 80 个人中有 21 个受孕。因此，作者得出结论，在接受辅助生殖技术之后，针灸"似乎是一种对于提高受孕概率有效的手段"。[3] 刘易斯也没有提及第二篇科学论文的名字，这是康奈尔大学的雷蒙德·常（Raymond Chang）和他的同事在 2002 年发表的一篇评述。[4] 常和他的同事认为"因为针灸是无毒的和相对能够负担得起的"，因而"把

---

〔1〕 Lewis, *The Infertility Cure*, 100.

〔2〕 Wolfgang Paulus, M. Zhang, E. Strehler, I. El-Dansouri, K. Sterzik, "Influence of acupuncture on the pregnancy rate in patients who undergo assisted reproduction", *Fertility and Sterility*, 77（2002）：721-724.

〔3〕 同上，724。

〔4〕 Lewis, *The Infertility Cure*, 101. Raymond Chang, P. H. Chung, and Z. Rosenwaks, "Role of acupuncture in the treatment of female infertility", *Fertility and Sterility*, 78（2002）：1149-1153.

它作为生殖技术的辅助或者另一种选择是值得仔细研究和探索的"。[1] 对于刘易斯来说，"这些结果并非让人感到惊讶"。[2] 她认为，"你真正需要知道的是针灸在起作用"——这种最终的临床试验并非是重要的。[3]

科学文献的引用和讨论在倪道士的《生育之道》和吴的《生育的智慧》中表现得很明显。他们的参考书目主要是其他的流行指南或者英文的教科书，没有参考大量的关于中医和生育的科学文献——吴引用了谢明德（Mantak Chia）和迪帕克·乔普拉（Deepak Chopra）的研究。可能会有一些实践的原因：因为这些指南是针对外行的读者所写的，因此避免讨论复杂的研究和试验。但是可能也有一种潜在的"意识形态"的原因，这说明了作者相对于西医的自我定位。

吴所写的《生育的智慧》的封面上有关中医的内容是：

> 已经临床证明
> 支持自然受孕
> 缩短受孕时间
> 加速产后恢复[4]

这本书并没有讨论近期的临床试验。吴在写这份标语时的确得到了维克多·藤本吉秀（Victor Fujimoto）的帮助，藤本吉秀是旧金山加利福尼亚大学产科学、妇产科学和生殖科学方面的一位教授。[5] 藤本吉秀说他并不知道"为什么中医对于不孕不育有积极的影响"，但是，"有一些东西确实是西医无法解释的"。他"对于'精神'这个观点持开放的态度——尽管超越了西医的范围——认为它在身体健康中扮演着重要的角色"。[6] 吴认为，东方和西方这组专业的合作伙伴可能会在生育上有极其不同的生育视角，

---

〔1〕　Chang et al.，"Role of acupuncture"，1153，quoted in Lewis，*The Infertility Cure*，101.

〔2〕　Lewis，*The Infertility Cure*，101.

〔3〕　Lewis，*The Infertility Cure*，102。

〔4〕　Wu，*Fertility Wisdom*，front cover.

〔5〕　Victor Fujimoto，"Preface：A word from a western doctor"，同上，ix x。

〔6〕　同上，x。

它们使用了不同的方法去提高生育率。[1] 但是两种医学体系的"共同之处在于：它们想让你成功怀孕，想让你可以怀上你所期待的孩子"。[2] 吴邀请她的读者去"放空"（empty their cups）——忘记所有过去用各种治疗方法均失败的事情，"把所有的经历都放置在身后"。[3] 这是因为，吴认为"怀孕是孩子的选择，不是你的意愿或者你的专业合作者的技巧之下的一种产品。通过培养、鼓励和支持你的最好的合作伙伴——你的孩子，可以提高你受孕的机会"。[4] 吴的书并没有分析哪种医学方法是更有效的，而是坚持认为所有的合作伙伴都应该合作。她告诉读者："无论你选择的道路方向是什么，你都可以选择敞开心扉、面带微笑去旅行。"[5]

相反，刘易斯和倪道士更多地批判了西医。刘易斯的表述是非常明显的，她要求她的读者开始"改变对于不孕不育的观念"，并讲述了她刚开始研究传统中医时，很难相信它能带给她什么的感受。[6] 她讲到她是如何坚持与传统中医的老师讨论，直到"他们中的一个人告诉她忘记所有关于西医的观点，我开始接受一种唯一的真理"，因为中医是一种"新的范式"。[7] 刘易斯继续讲到她关于西方生育治疗方法的经历："我的西医生唯一的解决方法就是使用克罗米芬这类的药物。"[8] 她把西医和中医描述为持有"两种医学世界观"的医学，她的目标是"纠正西医概念的误区"，揭示它的"偏见"。[9] 她指出西方生殖医学的"失败"和"谬论"，她坚持认为有两种截然不同的追求健康的方法。[10] 东方和西方不一定是不可通约或者不可转译的——事实上，刘易斯展示了一种中西医诊断的汇合或者"双语"，使疾病的分类可以相互解释。[11] 但是在刘易斯的观点中，中医并非真正需要经受

---

[1]　Wu, *Fertility Wisdom*, 191.

[2]　Wu, *Fertility Wisdom*。

[3]　Wu, *Fertility Wisdom*, 16, 191。

[4]　Wu, *Fertility Wisdom*, 191。

[5]　Wu, *Fertility Wisdom*。

[6]　Lewis, *The Infertility Cure*, 1.

[7]　Lewis, *The Infertility Cure*。

[8]　Lewis, *The Infertility Cure*, 2。

[9]　Lewis, *The Infertility Cure*, 10-18。

[10]　Lewis, *The Infertility Cure*, 11。

[11]　Lewis, *The Infertility Cure*, 285-291。

西方科学的验证去合法化自身的实践。

倪道士声称，他"对于（西方）诊断试验极为尊重"，但是他说：

> 如果你得到的关于不孕不育的信息是不正确的或者是有疑惑的，或者甚至对你来说是毫无意义的，那么这并非是你一个人的经历。在西方社会，我们被教授去相信医生总是正确的。当你有问题或者担忧的时候，你很难发表意见。但是这才是你必须要做的：如果你对自己的身体正在发生或者没有发生的事情有一种感觉，那么满足你所关注之事是当务之急。不要因为医生的诊断陷入害怕或者焦虑当中，而让你对自己的病情做出匆忙或者有压力的决定。[1]

倪道士把"女性的声音"中的一个融入了这次的讨论中："在世界上你可以做任何的试验，但是，你不可能做任何事情，除非你准确地向想要倾听的人描述了你的感受。"[2] 在这些段落中，他批评了西医两次。首先，西医提供的诊断似乎是没有人情味的、客观的，甚至是剥夺权力的。它并没有赋予病人能"准确地描述"他们主观经历的词汇。倪道士鼓励他的读者去挑战西医以及他们的"服务"。在第二个段落中，倪道士批评西医不去倾听读者的担忧。从这种批评来看，倪道士回到了他在书中所频繁使用的一种比喻——这个过程好比一场旅行，是一场在受孕方面有许多障碍和挑战的女性的旅行。倪道士讲到了"猴王"，16世纪中国史诗小说《西游记》中的主角。这只猴子"开始了它的旅程"，与之结伴的有圣僧玄奘，他们为了去印度取回佛经，沿途与妖魔鬼怪搏斗。[3] 倪道士讲到，尽管猴王"知道它将要去哪里、必须做什么，但是如何到达目的地是一个完全不同的问题"。[4] 另外，对于倪道士来说，有很多条道路可以到达目的地，帮助女性成功受孕也有许多方法。这些方法包括体外受精（用人工方法使卵子与精子在体外受精发育成早期胚胎后，移植到母体子宫内妊娠的过程），用针灸

---

[1] Ni and Herko，*The Tao of Fertility*，120.

[2] Ni and Herko，*The Tao of Fertility*，113。

[3] Ni and Herko，*The Tao of Fertility*，122-123。

[4] Ni and Herko，*The Tao of Fertility*，122。

的方法控制气的循环，两种方法都有效。

倪道士距离西医的"道路"越来越远，他重点介绍了大量病人的经历和案例。而且，倪道士选择让他的病人达纳·赫科（Dana Herko）在序言中来介绍这本书。倪介绍解释道：

> 我有幸见到了成千上万的女性病人……她们教会了我谦逊、同情和可贵的其他精神。但是在我所学习到的全部内容中（不管我多么欣赏和理解女性），我绝不可能如女性一般体验生育挑战。我需要女性的声音来帮助我，给我传授更多智慧和我想知道的东西。[1]

吴的《生育的智慧》和刘易斯的《不孕不育治疗》也用了大量"女性的声音"的例子去表示中医的合理性，说明中医神奇的功效——吴使用了大约 15 个这样的故事，倪道士和刘易斯也使用了大约 25 个案例去吸引读者。

通过这三本流行手册，我们可以察觉到许多在西医和中医关系之间不同的地位。吴再次引用了一位西方妇科专家的推荐语，没有提到正在进行的临床研究，以及一般来说会提到的西医和中医可以合作的地方，或者中医能够以"实践的智慧"的身份补充或者融入女性的生育制度中。刘易斯是唯一一位明确讨论临床研究的作者。刘易斯和倪道士都指出了"主流的"生物医学的失败和弱点：西医缺乏有同情心的交流，不关注病人"整体的健康"，把复杂的现象仅还原为数据和病人无法理解的术语，让女性感觉到被剥夺了权力。这些实践者从来不会明确地争论西方生殖医学的权力，他们也不会把中医视为一种不可通约的、绝对的"他者"，不会抵抗所有转译的尝试。然而，他们也不认为通过临床试验或者"科学化"去合法化中医是必须的。采用倪道士的隐喻：有许多种途径可以帮助怀孕，但是只有一部分途径可以让人更好地到达目的地。因此，中医被称为其中"一条路径"：与西医同样有价值，甚至有时会优于西医。

最后，我想在这三本流行手册的基础上，谈论中医"认识论的政治"，

---

[1] Ni and Herko, *The Tao of Fertility*, xi。

接着谈论中医"叙事学的政治"。2010 年，有 5 个英国的研究者对证据进行了一种形而上学的分析，这些证据展示了用针灸和草药治疗那些用了辅助生殖技术仍然生育率低的妇女的功效。文章在 2010 年 3 月发表在英国生育协会的官方杂志《人类的生育》（*Human Fertility*）上，同月发布了一套新的中医治疗指南。[1] 指南指出："当前没有证据显示针灸或者中国草药的治疗方法能够提高怀孕的概率。"[2] 作为回应，英国针灸协会发表了自己的看法："对这些发现感到惊讶，尤其是它们似乎与之前在这一领域发表的许多研究结论相反。"[3] 新闻稿引用了许多支持使用针灸的研究，也引用了亲身经历者思蒂·维斯特（Zita West）的话："我们看见的在思蒂·维斯特诊所接受过体外受精的女性（无论是否频繁地进行过针灸治疗）都指出，他们确信针灸会产生影响——讨论很快又回到了女性病人的经历和评价上。"[4]

中医针灸联合会的回应更加尖锐。它指出，在《人类的生育》这本杂志的评述中，对临床试验评估中，针灸是在卵子移除的时刻、胚胎移植的当天，或者胚胎移植之后的 2~3 天进行的。中医针灸联合会认为这并不是典型针灸项目的代表，典型的项目可能会"在体外受精进行之前或者期间

---

〔1〕　Ying Cheong，L. G. Nardo，T. Rutherford "Acupuncture and herbal medicine in vitro fertilisation：A review of the evidence for clinical practice"，*Human Fertility*，13（2010）：3-12；Ying Cheong，Ng Ernest Hung Yu，W. L. Ledger，"Acupuncture and assisted conception（review）"，Cochrane Review，1（2009）：1-50.

〔2〕　British Fertility Society，"Press release：British Fertility Society issues new guidelines on the use of acupuncture and herbal medicine in fertility treatment"，March 10，2010，available at www. fertility. org. uk/news/pressrelease/10_03-Acupuncture. html（accessed August 1，2012）.

〔3〕　British Acupuncture Council，"Acupuncture and fertility：The British Acupuncture Council's statement in regards to the British Fertility Society's research announcement"，March 19，2010，available at www. acupuncture. org. uk/index. php? option = com_ k2 & view = item & id = 919：acupuncture-and-fertility-thebritish-acupuncture-councils-statement-in-regards-to-the-british-fertility-societyas-research-announcement（accessed August 1，2012）.

〔4〕　同上。

进行，至少针灸 2～3 个月，一周 1～2 次"。[1] 他们补充到："不用惊讶，在这些试验中，'针灸'并非没有任何差异，好比你无法用十分之一正常剂量的青霉素去治疗肺炎，然后声称青霉素对肺炎没有效。"[2] 协会也坚持认为，在临床试验中针灸在所有的研究对象中使用相同的穴位，这是对于中医"基本原则的违背"：无视本质上的差异，只用一个或者一些穴位点就可以有效地治疗所有情况的不育不孕症患者，这种情况是不存在的。对这种因人而异的针灸治疗进行随机对照试验是不可能的。[3] 因此，中医针灸联合会认为，"针灸"的使用"并非是正宗的（authentic）"。[4]

蒋熙德用对全球更早期情况的研究得出的结论，回应了文森纳·亚当斯（Vincanne Adams）的关注："一旦传统医学用生物医学研究的方法去对自身进行评估，它们就很难得到公平对待。"[5] 中医的治疗方法被简单化，使它们可以通过生物医学研究的方法论被评估，一旦否定性的结果出现在这些研究中，整个领域都会被认为是不合理的，就像被简单化的治疗模型一样，这样的模型也可以适用于一切中医。如上所述，西方生育医学专业协会和中医专业协会之间的争论强调的是标准化和"真实性"的滑坡——是否可以在所有不孕不育的病例中就一种标准化的模型或者程序的选择上达成一致，是否有一种"正宗的"针灸或者"中国的"医学。这些是"认识论上的政治"，这导致了中医的世界化，体外受精的试验、针灸仅仅是许多政治竞技进行政治展现的战场之一。

在本文中，我仅仅谈论了三本指南或者说"说服的对象"。这些书籍无

---

〔1〕 Association of Traditional Chinese Medicine，"A TCM response to British Fertility Society's press release regarding the use of acupuncture in fertility"，March 10，2010. Available at www. atcm. co. uk/letter％20to％20British％20Fertility％20Society％20Secretariat. pdf（accessed August 1，2012）.

〔2〕 同上。

〔3〕 同上。

〔4〕 同上。

〔5〕 Scheid，"Globalizing Chinese medical understandings of menopause"，503；Vincanne Adams，"Randomized controlled crime：Post colonial sciences in alternative medical research"，*Social Studies of Science*，32（2002）：659-690；Vincanne Adams，"Establishing proof：Translating science and the state in Tibetan medicine" in *New Horizons in Medical Anthropology：Essays in Honor of Charles Leslie*，ed. Mark Nichter and Margaret Lock（London：Routledge，2002），200-220.

论多么重要或者传播得多么广泛，它们也不可能代表所有有关中医和生育的流行书籍。因此需要更加仔细地阅读这一领域的出版物，在有关生育和补充替代医学书籍之间进行更多比较性的研究，去看各种关于中医的"故事"。更多民族志的研究对于辅助生殖技术和中医的使用者来说也是极为需要的，随后会形成一个巨大的行动者和机构的网络。通过本文，我想从大量的研究中抽出一个关键的部分——"叙事学的政治"。我认为"叙事学"与"认识论"没有太多的联系，或者说与通过生物医学的研究模型去证实或者证伪中医没有太多的联系，也与认知的方法没有太多关系。相反，去研究"叙事学"是关注中医如何通过特殊的情节线索而被塑造，这些故事如何被流传，如何使用某些标志和简略的表达方式，使得中医更具传播性和易懂性。这些叙事对中医在西方的生存和临床试验以及形而上学的分析同样重要——这些叙事往往可能是平凡的、普通的，但是这些叙事建立了特殊的期望，或重申了中医在西方医药市场中的地位，或界定了中医可能的发展方向。

感 谢

我非常感谢卡拉·纳皮、蒋熙德和姜学豪邀请我参加 2010 年"传统医学（之后）的命运讨论——文化政治学和东亚医学的历史认识论"的会议。我从与文森纳·亚当斯、布蕾迪·安德鲁斯、冯珠娣、艾理克、鲁大卫、夏互辉（Hugh Shapiro）、蒋熙德和吴一立的对话中受益甚多。我也对罗维前（Vivienne Lo），特别是许小丽表示感谢，他们在中医方面给予我很多指导。我对"世代繁衍"（Generation to Reproduction）项目——授予剑桥大学科学史与科学哲学系的威康信托基金战略奖——表示感谢，特别是它的主持者尼克·霍伍德（Nick Hopwood）、马丁·约翰逊（Martin Johnson）和萨拉·富兰克林（Sarah Franklin），他们的奖学金使我能够继续塑造我的思想。尽管安娜·凯瑟琳·舍弗特（Anna Kathryn Schoefert）通读了本文的草稿，但是如果有错误和不准确表述，仍然是我自己造成的。

我与本章所讨论的医疗从业者及其相关业务或机构没有任何联系或关联。我不支持或反对这些从业人员或他们提供的医疗服务。

索　引

accuracy, 准确性, 18 — 19, 24, 89 — 90, 93, 95, 105, 123, 161 — 3, 180n. 11, 181n. 18, 200, 205, 257

acubaby, 在针灸帮助下出生的婴儿, 29, 30, 237—60

acupuncture, 针灸, 29—30, 72, 91, 105n. 2, 119, 193, 200—2, 238—40, 242—6, 251—9

acute disease, 急性病 26, 28, 70, 83, 95, 188—9, 193—6, 200—2, 204, 209—11, 221, 224—5

agency, 机构, 7, 192

alternative medicine (or complementary and alternative medicine), 替代医学（或者补充替代医学）, 29, 43, 72, 177, 237, 242, 247

Althusser, Louis, 路易·阿尔都塞, 10

American Botanical Council, 美国植物委员会, 42

anatomy, 解剖学, 12, 16, 18—20, 23, 24, 80—105, 117—24, 132, 139, 146—7, 150, 157n. 41, 160—79, 182n. 36, 184n. 60, 197, 203, 227,

anatomo-medicine, 解剖医学, 160, 163—7, 172, 176, 180n. 2, 182n. 26

ignorance (or inferiority or lack thereof), 无知（或者自卑或者缺乏）, 18, 24, 25, 80—1, 162, 173, See also body, organ; viscera, 也可以参见身体；器官；内脏

antibiotics, 抗生素, 194—5, 200, 224

antiquity, 古代, 9, 93, 97, 121

aorta, 血脉总管, 119

Archaeology of Knowledge, 知识考古学, 10—11, See also Michel Foucault, 也可参见米歇尔·福柯

Aristotle, 亚里士多德, 27, 219

Army Medical College (Tianjin), 军队的医学院校（天津）, 160

assisted reproduction, 辅助生殖, 29—30, 241, 254, 258

Association of Chinese Scientists, 中国科学家协会, 176

Association of Traditional Chinese Medicine and Acupuncture, 中医针灸协会, 258

authority, 权力, 4—6, 29—30, 69, 82, 225, 251, 254,

of modern Chinese medicine, 现代中医的权力, 22—7, 137—216

Avoidance of Wrongs（Wuyuan lu），无冤录序，143

Ba Jin，巴金，196

Bachelard, Gaston，加斯东·巴什拉，6，8—11，14，See also epistemological obstacle

backwardness，落后，epistemological obstacle 也可参见认识障碍19，25，162，173

Bacon, Francis，弗朗西斯·培根，27，219

Beijing Bar Association，北京律师协会，22，139

Beijing College of National Medicine，北京国医院，197

Beijing Medical College，北京中医学校，207

Beijing University of Chinese Medicine，北京中医药大学，189—90

bile，胆汁，99，119

Biomedicalization，生物医学化，254

biomedicine，生物医学，15，21，24—5，27—9，71—2，80，161，167，176—8，188，
　190—3，197，202，207，222—5，230，237—41，246—7，253—4，258—9，See al-
　so humoral medicine；western medicine，也可参见体液医学；西医

Birth of the Clinic，临床医学的诞生，The 12，14，See also Michel Foucault，也可参见
　米歇尔·福柯

blood，血液，19—22，25，48，51，61，68—72，86，89—91，96—103，113—36，
　174—5，185—6n.72，193，195，203—4，246，248—50，252，

in Benjamin Hobson's work，在本杰明·霍布森的研究中，118—20

in canonical medical literature，在权威的医学文献中，113—15

circulation，循环，114，119，123，126

a literary symbol of degeneracy，一种退化的文学象征，126—7

in On the Origins and Symptoms of Ailments，在论疾病的起源与症状中，115

parasites，寄生虫，124—5

in Social Darwinism，社会达尔文主义，125—6

"static"，"静态"，120

in Tang Zonghai's work，在唐宗海的研究中，120—4

tonics，补药，127—32

"toxic"，"毒"，98，100—1

in Wang Qingren's work，在王清任的研究中，117—18

in Warm Diseases Theory，温病学说，115—17，See also Benjamin Hobson；blood pres-
　sure；race；Social Darwinism；Tang Zonghai；Wang Qingren；Warm Diseases，也可
　参见本杰明·霍布森；血压；种族；社会达尔文主义；唐宗海；王清任；温病

blood pressure，血压，119，195

body，身体，4，16—25，29，42—3，46—8，50，53，55，60—1，68—71，80—136，
　145—7，150—2，160—87，219，221—2，224，227—8，231—2，237，241，247—
　56，

dead，死人，22—3，88，95—6，104，124，139，142，147

materiality，物质性，19，80—105

structure and cholera，结构和霍乱，97—8，See also anatomy；corpse；epidemic；organ; viscera, 也可参见解剖学; 尸体; 流行病; 器官; 内脏

bone, 骨头, 63, 80, 85－6, 88, 91, 94－5, 105, 115－16, 126, 146－9, 158n. 49, 248, 250

botany, 植物学, 42－3, 56－9, 61－5, 68, 71－2, 220

break, 断裂, 5－11, 15, 30, 32－3n. 10

Canguilhem, Georges, 乔治·康吉莱姆, 6, 10－13

carbon dioxide, 二氧化碳, 20, 102－3, 111－12n. 84, 119－20

case, 案例, 13, 19, 23, 29－30, 41, 45－6, 49, 55, 63, 70, 72, 80, 82－6, 91, 96, 100－1, 104－5, 113, 115, 125, 139, 146－7, 149－52, 163, 172, 189, 193－5, 204, 210－1, 220－2, 225－6, 232, 244－7, 256－7, 259

Chao Yuanfang, 巢元方, 115, 121

Chen Duxiu, 陈独秀, 25, 168－9

China Medical Journal, 中国医学杂志, 127

Chinese Communist Party, 中国共产党, 21, 200, 205, 207, 225

Chinese emergency medicine, 中医急诊学, 190, 193, 212n. 5, See also Chinese Emergency Medicine, 也可参见中医急诊学

Chinese Emergency Medicine, 中医急诊学, 190, See also Chinese emergency medicine, 也可参见中医急诊学

cholera, 霍乱, 18, 26, 82, 97－103, 123, 125, 193, See also body; epidemic, 也可参见身体; 流行病

Chongwen Academy, 崇文学院, 85

chronic disease, 慢性病, 26－8, 188－211, 224－5, 246

Cinnabar Field (dantian), 丹田, 25, 169

Classic of Difficult Issues (Nanjing), 难经, 81, 90, 253

clinic, 诊所, 27－9, 179, 190, 199－202, 206－8, 220, 223, 238－9, 242－3, 258

Cold Damage (shanghan), 伤寒, 26, 28, 97, 115, 194, 204, 222－6, See also Shanghan lun, 也可参见伤寒论

Communist Revolution, 共产主义革命, 189, 200

Conrad, Peter, 皮特·康拉德, 12－14, See also medicalization, 也可参见医学化

contingency, 机遇, 5－6, 8, 220

Copernican Revolution, 哥白尼革命, 9－10, 35－6n. 36, 176

coroner (wuzuo), 仵作, 22－3, 139－42, 145－53, 153－4n. 3

corpse, 尸体, 18, 24, 86, 88, 91, 92－7, 99, 104, 117－18, 140－1, 154n. 11, 168, 173, See also body, 也可参见身体

Croizier, Ralph, 郭适, 196

Crombie, Alistair, 阿里斯泰尔·克隆比, 14

Daston, Lorraine, 洛琳·达斯顿, 3, 5－6, 28, 220

Davidson, Arnold, 阿诺德·戴维斯, 3, 5－6, 14－15

Derrida, Jacques, 雅克·德里达, 9－10

Descartes, René, 笛卡尔, 9, 27－8, 219, 227, 234n. 12

deterritorialization，去区域化，172，176

Ding Fubao，丁福保，127

Dissection，解剖，18，20，62，81，92，96，104，117，161－2，167－9，174

Doctrine of the Mean (Zhongyong)，中庸，165

Dr. Willmar Schwabe Company (DWSC)，威玛舒培博士公司，17，68－70

drug，药物，42，72，123，127，130－1，167，178，191－3，202，221，223，231，254，256

duixiang，对象，230－2，236n.27，See also object，也可参见对象

efficacy，功效，26，188－211，231，242，245－6，253－4

Elman, Benjamin，本杰明·埃尔曼，93，103

emergency medicine，急诊医学，189－93

empiricism，经验主义，7－9，18，22－3，29，72，93，97，105，141－5，147，152－3，219，234n.17

England，英格兰，119，165

English，英语，29，58，63，68，87，102，115，122，165，170，178，231，239－40，255

enlightenment，启蒙运动，62，113

epidemic，流行病，20，27，82－3，88，97－100，103，115－19，125，171，193，200，202，204，210－1

episteme，知识，3，5，6，8，11，13－15，17，21，23，25－6，30，195，See also Michel Foucault；

Hans-Jörg Rheinberger，也可参见米歇尔·福柯；莱恩伯格

epistemological obstacle 认识障碍 8，14，See also Gaston Bachelard，也可参见加斯东·巴什拉

epistemology，认识论，3－30，80－1，93－5，101，104－5，113，121，140，142－4，147，149，153，161－2，179，189，195，219－21，223，230，236n.28，237，254，258－9，

feminist，女性主义，5

material，物质的，5，See also object；objectivity，也可参见对象；客观性

moral，道德的，5

visual，视觉的，5

existence，存在性，3－9，12，23－4，58，72，

of modern Chinese medicine，现代中医的存在性，27－30，217－68

experience (including jingyan)，经验，12，14，18，22－3，25，44，95，113，139－53，166，191，194－5，203，207，209－10，222，226，238，241，247，251－3，256－8

experiment (including shiyan)，实验，7，14，22－3，29，63，142－5，153，157n.44，166，191－2，206－7，223，239，255

externalist history of science，外部主义的科学史，7，10

eugenics 优生学，21，126，133，171，174

Europe 欧洲, 12, 16—18, 23, 25, 30, 42, 55—6, 58—62, 64, 67—72, 80—1, 85, 92, 94, 104, 142, 153, 164—5, 172, 189, 224—6, 229, 238

evidential studies (kaozheng), 考证, 19, 82, 84—5, 93, 105

fact (including shishi), 事实, 6—8, 10, 23, 28, 63, 82, 143, 153, 224, 226—7, 237, 239

fertility Wisdom, 生育的智慧, 240—60

Feyerabend, Paul, 保罗·费耶阿本德, 9, 14

Five Phases, 五行, 46—7, 50, 71, 196, 223, 227

Fleck, Ludwik, 卢德维·弗莱克, 8—9, 14, See also thought collective; thought style 也可参见思想共同体；思想风格

forensic medicine, 法医学, 4, 22—3, 25, 88, 95, 140—59, See also legal medicine, 也可参见法医学

Foucault, Michel, 米歇尔·福柯, 6, 10—15, 26, 195, See also Archaeology of knowledge; episteme; The Birth of the Clinic, 也可参见知识考古学；知识；临床医学的诞生

four classics, 四部经典, 203

french theory, 法国理论, 6, See also Louis Althusser; Georges Canguilhem; Jacques Derrida; Michel Foucault, 也可参见路易·阿尔都塞；乔治·康吉莱姆；雅克·德里达；米歇尔·福柯

Galison Peter, 彼得·加里森, 5, 220

genealogy, 系谱学, 5, 6, 19, 22, 27, 219

germ, 细菌, 124,

theory, 学说, 21, 82, 119, 124—5

Germany, 德国, 42, 57, 59—60, 62—3, 67—9, 126, 167, 178—9, 226, 255

Ginkgo biloba, 银杏, 41—73,

agricultural practice, 农业实践, 52—5, 62, 72

applications in cookery, 在烹饪中的应用, 47—50

as a celebrity, 作为名人, 62—70

as a dark and poisonous thing, 作为一种黑暗和有毒之物, 50—5

effects on the brain, 对大脑的影响, 41—2, 55, 56—70, 72, 73n. 6

effects on the lung, 对肺的影响, 42, 45—7, 50, 54—5, 70, 71—2

as a living fossil, 作为活化石, 63, 65—6, 68, 70, 78n. 90

medicalization, 医学化, 43, 45—50, 53, 55, 66, 68—9, 71—2

promote digestion, 促进消化, 43, 59—62, 69—71

stomach vitality, 胃活力, 48

symbol for motherhood, 母亲身份的标志, 48, 50, 72

ginseng, 人参, 41, 43, 68, 198

global medicine, 全球医学, 164

globalization, 全球化, 19, 27, 30, 178, 238, 259

Goethe, Johann Wolfgang von, 约翰·沃尔夫冈·冯·歌德, 41—2, 72

Golden Mirror of the Medical Lineage (Yizong jinjian)，医宗金鉴，88，91，95，152，202

governmentality，治理术，25，160－87

Gray，Asa，阿萨·格雷，63－4

Great Learning (Daxue)，大学，165

Greek medicine，希腊医学，61，117，123，162，See also humoral medicine，也可参见体液医学

Guangdong Provincial Hospital of Chinese Medicine，广东省中医医院 210－1

Guangji Hospital，广济医院，200

Guangzhou College，广州大学，28，221，227

gynecology (or fuke)，妇科，113，115，191，241，245，255，257

Hacking，Ian，伊恩·哈金，3，5，14－15，29

Haraway，Donna，唐娜·哈拉维，6

heart，心脏，21，67－8，70，81，86，90，102，114，117－19，121，123－4，127，174，188，232，240

Heidegger，Martin，马丁·海德格尔，9，226

historical ontology，历史本体论，3－5，27，80，See also ontology 也可参见本体论

Hobson，Benjamin，本杰明·霍布森，20，85，87，93－5，98，101－3，118－21，124，See also blood；Outline of Anatomy and Physiology，也可参见血液；全体新论

homosexuality，同性恋，12－14

Hong Kong，香港，119，125，211

humoral medicine，体液医学，162，See also biomedicine；Greek medicine；western medicine，也可参见生物医学；希腊医学；西医

Hundred Days' Reform，戊戌变法，124，173

in vitro fertilization (IVF)，在体外受精，29，240－60

inference，推论，92，96

Infertility Cure，不孕症，The 240－60

integrationist (or integrated medicine)，中西医结合，80，166，190－1，198，203，206，208，212n. 5

internal medicine，内科学，171，191

internalist history of science，外部主义的科学史，7，8，10

Japan，日本，16－17，23，25，42－3，45－52，55－66，69，71－2，103，125，140－4，150，153，163－79，197，199，202－6，209－10

Joint Terminology Committee，联合学术委员会，24，164－5，167，169－71，175－6

Jottings from the Hall of Repeated Celebrations (Chongqing tang suibi)，重庆堂随笔 83－97，

Chinese sources，中国来源，87－9

contributors，贡献者，84－91

"localistic" thinking，"地方性"思维，90－1

social history，社会史，83－4

structure and function in classical medicine，经典医学中的结构和功用，89－90

western sources，西方来源 86－7，See also Wang Shixiong，也可参见王士雄

Kaempfer, Engelbert，恩格尔伯特·坎普弗尔，57－61，71

Kaibara Ekiken，贝原益轩，47

Kangxi Dictionary，康熙词典，174

Kanpō，汉方，164，167

Kant, Immanuel，伊曼努尔·康德，27，219

Koch, Robert，罗伯特·考科，125

Koyré, Alexander，亚历山大·柯瓦雷，9

Kuhn, Thomas，托马斯·库恩，8－11，14，26，195，219，See also paradigm；The Structure of Scientific Revolution，也可参见范式；科学革命的结构

Kuomingtang (KMT or Guomindang or Nationalist Party)，国民党，170，196－8，202，205－6

Kuriyama, Shigehisa，栗山茂久，61，114

laboratory，实验室，10，70，142，178，203，209，220，223

Lancet，柳叶刀，42

Language，语言，5，12，14，25，29，68，87，115，120，142，165，169，173，176，178－9，224，230，239，254－6

Lao She，老舍，196

Latour, Bruno，布鲁诺·拉图尔，5，28，221，226，229－31

legal medicine (fayixue)，法医学，22－3，95，139－40，142－5，149－50，153，See also forensic medicine，也可参见法医学

Lewis, Randine，兰迪内·刘易斯，240－60

Li Shizhen，李时珍，16，45－7，50－1，53－4，61，126

Liang Qichao，梁启超，196

Linnaeus, Carl，卡尔·林奈，56－8

Liu Ruiheng，刘瑞恒，164－5，171，176

liver，肝脏，90，114，118，121，124，232，246，251

Lu Xun，鲁迅，25，126，168－9，196

Manson, Patrick，培特瑞科·梅森，21，125

Mao Zedong，毛泽东，126，230

Maoism，毛泽东主义，206，223，225，231

Maoist era，毛泽东时代，15，177，208，209

Marxism，马克思主义，7，201，206

materiality，物质性，5，28，43，72，132，226，228－30，

body，身体，17，18，80－2，93，105

May Fourth，五四，25，196

medicalization，医学化，6，11－15，22，43，

of Ginkgo biloba，银杏的医学化，16－7，45－50，53，55，66，68－9，71－2，See also Ginkgo biloba；Peter Conrad，也可参见银杏；皮特·康拉德

metaphysics，形而上学，3—4，7，27—8，50，219—36

methodology，方法论，5，13，42，93，221，223，234—5n. 18，259

Middle Ages，中世纪，9

Ming Dynasty，明代，16，43，45—50，93，116，139

Ministry of Health，卫生部，24，27，170—1，188，190，196，199，205—7，209，224

missionaries，传教士，20—1，80，86—7，118—19，122—4，126—8，172—8

Nanjing government，南京政府，170

narrative，叙事，4，17，18，80—1，104—5，195—6，198—9，

acts，行为，237

of Chinese medicine，中医的行为，29，237—68，See also narratology 也可参见叙事学

narratology，237，258—9，See also narrative，也可参见叙事

National Board of Health，中央卫生委员会，171

National Education Conference，全国教育会议，170

National Medical Association（NMA），国家医学协会，24，160，164—5，170，178，See also National Medical Journal，也可参见国家医学杂志

National Medical Journal，国家医学杂志，24，160—2，165，See also National Medical Association，也可参见国家医学协会

New Culture Movement，新文化运动，25，See also New Youth，也可参见国家医学协会

"new medicine"，"新医学"，129，160—1，164—6，179

New Policies，新政策，142

New Youth，新青年，25，168—9，See also New Culture Movement，也可参见新文化运动

Ni Daoshing，倪道士，240—60

object，客体，4—10，12，14，25，27—30，174，177，207，220—1，223—4，226—32，238，250，259，of modern Chinese medicine，现代中医的对象，15—22，39—136，See also duixiang 也可参见对象

objectivity，客观性，4—6，226

observation，观察，8，10，16，19—20，23，51，72，85，88，91—6，98—9，101，113，118，120，143，146—7，149，151—3，189，229，242

okamoto Ippō，冈本一抱，47

"old medicine"，"旧医学"，160—1，164，166，169—70

ontology，本体论，3—7，21，27—9，80，220，224—5，230，See also historical ontology，也可参见历史本体论

organ，器官，16，18—21，25，46，61，67，80，86—96，101，105，115—20，124—5，149，169，226—7，248—50，253，See also anatomy，body，viscera，也可参见解剖学，身体，内脏

outbreak，爆发，91，97，99，194，199，204，209—11

outline of Anatomy and Physiology（Quanti xinlun），全体新论，20，87，119，See also Benjaming Hobson，也可参见本杰明·霍布森

Ouyang Xiu，欧阳修，16，43－5，52

oxygen，氧气 20－1，103，119－20，123－4

paradigm，范式 5－6，9－11，14，26，195，219，256，See also Thomas Kuhn，也可参加托马斯·库恩

Pasteur, Louis，路易斯·巴斯德，119，124－5

patent medicine，专利药，192－3，238，251

persuasion，说服力，5，238，247，259

pharmaceutical industry，药商，16，21，68－70，72，127－8

pharmaceutics，制药学，22，42，71－2，208，221

phenomenology，现象学，113

phlegm，粘液，61，119，123，204

physiology，生理学，18，20，62，69－71，118，139，144，166，171，174，203，228－9，253

politics，政治，3，148，163，166，171，227，254，258－9

Poovey, Mary，玛丽·普维，5

post-Mao era，后毛泽东时代，4，178

power，权力，14，18，23－4，62，101，104，113，160－79，196，198，221，224，243，249－50，252－4，257－8

proof，证明，3，23，42，65，101，144－5，150，177

propaganda，宣传，163，208

Pure Food and Drug Act，纯净食品药品法案，127

qi，气，17－18，20，28，46，50，53－5，61，80，82，86，89－91，96，98－100，114－19，121，123，173，231，243，249－52，257，

"charcoal"，"霍乱的"，101－3

transformation，转化，227－9

Qianlong Emperor，乾隆皇帝，146

Qigong，气功，72，238，244，248－51

Qing Dynasty，清朝，17，19－22，27，88，93，95，97，139，142，146，148－9，160，173－4，202－3，222

quantum，量子，7－8，230

race，种族，65，94，126，162，200，See also blood

reclassification，重新分类，163，165，170－7

records on the Washing Away of Wrongs (Xiyuanlu)，洗冤集录，22－3，88，95，139－53

Republic of China Medico－Pharmaceutical Association，中华民国时期医药协会，167，171，178

Reterritorialization，再区域化，172

revolution，革命，7，9，25，69，113，165，169－71，173，176，189，194－5，198，200，204，207－8，225，227

Rheinberger, Hans-Jörg，莱恩伯格 3，6，7，10

rhubarb, 大黄, 43

SARS (severe acute respiratory syndrome), 非典型肺炎, 27, 210−11

Scheid, Volker, 蒋熙德, 4, 81, 179, 241, 259

Schreck, Johann, 邓玉函, 86−7, 95

science (kexue), 科学, 139, 153

scientific multiculturalism, 科学的多元文化主义, 7

scientization, 科学化, 170, 177−8, 206, 258

sex and the City, 性和城市, 242

Shanghai New China College of Medicine, 上海新中国医学院, 197, 202

Shanghan lun, 伤寒论, 20, 81, 114, 116, 121, 221, 224, see also Cold Damage, 也可参见伤寒

Shenbao, 申报, 130

Shenyang China Medical University, 沈阳中国医科大学, 200

Sino-Japanese War (1937−45), 中日战争 (1937−45), 199, 202−3, 206

Sivin, Nathan, 席文, 114

six Channels, 六经, 28, 222−4, 228

skeleton, 骨骼, 146−8, 150

slowness

of Chinese medicine, 中医的疗效慢, 26, 188−211

social Darwinism, 社会达尔文主义, 21, 125−6, 161, See also blood; Herbert Spencer 也可参见血液；赫伯特·斯宾塞

Song Dynasty, 宋代, 16, 22, 43, 50, 92, 113, 139

spencer, Herbert, 赫伯特·斯宾塞125, See also Social Darwinism, 可参见社会达尔文主义

spirit, 精神, 51−2, 55, 62, 95, 119, 121, 175, 209, 252−5, 257

spleen, 脾脏, 96, 114, 121, 124

staatsmedizin, 政府医学化, 167

standardization, 标准化, 9, 15, 25, 30, 132, 153, 203, 241, 259,

medical terminology, 医学术语, 24−5, 160−87

state, 国家, 22, 24, 26−7, 142, 146, 153, 190, 192, 197−8, 204−10, 238,

power, 权力, 24, 160−87

State Administration of Traditional Chinese Medicine, 国家中医药管理局, 192

Structure of Scientific Revolution, 科学革命的结构, The 9, See also Thomas Kuhn, 可参见托马斯·库恩

style, 风格, 5, 8, 14, 20, 24, 81, 104, 131, 160, 162, 170, 171, 173, 194, 196, 230, 259, see also Alistair Crombie; Arnold Davidson; Ian Hacking, 参见阿里斯泰尔·克隆比；阿诺德·戴维斯；伊恩·哈金

sublimation, 升华, 164−9, 175

Tang Erhe, 汤尔和, 24−5, 162−5, 167−70, 173−6, 178−9

Tang Sitong, 谭嗣同, 21

Tang Zonghai, 唐宗海, 20－1, 80－1, 91, 120－2, 132, 203, See also blood; Treatise on Blood Conditions, 也可参见血液; 血证论

Tao of Fertility, 生育之道, The 240－60

testimonial, 证明书, 239, 257－8

theory (including xueli), 学理, 5－9, 13, 15－16, 20－3, 25, 29, 47, 69, 82, 115－19, 124－5, 139－53, 160－1, 170, 211, 219, 225, 227－8, 230－1, 249

thought collective, 思想共同体, 8, 219, See also Ludwik Fleck; thought style, 也可参见卢德维·弗莱克; 思想风格

thought style, 思想风格, 8, See also Ludwik Fleck; thought collective, 也可参见卢德维·弗莱克; 思想共同体

Tokugawa Japan, 德川时代的日本, 16

Tokyo Metropolitan Police, 东京警方, 142

Toulmin, Stephen, 斯蒂芬·图尔敏, 9

traditional Chinese medicine (TCM), 传统中医, 15, 19, 21, 47, 55, 71, 81, 132, 166－7, 177－8, 191, 196, 220－5, 230, 237－8, 246－7, 252, 256, 258－9

translation, 转译, 3, 25, 63, 87, 102, 118－20, 122－5, 140, 142－3, 162, 164, 172－8, 230－1, 238, 240, 247, 256, 258

Treatise on Blood Conditions, 血证论, 20, 121, See also Tang Zonghai, 也可参见唐宗海

Treatise on "Huoluan" (Huoluan lun), 霍乱论 82－4, 97, 99, 168－9, 172, See also Wang Shixiong, 也可参见王士雄

triple burner (sanjiao), 三焦, 25, 90－1, 98, 117, 121

tropical fevers, 热带性发烧, 21, 125

tropical medicine, 热带医学, 125

tuina, 推拿, 238－9

United States of America, 美国, 4, 9, 13－14, 17, 23, 29－30, 41－3, 55－6, 58－9, 63, 65, 68－9, 71－2, 116, 127, 162, 164－5, 167, 172, 178－9, 189, 238－40, 242－3

Unschuld, Paul, 保罗·安索德, 91, 114

viscera, 内脏, 48, 54, 70, 85－6, 92, 126, 172, 221, 223, 226－7, See also anatomy; body;

organ, 也可参见解剖学; 身体; 器官

Wang Chichang, 王炽昌, 146, 149－52

Wang Jimin, 王济民, 165

Wang Qingren, 王清任, 19－20, 85, 88－9, 94－101, 103－5, 117－21, 124, 132, See also blood, 也可参见血液

Wang Shixiong, 18, 81－112, See also Jottings from the Hall of Repeated; Celebrations; Treatise on "Huoluan", 也可参见重庆堂随笔; 庆典; "霍乱"论

Wang Xuequan, 王学权, 83－5, 92, 96

Warm Diseases (wenbing), 温病, 18, 20, 28, 82, 97－8, 101, 115－17, 124, 201,

203－4，222－5，See also blood，也可参见血液

Warring States，战国，222，226，230

western medicine（xiyi），西医，18－19，25－9，72，80，82，86－7，96，118－21，124，129，132，150，160－6，171，177－8，188－211，223－5，242－3，246，250－8，See also biomedicine，也可参见生物医学；

humoral medicine，也可参见生物医学；体液医学

Wilson，Ernest Henry，欧内斯特·亨利·威尔逊，59，65－6

wisdom，智慧，29，82，93，242－4，247－54，257－8

World War I，第一次世界大战，7－8

World War II，第二次世界大战，9

worlding，世界化，178，237，259，See also Mei Zhan，也可见詹梅

Wu，Angela，安吉拉·吴，240－60

Wu Liande，伍连德，24，165，167

Xu Lian，许梿，146－50

Xu Ranshi，徐然石，84－6，89，91，96

Xueran，薛冉，28，221－32

Ye Gui，叶桂，98，116

Yellow Emperor's Inner Classic（Huangdi neijing），黄帝内经，53，87，113，147，197，253

yin and/or yang，阴和/或阳，20，50，52，89，91，98，115－16，227，249

Yu Fengbin，俞凤宾，24，162，164－6，170－2，176，179

Yu Yuan，余源，22－3，140－1，145，147，149－53

Yu Yunxiu，余云岫，24－5，27，162－5，167，169－73，176，178－9，196－8

Yuan Shikai，袁世凯，24，160－1，163，168，171，179

Zhan，Mei，詹梅，177，237，246，See also worlding，也可参见世界化

Zhou Zuoren，周作人，25，169，196

Zhuangzi，庄子，28，92，226，229